Otto Hofer-Moser
Leibtherapie

Forum Körperpsychotherapie · Band 3

Otto Hofer-Moser

Leibtherapie

Eine neue Perspektive auf Körper und Seele

Unter Mitarbeit von Auguste Reichel und Ingrid Wild

Psychosozial-Verlag

Bibliografische Information der Deutschen Nationalbibliothek
Die Deutsche Nationalbibliothek verzeichnet diese Publikation
in der Deutschen Nationalbibliografie; detaillierte bibliografische Daten
sind im Internet über http://dnb.d-nb.de abrufbar.

Originalausgabe

E-Mail: info@psychosozial-verlag.de
www.psychosozial-verlag.de

Umschlagabbildung: August Macke, *Badende Mädchen*, 1913
Umschlaggestaltung & Innenlayout nach Entwürfen von Hanspeter Ludwig, Wetzlar
Satz: metiTec-Software, me-ti GmbH, Berlin
www.me-ti.de
ISBN 978-3-8379-2730-6 (Print)
ISBN 978-3-8379-7381-5 (E-Book-PDF)

Inhalt

Vorbemerkungen

Das vorliegende Buch wendet sich zunächst an Studierende der Integrativen Therapie (IT) und soll ihnen den Zugang zu der komplexen Thematik einer fundierten Leibtherapie erleichtern. Der KollegInnenschaft in der IT möge es im Sinne einer Auffrischungs-Lektüre und als weiterführende Anregung dienlich sein. Nachdem nun viele Psychotherapie-Richtungen »den Körper in der Therapie« entdecken und entsprechende Zugänge zu integrieren versuchen, richtet sich das Buch auch schulenübergreifend an alle TherapeutInnen, die an fundierter leib*orientierter* bis leib*zentrierter* Arbeit in Theorie und Praxis Interesse haben.

In Zeiten einer zunehmenden »Virtualisierung der Lebenswelt« – Stichworte: Handy-Abhängigkeit, interaktive, größtenteils gewaltdominierte Computerspiele, zunehmender Primat einer virtuellen Internet-Kommunikation gegenüber realer, lebendiger Begegnung mit unterschiedlich destruktivem individuellen wie gesellschaftlichen Potenzial (Spitzer, 2015; Welzer, 2016) –, in Zeiten einer »neoliberalen Arbeitswelt«, die auf immer neuere Möglichkeiten der Effizienzsteigerung drängt und damit eine Selbstoptimierung und Selbstperfektionierung des Menschen einfordert (Han, 2014; Liessmann, 2016; Trojanow, 2013), und schließlich in Zeiten, in denen die technischen Möglichkeiten der Medizin nicht nur die sogenannte Schönheitschirurgie ermöglichen, sondern zum Beispiel zunehmend auch Designer-Babys, Leihmutterschaften und verschiedene Formen von »Cyborgs« in die Machbarkeit des Menschen rücken, ist eine *Rückbesinnung auf* und eine *Rückbindung an unsere leibliche Existenz* vielleicht dringender erforderlich denn je. Im Sinne Gernot Böhmes, der in seinem gleichnamigen Buch eine *Ethik leiblicher Existenz* (2008) einfordert, möchte dieses Buch über seine unmittelbaren psychotherapierelevanten Aspekte hinaus daher auch einen kleinen »gesellschaftskritischen« Beitrag leisten und Wege aus der gegenwärtigen Misere aufzeigen.

Wenn man ein Buch zu einer derart komplexen Thematik schreibt, ist es sehr sinnvoll und hilfreich, sich immer wieder kompetente Rückmeldungen und Anregungen von erfahrenen KollegInnen zu holen, um beim Schreiben ausreichend verständlich und inhaltlich entsprechend praxisorientiert zu bleiben. Mein diesbezüglicher großer Dank für Korrekturlesen und Anregungen gilt daher den KollegInnen Christine Geißler, Peter Geißler, Auguste Reichel, Melitta Schwarzmann, Ingrid Wild, Brigitte Windisch und ganz besonders René Reichel, dessen konstruktive Kritik und sehr detaillierten Rückmeldungen halfen, das Qualitätsniveau dieses Buches zu erhöhen. Danken möchte ich auch meinem Kärntner schulenübergreifenden Intervisionskreis – Franz Inzko, Angela Kozlik-Brida, Siegfried Kreiner, Eva Schelivsky, Hans Turrini und Isabella Valentin-Pretis –, deren TeilnehmerInnen mir nicht nur durch Korrekturlesen, sondern auch durch gemeinsames praktisches Erproben unterschiedlicher Zugänge und daran anschließende Diskussionen viele wichtige Anregungen gegeben haben.

Ganz großen Dank schulde ich Hildegund Heinl, die es mir im Rahmen einer ärztlichen Weiterbildungsreihe von acht Seminaren in Psychosomatik in den Jahren 1989/1990 durch ihre hoch intuitive und menschlich sehr einfühlsame Art ermöglichte, die heilsame Wirkung Integrativer Leibtherapie »am eigenen Leibe« zu erfahren. Und ebensolchen Dank schulde ich Hilarion G. Petzold, dem Begründer der Integrativen Therapie, der mir vor allem durch seine zahlreichen Schriften den Zugang zur entsprechenden Metatheorie für diese intensiven Erfahrungen – inklusive der mir bis dahin weitgehend unbekannten philosophisch-erkenntnistheoretischen Perspektive – eröffnet hat.

Ohne das große Vertrauen und die Offenheit vieler Patientinnen und Patienten allerdings, die ich nun seit über 30 Jahren ärztlich-psychosomatisch und psychotherapeutisch begleiten und dabei von ihnen lernen durfte, hätte dieses Buch nicht geschrieben werden können. Auch ihnen danke ich daher von ganzem Herzen.

Nicht zuletzt gilt mein Dank dem Psychosozial-Verlag, und zwar Herrn Hans-Jürgen Wirth als Verleger für die Bereitschaft, dieses Buch zu veröffentlichen, sowie Frau Jessica Vogt und Frau Doris Wiesemann für die sorgfältige Lektoriatsarbeit und die anregende Zusammenarbeit.

1. Einleitung

Das »Leib-Konzept« stellt in der Integrativen Therapie (IT) ein ganz wichtiges, wenn nicht *das* zentrale Konzept dar, von dem aus einerseits ein vertieftes philosophisch-erkenntnistheoretisches Verständnis der menschlichen Existenz und des »Wesens« des Mensch-Seins als *Körper-Seele-Geist-Ganzheit* und seines *Zur-* und *In-der Welt-Seins* (vgl. Merleau-Ponty, 1945) erschlossen wird und das andererseits so grundsätzliche Konzepte der IT wie »Intersubjektivität«, »Zwischenleiblichkeit« und »Lebenswelt« fundiert. Damit spielt dieses Konzept für die IT sowohl im Verständnis der therapeutischen Beziehung als auch in der Begründung ganz konkreter »leiborientierter« bis »leibzentrierter« Interventionsstrategien eine tragende Rolle. Gemeinsam mit einer elaborierten Theorie und Praxis in »Kreativen Medien« (Nitsch-Berg & Kühn, 2000; Petzold & Orth, 1990) stellt eine ebensolche der Leiblichkeit bzw. der Leibtherapie von Beginn an (Petzold, 1985) ein Spezifikum der IT gegenüber den meisten anderen Psychotherapieschulen dar[1].

Da in der IT der Mensch ganz allgemein als »personales Leibsubjekt in Kontext/Kontinuum« bzw. als »Körper-Seele-Geist-Ganzheit« in enger Verschränkung mit seiner »sozialen Mitwelt« und seiner »relevanten Umwelt«, das heißt in seinen »biopsychosozialökologischen Dimensionen« verstanden wird, ist Leibtherapie in diesem *weiteren* Sinn integraler Bestandteil jeglicher Form Integrativer Therapie.

Leibtherapie im *engeren* Sinn entspricht – sehr vereinfacht ausgedrückt – in

1 Viele Studierende der IT an der Donau-Universität Krems geben an, dass diese beiden Aspekte – Leibtherapie und Kreative Medien – ausschlaggebend für ihre Wahl des Lehrganges in IT waren.

etwa dem, was andere Psychotherapieschulen unter »Körperpsychotherapie«, »Arbeit mit der Körpersprache« sowie »non- und paraverbalem Dialog« (vgl. Geuter, 2015; Geißler & Heisterkamp, 2007, 2013) und in der aktuellen Diskussion unter »Embodiment« (vgl. Storch et al., 2010a) verstehen, all das allerdings – wie im Folgenden deutlich werden wird – vor dem Hintergrund einer achtsamen intersubjektiven Grundhaltung und dem Verständnis von Zwischenleiblichkeit der IT (Leitner, 2010).

Das vorliegende Buch ist in neun Hauptkapitel unterteilt, wobei von Beginn an eine Theorie/Praxis-Verschränkung, unter anderem über das Aufzeigen von Interventionsmöglichkeiten und über die Darstellung von entsprechend verfremdeten und dadurch anonymisierten Therapie-Vignetten, angestrebt wird. Nach der Einleitung geht es im zweiten Kapitel zunächst um ein vertieftes Verständnis des Leib*begriffes* aus »philosophisch-phänomenologischer« Perspektive. Für viele PatientInnen ist dieser Begriff sicherlich zu philosophisch oder sogar religiös vorbelastet – zum Beispiel als »der Leib Christi« oder in der Bezeichnung »der Leibhaftige« für den »Teufel« –, dann spricht nichts dagegen, zumindest zu Beginn einer Therapie, vorwiegend den *Körper*begriff zu verwenden, um nicht unnötige Verwirrung zu stiften. Und doch ist es mit einigen PatientInnen nach einiger Zeit durchaus möglich, eine Differenz zwischen dem »Körper, den wir haben« und dem »Leib, der wir sind« (Plessner, zit. nach Rölli, 2012, S. 149) einzuführen und vielleicht sogar einen therapeutisch fruchtbaren, philosophisch-hermeneutischen Diskurs darüber zu führen[2]. Über die Kenntnis dieser eigentümlichen »Doppelnatur des Leibes« hinaus ist es für einen solchen Dialog hilfreich, als TherapeutIn zusätzlich über eine gut durchdachte Position zur »Leib-Seele-Problematik« zu verfügen, die daher ausführlich dargestellt wird. Letztlich sollen diese Reflexionen auch aufzeigen, dass das Leib-Seele-Problem aus zwei Perspektiven ein »Scheinproblem« darstellt. Einerseits suggeriert eine »leibentfremdete Lebensweise« die Annahme eines cartesianischen Dualismus, andererseits wird dieser auch »sprachkonstruktivistisch« befördert.

Im dritten Kapitel über die verschiedenen »Aspekte der Leiblichkeit« wird herausgearbeitet, wie sehr all diese Aspekte in der Art eines »Hologramms« miteinander »verflochten« sind bzw. jeweils ineinander übergehen und sich gegenseitig bedingen. Besondere Beachtung findet die Art der Beziehung, die sich jeweils zwischen Leibsubjekt und seiner Lebenswelt als »leibliche Kommunikation« (Schmitz, 2009) konstituiert. Der soziale Aspekt der leiblichen Kommu-

2 Im Anhang ist dafür eine aus dem Focusing-Ansatz stammende Achtsamkeitsübung zum Thema »Leibsein und Körperhaben« angeführt.

nikation wird einmal aus der Perspektive des »situativen Leibes« mit dem »Leib als totalem Resonanzorgan« (Petzold & Sieper, 2012a) im Zentrum der Überlegung aufgegriffen und dann noch einmal ausführlicher unter soziokultureller bzw. sozialkonstruktivistischer Perspektive diskutiert. Aus der soziokulturellen Perspektive leiten sich die verschiedenen Varianten des »szenischen Arbeitens« als Interventionsform ab. Des Weiteren gehören dazu die Konzepte eines »inkorporativen« (Fuchs, 2008) und eines »domestizierten« (Orth, 2015) Leibes, die sozialen Phänomene von »Körpermodifikationen« bis hin zu den Aspekten von »doing gender« (Schigl, 2012). Schließlich wird noch versucht, die im Zuge des rasanten medizinischen Fortschritts und der Weiterentwicklung der digitalen Welt (Stichworte Internet und Virtualisierung der Lebenswelt) auftretenden, weitgehend noch unbemerkten Entfremdungsphänomene zum Leiberleben zu thematisieren und dafür zu sensibilisieren. Abschließend wird anhand der Rede von einem »energetischen« Leib exemplarisch auf die in der Regel unbemerkte Tatsache hingewiesen, wie sehr unsere Sprache auf Metaphern »aufbaut«, die ihrerseits in frühen sensomotorischen Erfahrungen »wurzeln«. Auch »höhere« kognitive Prozesse sind nach dieser Theorie ihrer ursprünglichen Natur nach verkörperte Prozesse, sie sind »embodied«.

Im vierten Kapitel erfolgt eine kurze Einführung in die Leibphänomenologie von Hermann Schmitz (2009) mit ihren »genauen und geschmeidigen« (ebd., S. 12) begrifflichen Ausdifferenzierungen des »eigenleiblichen Spürens« – insbesondere dessen eigentümlich »räumlich-metaphorischer« Qualität – und ihres Konzeptes des »affektiven Betroffen-Seins«. Darin werden noch einmal jene Bereiche der »unwillkürlichen Lebenserfahrungen« ausführlicher reflektiert, die Schmitz mit den Begriffen »vitaler Antrieb«, »Engung« und »Weitung«, »bedeutsame Situation« etc. belegt, genauso wie die unterschiedlichen Arten »leiblicher« und »zwischenleiblicher« Kommunikation und vor allem auch die unterschiedlichen Arten von Gefühlsqualitäten in ihrem als »ortlos« und doch »räumlich-atmosphärisch« erlebten Charakter.

Im fünften Kapitel werden das »Embodiment-Konzept«, die »Multiple Codierungstheorie« nach Wilma Bucci und der »Focusing-Ansatz« nach Eugene T. Gendlin aufgegriffen und aus Integrativer Perspektive interpretiert. Es werden Wege aufgezeigt, wie im Praxisalltag das Zürcher Ressourcen Modell (ZRM) nach Maja Storch (2010c) in einer vereinfachten und flexiblen Form zum Einsatz kommen kann.

Breiten Raum nimmt anschließend die Darstellung des »Prinzips Achtsamkeit« im sechsten Kapitel ein, da ein »säkulares« Verständnis von Achtsamkeit sowohl als ein leitendes Prinzip für die therapeutische, »intersubjektiv« ausgerichtete Grundhaltung in der IT angesehen wird, als auch eine Reihe ganz konkreter Interventionsstrategien im Sinne von Leibtherapie »im engeren Sinn« zur Verfügung stellt. Einen zentralen Punkt stellt in dieser Hinsicht auch das Konzept einer »problemzentrierten bifokalen Achtsamkeit« dar, da dieses eine Metatheorie für so unterschiedliche Zugänge wie »EMDR« (Eye Movement Desensitization and Reprocessing), »Brainspotting«, »Klopftechniken« und »Beobachter-State« zur Diskussion stellt. Darüber hinaus vermag ein »achtsamkeitsbasierter Zugang zur Natur« nicht nur für den Einzelnen eine heilsame Wirkung zu entfalten, sondern auch das soziale Verantwortungsgefühl für die gesamte Ökosphäre zu stärken.

Natürlich darf auch ein Kapitel über das nicht ganz einfache und zum Teil in der Psychotherapieszene sehr kontrovers diskutierte Thema »Berührungen in der Therapie« nicht fehlen. Das siebte Kapitel plädiert für einen reflektierten, aber auch unbefangenen Umgang damit und zeigt konkrete Hilfestellungen auf.

Das achte Kapitel über »die psychosomatische Perspektive« verweist unter anderem auf die Notwendigkeit interdisziplinärer Zusammenarbeit mit dem ärztlich-medizinischen Bereich, greift nochmals die philosophisch-erkenntnistheoretische Diskussion über die Sinnhaftigkeit des Begriffes »Psychosomatik« auf, versucht wichtige neue Erkenntnisse über die »Psychoneuroimmunologie« (Schubert, 2015a) näherzubringen und stellt die Theorie über die Existenz von »somatischen Metaphern« (Broom, 2015) zur Diskussion. Außerdem werden einige wichtige Orientierungshilfen zum Umgang mit psychosomatisch erkrankten PatientInnen im Therapiealltag vorgestellt.

Vor der Zusammenfassung der wichtigsten Grundprinzipien von Leibtherapie im engeren Sinn greift Auguste Reichel, die seit vielen Jahren in der Aus- und Weiterbildung in »Integrativer Leib- und Bewegungstherapie« tätig ist, im neunten Kapitel noch einmal den Aspekt des »bewegten Leibes« auf und wie dieser in ein allgemeines leibtherapeutisches Konzept in Theorie und Praxis integriert werden kann. Neben einer weiteren hilfreichen Differenzierung unterschiedlicher Bewegungsaspekte und der Besprechung der »Vier Würden« des Menschen (Liegen, Sitzen, Stehen, Gehen), auf deren Grundlage wiederum ganz konkrete Interventionsmöglichkeiten in den unterschiedlichen Modalitäten (übungs-, erlebnis- und konfliktzentriert) abgeleitet werden, thematisiert sie nochmals die Genderperspektive und die Notwendigkeit eines gendersensiblen Vorgehens gerade im leib- und bewegungstherapeutischen Bereich. Sie verweist darüber hinaus auf die Bedeutung von Bewegung im Kontext mit kognitiven Lernvorgängen im Allgemeinen und für das Erlernen von Sprache im Besonderen; Aspekten also, die nicht unbedingt zum Grundwissen von PsychotherapeutInnen gehören.

Es folgen das Literatur- und das Abkürzungsverzeichnis.

Ein ausführlicher Anhang über bewährte Übungsanleitungen inklusive eines Abschnitts über »Arbeit an und mit dem Atem«, verbunden mit Hinweisen, in welchem Zusammenhang diese unterschiedlichen Übungen hilfreich angewendet werden können, setzten nochmals einen eigenständigen praxisrelevanten Akzent.

Das vorliegende Buch ist in erster Linie als eine Einführung und nicht als ein umfassendes Lehrbuch zum Thema »Leibtherapie« konzipiert. Daher finden einige wichtige Aspekte darin wenig bis gar keine Beachtung. Weniger berücksichtigt wird zum Beispiel der Aspekt der Diagnostik, obwohl gerade viele leibbezogene »Phänomene des Erlebens« erst vor dem Hintergrund einer Persönlichkeitsdiagnostik in ihrer vielschichtigen Bedeutung erschlossen werden können. Bezüglich »Integrativer Diagnostik« verweise ich auf Peter Osten (2011, 2013). Keine Berücksichtigung findet das große Thema »Leib und Suchterkrankungen«, da sei auf das Herausgeberwerk *Integrative Suchtarbeit* (2006) von Hilarion G. Petzold, Peter Schay und Wolfgang Scheiblich aufmerksam gemacht. Die Thematik »Gender und Psychotherapie« wird nur gestreift (vgl. dazu ausführl. Schigl, 2012). Das zutiefst leibliche und zwischenleibliche Thema »Erotik und Sexualität« – sei es als Thema der Patientin, des Patienten oder als Phänomen im therapeutischen Geschehen – fehlt zur Gänze. An dieser Stelle verweise ich aus psychoanalytischer Perspektive auf Sebastian H. Krutzenbichlers und Hans Essers Buch *Übertragungsliebe. Psychoanalytische Erkundungen zu einem brisanten Thema* (2010) und aus der Sicht analytischer Körperpsychotherapie auf Robert C. Ware (2007).

2. Warum »Leib« und nicht *nur* »Körper«?

Philosophisch-phänomenologischer Hintergrund

Zu Beginn stellt sich die Frage, wozu es eigentlich gut sein soll, einen für viele Menschen ungewohnt, antiquiert bis befremdlich klingenden und empfundenen Begriff wie »Leib« zusätzlich zu dem des »Körpers« einzuführen, einen Begriff zudem, den es im angloamerikanischen und französischen Sprachraum gar nicht gibt. Aus kulturhistorischer Perspektive könnte man als Bonmot anführen, dass schließlich noch der vorletzte österreichische Kaiser Franz Josef ebenso wie der rezente Papst Franziskus durch einen *Leib*arzt und nicht durch einen *Körper*arzt betreut wurde bzw. betreut wird. In der Pflege älterer Menschen im häuslichen Bereich wird für ein ganz elementares Bedürfnis immer noch ein *Leib*stuhl verwendet und bis vor Kurzem lief in den Volksschulen die Turnstunde noch unter *Leibes*übungen!

Eine erste Antwort auf die Frage nach dem *Leib*begriff lautet: Dieser Begriff ist sinnvoll, weil

1. der menschliche Körper unter allen vorstellbaren »Objekten der Welt« durch seine »Doppelnatur«, das heißt Berührender und Berührter gleichzeitig sein zu können, eine absolute Sonderstellung in seinem einzigartigen »Ineinander« und in seinem nicht selten entfremdenden und entfremdeten »Auseinander« der subjektiven und objektiven Erlebenssphären einnimmt;
2. ein reflektierter Leibbegriff eine Überwindung sowohl des »cartesianischen Dualismus« als auch jeglicher »reduktionistischer Konzeptionen« menschlicher Wirklichkeit – vor allem des physikalischen und des neurobiologischen Reduktionismus – ermöglicht (Fuchs, 2008, 2010). Dieser Aspekt wird in diesem Kapitel noch ausführlich expliziert;
3. sich der »Körper*begriff*« seit der Dominanz des Mythos Objektivität (Lakoff & Johnson, 2014) »als Metapher für den lebenden Organismus«

seit dem Zeitalter der Aufklärung in der abendländischen Kultur – vor allem auch durch die beeindruckenden Erfolge einer naturwissenschaftlich ausgerichteten Medizin – zu sehr als *implizite* »biomechanische« Metapher etabliert hat. Das erschwert bis verunmöglicht dem modernen Menschen den Zugang zur lebendigen Erfahrung des Leibes, indem der Leib aus unterschiedlichen Gründen zum »Körperding« *funktionalisiert* und *instrumentalisiert* und so größtenteils *vergessen, verdrängt* bis *anästhesiert* wird. Als Gegenbewegung zu oder gerade wegen der dadurch geförderten Entfremdung zur unmittelbaren leiblichen Erfahrung suchen nicht wenige Menschen Zuflucht beim Mythos Subjektivität im Sinne esoterisch unterlegter »energetischer« Metaphern (vgl. Hofer-Moser, 2015b) für irritierende »Regungen« des Leibes. So wird unter den »multiplen Entfremdungsbedingungen« der Moderne – Stichworte: Leistungs- und Effizienzideal, Profitmaximierung und Konsumismus unter neoliberaler Herrschaft (Han, 2014), Selbstoptimierung (Trojanow, 2013; Liessmann, 2016), Virtualisierung der Lebenswelt, Reparatur- bis Transplantationsmedizin und Schönheitschirurgie, Neuro-Enhancement etc. – die Entwicklung und Förderung der Fähigkeit, sich auf ein »Leben in leiblicher Existenz« mit seinem unterschiedlichen Last- und Lustpotenzial tatsächlich einzulassen, zu einer lebensbegleitenden Notwendigkeit. Nur dadurch kann ein ausreichender Zugang zu einer leiblich spürbaren »Daseinsgewissheit«, »Daseinslust« und »Daseinsfreude« geschaffen und gegen diese entfremdenden sozialen und individuellen Rahmenbedingungen auch erhalten werden. Der Philosoph Gernot Böhme spricht in seinen Büchern daher zu Recht von *Leibsein als Aufgabe* (2003) und fordert den gesellschaftlichen Diskurs über eine *Ethik leiblicher Existenz* (2008).

Mit Jürgen Habermas lassen sich diese Argumente nochmals stark vereinfachend zusammenfassen: »Nimmt man in den aktuellen Diskussionen auf den Unterschied von Leib und Körper Bezug, so will man in der Regel einen primären lebensweltlichen Erfahrungsmodus des Leibseins gegen die objektivierende Betrachtung der Leiblichkeit als Körperding zur Geltung bringen« (Habermas, zit. nach Rölli, 2012, S. 159).

Die gesellschaftliche und psychotherapeutische Relevanz einer solchen sehr differenziert zu führenden Diskussion wird mit diesen ersten Ausführungen bereits angedeutet, sie wird im Verlauf dieser Arbeit weiter ausdifferenziert.

2.1 »Leib« und »Körper«: Begrifflichkeiten, Bedeutungsumfelder und Verständnisweisen

Der Plural in dieser Überschrift ist bewusst gewählt, um deutlich zu machen, dass sich ein Verständnis dieser Begriffe bzw. ein Verständnis des Phänomens »menschlichen bewussten Lebendig-Seins« und der dahinterliegenden vielschichtigen Wirklichkeit nur in »mehrperspektivischen Annäherungen« diskursiv erschließen lässt. Da geht es in erster Linie um die Bedeutungsumfelder der Begriffe »Leib«, »Körper«, »Selbst«, »Leib-Selbst«, »Leib-Subjekt«, »Leiblichkeit«, »Körperlichkeit«, »Aspekte der Leiblichkeit« etc., die auch in der Integrativen Literatur – je nach Kontext – nicht immer in derselben Bedeutung verwendet werden. Die folgenden Ausführungen sollen Orientierungshilfen in diesem Begriffsdschungel bieten, allerdings im Wissen darum, dass Begrifflichkeiten das Phänomen Lebendigkeit bzw. bewusstes Lebendig-Sein *prinzipiell* nur in Annährungen zu erfassen vermögen. Ganz zentrale philosophische Überlegungen zu diesen phänomenologischen Leib-Verständnisweisen, auf denen die nun folgenden weiterführenden Reflexionen vor allem von Hilarion G. Petzold, Gernot Böhme und Thomas Fuchs anschließen, gehen auf den französischen Philosophen Maurice Merleau-Ponty (1908–1961) zurück. Ein geraffter Überblick über dessen leibphänomenales Verständnis findet sich bei Stefan Kristensen (2012) und ergänzend dazu bei Emmanuel Alloa (2012). Als eigentlicher Begründer der »Phänomenologie«, einer für das hier vertretende Leibverständnis ganz wichtigen philosophischen Strömung, gilt Edmund Husserl (1859–1938), an dessen Arbeiten auch Merleau-Ponty anschließt. Eine Einführung in sein Schaffen kann bei Alloa und Natalie Depraz (2012) nachgelesen werden.

Nach Petzold und Johanna Sieper bietet die deutsche Sprache zunächst folgende Differenzierungsmöglichkeiten für die Bereiche Körperlichkeit bzw. Leiblichkeit:

»a) *Körper* verstanden als *toter* Festkörper (lat. *corpus*) oder als Leiche (engl. *corps*),

b) *Körper* verstanden als *lebendiger*, biologischer Organismus oder Körper eines lebenden Tieres [...].

c) *Leib* (ahd. *lip* ›leib‹) ist davon als Begriff unterschieden. Er ist von der Wortwurzel her mit ›leben‹ verbunden (vgl. *Kluge* 2005), besitzt also auch die Qualität des lebendigen *Körpers* (b), der aber drüber hinaus noch über eine Qualität von *Personalität* bzw. *Subjekthaftigkeit* verfügt« (2012a, S. 14 [Hervorheb. im Orig. v. A. geänd. in kursive Hervorheb.]).

Nach Anton Leitner ist »Leib etwas anderes als Körper. Körper ist der Dingkörper, der eine physikalische Größe hat. Leib hingegen ist der belebte, lebendige Körper mit Bewusstheit und Personalität« (zit. nach A. Reichel, 2016, S. 94). Nach Petzold und Sieper (2012a) »emergiert« das »personale Leib-Subjekt« mit seinen »seelisch-geistigen« bzw. »mentalen« Qualitäten, auch »Qualia« genannt, aus einer organismisch-körperlichen Basis. In diesen ersten Ausführungen wird bereits deutlich, dass mit dem Begriff »Leib«, verwendet in Abgrenzung zum Begriff »Körper«, die ganze Bandbreite von »sich spürender Bewusstheit« bis hin zum »reflexiven und intentionalen Bewusstsein« im Sinne eines »Bewusstsein von etwas«, eben das »personale Leib-Subjekt«, gemeint sein kann. Das könnte man als Leib-Verständnis im weiteren Sinn bezeichnen. Unter Leib-Verständnis im engeren Sinn könnte man mit Hermann Schmitz (2009) das verstehen, was Menschen in der Gegend ihres Körpers spüren können, ohne sich dabei auf ihre fünf Sinne zu stützen. Dieses Sich-Spüren umfasst dann die Bandbreite des »reinen« Gewahrseins bzw. der Bewusstheit körperlichen Existierens über unterschiedliche leibliche Regungen bis hin zum Erleben von Zuständen affektiver Betroffenheit unterschiedlicher Intensität und Qualität (vgl. dazu ausführl. Kap. 4). Mit den Worten Böhmes

> »bezeichnet der Ausdruck *Leib* den Gegenstand, den wir als unseren Körper kennen, insofern er uns in Selbsterfahrung gegeben ist. Dabei ist das Hauptmoment, das die Selbsterfahrung von der Fremderfahrung [d. h. der Erfahrung des Leibes als objektiviertes Körperding; Anm. d. A.] unterscheidet, die *Betroffenheit*, das heißt also die Tatsache, dass der Leib *mein* Leib ist und ich deshalb unausweichlich mit dem, was mir von ihm widerfährt, sei es in Last oder Lust, fertig werden muss« (2003, S. 12 [kursive Hervorheb. im Orig.]).

Aus seinem Verständnis des Leibes heraus, aus der Erfahrung des »existenziellen Betroffen-Seins«, aus der Erfahrung einer naturgegeben und eben vom »Ich« nur bedingt zu kontrollierenden »Selbsttätigkeit des Leibes« heraus, zum Beispiel in der Erfahrung von Schmerz, Krankheit und Gebrechlichkeit, ja Sterblichkeit, fügt Böhme mit seiner Definition des Leibes – »der Leib ist die Natur, die wir selbst sind« (2003) – noch eine weitere wichtige Facette zu unserem bisherigen allgemeinen Leib-Verständnis hinzu.

In diesen Leib-Verständnissen im engeren Sinn werden also bevorzugt die Begriffe »Selbst«, »Leib-Selbst« oder einfach nur »Leib« verwendet. Unserer Leib-Erfahrung in diesem engeren Sinn wohnt nun eine ganz merkwürdige, im Alltag in der Regel völlig unbeachtete »Doppelnatur« inne.

2.2 Die eigentümliche »Doppelnatur« des Leibes

Die hier behauptete Doppelnatur des Leibes bzw. genauer gesagt, diese unsere Schwierigkeit, unsere Erfahrungen mit ihm ausreichend zu differenzieren und begrifflich zu fassen, könnte in einer ersten Annäherung täglich wiederholt im Unterschied zwischen der Berührung des eigenen Leibes gegenüber jeder anderen Berührung erfahren werden, wenn man denn seine Aufmerksamkeit auf diesen Aspekt richten würde. Dies ist jedoch normalerweise nicht der Fall. Dieser wesentliche Unterschied

> »besteht darin, dass die erstere eine sogenannte *doppelte Empfindung* mit einschließt. Die doppelte Empfindung stellt uns einer zweideutigen Situation gegenüber, in der wir zwischen zwei verschiedenen Rollen wechseln, nämlich zu berühren und selbst berührt zu werden. Damit gestattet uns die doppelte Empfindung die Dualität [eine von vielen Dualitäten; Anm. d. A.] des Leibes zu erleben – denn es handelt sich ja um ein und dieselbe Hand, die auf diese zwei verschiedenen Weisen erscheinen kann. Das Entscheidende ist hier, dass das Verhältnis zwischen dem Berührten und dem Berührenden reversibel ist, da ja das Berührende auch berührt wird, und das Berührte auch berührt. Eben diese Reversibilität bezeugt, dass das Innere und das Äußere nur zwei Manifestationen desselben sind« (Zahavi, 2007, S. 73 [kursive Hervorheb. im Orig.]).

Im Anhang ist eine Achtsamkeitsübung zu dieser Doppelnatur des Leibes angeführt (vgl. die Achtsamkeitsübung zum Thema »Berührender und Berührter gleichzeitig zu sein«), die diesen Aspekt unmittelbar erfahrbar werden lässt.

Mit dieser »Reversibilität« von Wahrnehmendem bzw. Empfindendem einerseits und Wahrgenommenem bzw. Empfundenem andererseits ist aber die sonderbare Einzigartigkeit des Leibes unter allen anderen Objekten unserer Lebenswelt bei Weitem noch nicht ausreichend erfasst. Unter Bezugnahme auf Helmuth Plessner formuliert dazu Fuchs:

> »Mein Leib ist eine schwer fassbare Zwischenzone zwischen mir und der Welt. Er gehört mir nicht, sondern ich bin selbst mein Leib – doch ist er auch wie ein Stück der Außenwelt, ein Körper, den ich ›habe‹. Bezogen auf die Welterfahrung bedeutet dies: Der Leib vermittelt mir die Welt, ich erfahre sie immer nur durch ihn hindurch – solange er selbst im Hintergrund bleibt. In dem Maße jedoch, wie er als Körper störend hervortritt, kann er diese Erfahrung auch erschweren und verzerren« (Fuchs, zit. nach Milz, 2015, S. 27).

Dieses »solange er selbst im Hintergrund bleibt« ist dabei jener, auch als »fungierend« (vgl. Husserl, 1985) bezeichnete Leibaspekt, dessen volle Bedeutung sich wohl erst nach längerer, intensiverer Auseinandersetzung schrittweise erschließt, dessen Verständnis jedoch ein Kernelement der Leib-Phänomenologie ausmacht. David Espinet schreibt zu diesem Aspekt: »Alle Sinne, auch der Tastsinn, richten sich über den Leib hinaus auf etwas, bei dem sie mehr oder weniger selbstvergessen sind. Der Leib zeigt sich von sich selbst her als ein abwesend Gegebenes« (2012, S. 61).

Und ausführlicher wieder Fuchs:

> »Mein Leib ist also nicht der Körper, den ich sehe, berühre oder empfinde, sondern er ist vielmehr mein Vermögen zu sehen, zu berühren und zu empfinden. Er ist kein Gegenstand in der Welt, sondern das *Vermögen*, das mir die Welt eröffnet. Ich vermag ihn daher nie als Ganzes vor meinen Blick, vor mein Bewusstsein zu bringen; ein Teil von ihm bleibt immer ›hinter‹ meiner Wahrnehmung, als Quelle und Zentrum meines Lebensvollzugs. Alles Fühlen, Wahrnehmen, Vorstellen, Denken und Tun vollzieht sich somit auf der Basis eines *leiblichen Hintergrunds*, oder mit anderen Worten: Das Subjekt dieser Tätigkeiten ist immer leiblich« (2008, S. 17 [kursive Hervorheb. im Orig.]).

Noch einmal anders zusammenfassend formuliert er: »Leiblichkeit ist eine nicht objektivierbare Weise unseres Daseins; sie fundiert und durchdringt all seine Vollzüge als präreflexive, gelebte Subjektivität« (Fuchs, zit. nach Baer, 2012, S. 44).

In diesem Fuchs'schen Verständnis von »Leib« bzw. »Leiblichkeit« wird also das Leib-Verständnis von Schmitz und Böhme um den »fungierenden« unbewussten Aspekt erweitert. Dieser ist nun zwar per definitionem unbewusst, er kann jedoch zum Teil über geduldiges und diszipliniertes Üben in entsprechend »leibzentrierter Achtsamkeit« ins Gewahrsein kommen und damit Teil der Leib-Erfahrung im Sinne von Schmitz und Böhme werden! Das hat dann wieder psychotherapeutische Relevanz.

Die nachfolgende, zugegebenermaßen sehr komprimierte Definition von »Leib« durch Petzold und Sieper, die aus einem modernen, auch neurowissenschaftlich begründeten, leibphänomenologischen und leibhermeneutischen Verständnis heraus formuliert ist, lässt sich nach den bisherigen Ausführungen jetzt vielleicht leichter erfassen und verstehen:

> »Unter *Leib* – ontogenetisch aus *Zwischenleiblichkeit* hervorgegangen und dafür phylogenetisch vorbereitet – verstehen wir das auf der ›neurobiologisch funktions-

> fähigen‹ Basis des *Organismus/Körpers* fungierende *personale Leib-Subjekt*, ›wie es leibt und lebt‹ in der Interaktion mit Anderen. Es *emergiert* aufgrund neurocerebraler Prozesse und diesen sensumotorischen und kommunikativen Interaktionen mit der sozialen und ökologischen Welt im biopsychosozialen Entwicklungsgeschehen. In diesem wird sich das Leib-Subjekt seiner selbst wachsend bewusst und erlebt sich *phänomenal* in seinen Regungen, Gefühlen, Gedanken, Willensimpulsen und Handlungen als ›lebendig‹, ›beseelt‹, ›geisterfüllt‹ (abhängig von den kollektiv-mental repräsentierten Formen der Versprachlichung). Durch seine *Erfahrungen* auf seinen *WEGEN* des Lebens im *Konvoi* mit relevanten Anderen vermag es persönlich-ideellen und gemeinschaftlich-konsensuellen *SINN* zu gewinnen, sich in seiner Personalität und Identität zu gestalten und zu einem konvivialen Gemeinwesen beizutragen, das wiederum zur Matrix von Intersubjektivität und Zwischenleiblichkeit wird [...]« (Petzold & Sieper, 2012a, S. 29 [Hervorheb. im Orig. v. A. geänd. in kursive Hervorheb.]).

Wenn wir nun nochmals – sozusagen in einer »vertikalen« Dimension – das Emergieren des »personalen Leibsubjektes« aus dem fungierenden Leib betrachten, dann erweist sich dazu noch das Konzept der »exzentrischen Positionalität« von Plessner (1981) als sehr hilfreich. Dadurch gelangen wir in der IT zum Konzept des »reflexiven Leibes« als wichtigem Teilaspekt des »personalen Leibsubjektes« mit dessen unterschiedlich ausgeprägten Fähigkeit zu »Exzentrizität«. Diese Fähigkeit zur Exzentrizität ermöglicht erst dieses »zu sich selbst in Distanz gehen« bzw. das »zu seinen primären leiblichen Regungen und Impulsen Stellung nehmen können« und damit die in diesem Ausmaß vermutlich exklusiv menschliche Position eines »Körper haben«. In Plessners Worten: »Ein Mensch *ist* immer zugleich Leib [...] und *hat* diesen Leib als diesen Körper« (Plessner, 1970, S. 43 [kursive Hervorheb. im Orig.]). Plessner versteht dabei die Erfahrungsweisen »Leib sein« und »Körper haben« als zwei »Ordnungen«, wobei seiner Meinung nach – in Volker Schürmanns Auslegung – »Exzentrizität [...] die ›Verschränkung‹ beider Ordnungen [*ist*]« (Schürmann, 2012, S. 218 [kursive Hervorheb. im Orig.]).

Das Konzept des reflexiven Leibes umfasst also die Fähigkeit zu leiblicher Bewusstheit als »reines Gewahrsein«, über ein unmittelbares »präsentisches Verstehen« (Heisterkamp, 2002) von Situationen bis hin zu den metareflexiven und analytischen geistigen Fähigkeiten des Menschen.

Eine Hierarchie zugunsten »Leib sein« im Sinne eines »Leib-Apriori« gibt es jedoch nach Petzold und Sieper insofern, als eine vollständige Objektivierung gerade nicht möglich ist, »weil das Subjekt solcher Körperhabe letztlich der *Leib* ist und bleibt, der nicht hinterstiegen werden kann« (2012a, S. 32 [kursive Hervorheb. im Orig.]). Wird dies trotzdem in einem Prozess der Entfremdung zum »Leib sein« versucht, dann »[hat d]ie Objektivierung des Leibes zum beherrschbaren Körper [...] zur paradoxen Konsequenz, dass ich das selbstverständliche Zuhausesein in ihm verliere« (Fuchs, zit. nach Baer, 2012, S. 31). Er wird dann im Extrem zum Beispiel als höchst bedrohlich erlebt und muss – wie im dissoziativen Modus – anästhesiert, analgesiert und ausgeblendet oder – wie im hypochondrischen Modus – ständig einer ängstlich-kontrollierenden Beobachtung unterzogen werden.

Das ist also die entfremdende Kehrseite bzw. das ist die häufig anzutreffende »Nebenwirkung« unserer Fähigkeit zur Exzentrizität und zu kontrollierendem Ich-Bewusstsein. Ein Kernthema psychotherapeutischer Bemühungen im Allgemeinen und leibtherapeutischer Zugänge im Besonderen besteht nun eben darin, über verschiedene Wege dieser Entfremdung entgegenzuwirken, den gelebten und mehr oder weniger bewusst erlebten Cartesianischen Dualismus dialektisch zu überwinden. Im gesellschaftlichen Bereich fordert Böhme (2008) die Auseinandersetzung mit einer »Ethik leiblicher Existenz« ein, um die Souveränität des Menschen zu gewährleisten.

Diese inzwischen in der Körperpsychotherapieszene und darüber hinaus zu Recht sehr bekannte Formel von »Leib sein und Körper haben« als Inbegriff der Doppelnatur des Leibes wurde übrigens nach Petzold und Sieper nicht nur von Plessner, sondern auch von Gabriel Marcel (1935) fundiert begründet, wobei er zum Beispiel zu diesen Entfremdungsphänomenen schreibt:

> »Hier aber, so scheint es mir, liegt das Wesen der seelischen Erkrankung, daß die Einheit von Selbst und Körper gestört oder verloren gegangen ist. Für den Patienten wird die Welt, die Wirklichkeit unverfügbar, er verliert das Bewußtsein seiner selbst als Existierender, er vermag keinen Kontakt – oder nur einen gestörten – nach außen, zu anderen zu finden« (Marcel, 1979, zit. nach Petzold & Sieper, 2012a, S. 8).

Zum Verständnis dieses Zitates sei es nach Petzold und Sieper wichtig, dass Marcel unter dem »Selbst« ein »Leib-Selbst« – ich vermute eher ein »Leib-Subjekt« – versteht und dass er dieses als das Subjekt der »Körperhabe« ansieht. Auch mit diesem Zitat wird nochmals klar, dass es sich bei all diesen Begrifflichkeiten eben nur um Annäherungen an eine begrifflich-konzeptionell nie ganz zu fassende Wirklichkeit handelt.

Mit diesen ersten, phänomenologisch begründeten Ausführungen zum Thema »Leib sein und Körper haben« und zum »personalen Leibsubjekt« im Hintergrund lässt sich vielleicht der folgende Abschnitt zur jahrtausendealten »Leib-Seele-Problematik« leichter verstehen.

2.3 Das Leib-Seele-Problem

»Mich lässt der Gedanke an den Tod in völliger Ruhe, denn ich habe die feste Überzeugung, daß unser Geist ein Wesen ist von ganz unzerstörbarer Natur: Es ist ein fortwirkendes von Ewigkeit zu Ewigkeit. Es ist der Sonne ähnlich, die bloß unseren irdischen Augen unterzugehen scheint, die aber eigentlich nie untergeht, sondern unaufhörlich fortleuchtet.«

Johann Wolfgang von Goethe zu Johann Peter Eckermann (1824)

Die philosophische Diskussion des Leib-Seele-Problems und seine unterschiedlichsten Lösungsansätze, auch vor dem Hintergrund der Auseinandersetzung mit unserer Sterblichkeit und der damit verbundenen Schwierigkeit, das Ende unserer Existenz durch den Tod zu begreifen bzw. zu akzeptieren – wie auch dieses Goethe-Zitat belegt –, begleiten die Menschheit spätestens seit den alten Griechen und Platons berühmtem Höhlengleichnis. Es wird auch als »Psychophysisches Problem«, als »Geist-Gehirn-Problem« und als »Problem des Verhältnisses von phänomenalem Bewusstsein zu neuronalen Prozessen« bzw. zu deren Aktivitätsmustern formuliert und geht mit so plakativen Fragestellungen einher wie: *Wie kommt der Geist in die Materie?* (McGinn, 2003). Oder andersherum: *Wie das Gehirn die Seele macht* (Roth & Strüber, 2014). Wie kann man sich nun deren Zusammenwirken bzw. deren Verschränkung sinnvoll vorstellen und konzipieren? Handelt es sich um eine Interaktion, um eine Wechselwirkung, um ein geheimnisvolles Ineinander unterschiedlicher Aspekte? Verwenden wir dabei besser die Begriffe »Ganzheit«, »Einheit« oder »Synergem«? etc.

2.3.1 Der Cartesianische Dualismus als Lebensweise: Kulturhistorische und motivationale Überlegungen zum naturwissenschaftlichen Reduktionismus

Die Fortschritte und Erfolge der Naturwissenschaften und jene einer sich an diesen Naturwissenschaften orientierenden Medizin in den letzten Jahrhunderten sowie die Fortschritte der Lebenswissenschaften – Genetik und Neurobiologie – in den letzten Jahrzehnten haben in sehr vielen Lebensbereichen zu einer zum Teil unglaublichen Verbesserung der Lebensumstände geführt, wie zum Beispiel unschwer an der ständigen Erhöhung der mittleren Lebenserwartung in unseren Breiten festzumachen ist. Unser Wissen über unsere unmittelbare Lebenswelt (Mesokosmos) hinaus hat sich sowohl in Richtung kosmischer Dimensionen (Makrokosmos) als auch in Richtung Quantenwelt (Mikrokosmos) enorm ausgeweitet. Die Atomenergie steht nun ebenso in der Verfügbarkeit des Menschen, wie schon fast die Machbarkeit von »Designer-Babys«. Und sogar eine Selbstoptimierung des Geistes über Neuro-Enhancer scheint in Reichweite. Fast sieht es so aus, als ob der einseitig ausgelegte biblische Auftrag von »machet euch die Erde untertan« weiterhin eine ungebremste unbewusste Dynamik aufweist, ungeachtet vielfältiger Kollateralschäden im Sinne »multipler Entfremdungsphänomene« in Bezug auf den eigenen Leib, den Mitmenschen und die Natur, die mehr oder weniger konsequent ausgeblendet werden. Wenn wir dazu ein wenig Motivforschung betreiben, dann rührt deren »psychodynamisches Moment« sicherlich einerseits von dem großen menschlichen »Neugier- und Explorationsbedürfnis« her, das bei seiner Befriedigung von einem Gefühl des Staunens und der Freude begleitet ist und über das man öffentlich auch begeistert reden kann. Andererseits gibt es ein menschliches »Grundbedürfnis nach Orientierung und Kontrolle« (Grawe, 2004), dessen Befriedigung mit einem Gefühl von Erleichterung bis Triumph einhergeht, das aber relativ leicht in einen pathologischen »Kontrollzwang« bzw. in einen »Machbarkeitswahn« abgleiten kann. Die hier vertretene These ist nun, dass gerade dieses Kontrollbedürfnis »unbewusst« dem Bemühen um wissenschaftlichen Fortschritt in seinen reduktionistischen Spielarten in einem hohen Ausmaß zugrunde liegt. Die Frage stellt sich nun: Wann hat das alles eigentlich aus einer »kulturhistorischen« Perspektive begonnen?

Laut dem Philosophen und Phänomenologen Hermann Schmitz (2009) löst bereits in der zweiten Hälfte des fünften vorchristlichen Jahrhunderts, kurz vor Platon und Aristoteles, ein durch Psychologismus, Reduktionismus und Introjektion im Zeichen des Innenweltdogmas gekennzeichnetes neues Paradigma der Wirklichkeitsinterpretation ein älteres ab. Letzteres bezeichnet Schmitz als »archaischen Dynamismus«, in dem die Grenzen zwischen Innen und Außen, zwischen Individuum, sozialer Gruppe, Natur und einer spirituellen Dimension »dynamisch fließend« angenommen und erlebt werden. Dies gilt zum Beispiel für die verschiedenen Formen von Schamanismus: Die gesamte Natur wird als beseelt erlebt, mit der man sich innig verbunden fühlt, an die man aber auch »Seelenanteile« verlieren oder die in Form von »Geistern« vom Menschen Besitz ergreifen kann. In einer elaborierteren Form findet man dieses alte Paradigma auch in der Traditionellen Chinesischen Medizin (TCM) mit dem Konzept der »dreifachen Ganzheit« von Innen und Außen, von Geist und Körper sowie von Mensch und Natur (vgl. Bölts, 2004).

Über das neue Paradigma schreibt nun Schmitz, dass es bereits bei den genannten Griechen »der Abgrenzung und Zentralisierung des Erlebens im Interesse des Verfügenkönnens über die eigenen unwillkürlichen Regungen dient« (2009, S. 14).

Böhme (2003) verdeutlicht diese Entwicklung anhand Platons Dialog *Alkibiades I*, indem eben dieser Alkibiades, ein junger Mann aus vornehmem Hause, mit Sokrates darüber spricht, wie er denn bürgerliche Tugend und eine rechte Lebensführung erwerben könne.

Im Zuge der Beantwortung dieser Frage führt er [Sokrates; Anm. d. A.] einen Unterschied ein zwischen dem Gebrauchenden und dem, was er gebraucht.

> »Sokrates: Reden und die Sprache gebrauchen, nennst du doch einerlei?
> Alkibiades: Freilich.
> Sokrates: Der Gebrauchende aber und was er gebraucht, sind die nicht verschieden?« (*Alkibiades I*, 129c, zit. nach Böhme, 2003, S. 360f.).

Für unseren Kontext entscheidend ist, dass dieser Unterschied sogleich auch im Hinblick auf den Leib durchgeführt wird:

> »Sokrates: Und nicht wahr, auch seinen ganzen Leib gebraucht der Mensch?
> Alkibiades: Freilich.
> Sokrates: Und verschieden war das Gebrauchende und was er gebraucht?
> Alkibiades: Freilich.
> Sokrates: Verschieden also ist auch der Mensch von seinem eigenen Leibe?
> Alkibiades: So scheint es.
> Sokrates: Was also ist der Mensch?« (*Alkibiades I*, 129e, zit. nach Böhme, ebd.).

In diesem Dialog kann man also menschheitsgeschichtlich das Aufreißen einer in weiterer Folge zunehmenden Distanz zwischen den »natürlichen«, spontanen Regungen und Impulsen des Leibes einerseits und einer im Dienste sozialer Disziplinierung stehenden, kontrollierenden inneren Instanz andererseits festmachen. Der Leib, die Lust, die Sexualität werden nun in dieser Haltung etwas anderes, als »man selbst« ist, den/die es zu beherrschen gilt, was wohl oder übel nur bedingt gelingen kann. Der Leib, »als die Natur, die man selbst ist«, gerät so in immer größeren Gegensatz zur Kultur bzw. zum bewussten Ich, einer inneren Instanz, die sich nun in erster Linie mit den kulturellen Normen und nicht mehr mit ihrer leiblichen Basis identifiziert. Platon bezeichnet dann diese Instanz als Seele, die den Körper »bewohnt«.

Unter Bezugnahme auf Georg Lakoff und Mark Johnson (2014) kann man sagen, dass sich die Begriffe »Seele« und »Körper« im Sinne von »Objektmetaphern« zu dominanten, eigenständigen, geistigen Konstrukten verselbstständigt haben, die nun ihrerseits nicht nur die »Interpretation« der Wirklichkeit, sondern auch die »Qualität des Erlebens« eben dieser Wirklichkeit wesentlich bestimmen. Die Hausmetapher »wohnen« verstärkt dann noch diesen Objektcharakter[3].

Nach Böhme (2003) dürfte übrigens noch ein zweiter Aspekt beim Aufreißen dieser Distanz zwischen bewusstem Ich einerseits und dem Leib-Selbst andererseits im Verlauf der Menschheitsentwicklung eine nicht unbedeutende Rolle gespielt haben. Er versteht diese Ich-Entwicklung auch als »Geburt des Subjektes aus dem Schmerz«. Dass ich mir als Natur selbst gegeben bin, werde eben gerade im Erleben von Schmerz besonders deutlich. Mit Böhmes Worten »springt mich [der Schmerz] an wie ein fremdes Tier und doch mit dem unabweisbaren Imperativ, dass ich, was mir im Schmerz gegeben ist, bzw. der Schmerz selbst *bin* und zu sein habe« (2003, S. 84 [kursive Hervorheb. im Orig.]). Diese nicht selten bedrohliche bis überwältigende Fremdheit des Schmerzerlebens aus der Perspektive des Ich letztlich doch als irgendwie zu mir gehörig zu akzeptieren und so zu integrieren, gelingt sehr häufig nicht, was dann die innere Verbindung zwischen diesem Ich und dem Leib »abreißen« lässt und die oben angeführte Kluft weiter vergrößert. Böhme merkt noch an, dass

> »bei dieser Herleitung des Ich als *Geburt des Subjektes aus dem Schmerz* wichtig ist, dass sie nicht nur für die Ontogenese, d.h. für die frühkindliche Entwicklung plausibel ist, sondern einen Vorgang beschreibt, der immer wieder auch im Erwachsenendasein sich vollzieht« (ebd., S. 91f. [kursive Hervorheb. im Orig.])

und zu vollziehen hat, denn »jede Auseinandersetzung mit mächtigen Widerfahrnissen, insbesondere mit denen negativer Art wie Schmerz, Scham und Blamage,

3 Böhme (2003) zufolge geht es daher in erster Linie darum, das Erleben selbst (z.B. über achtsamkeitsbasierte Zugänge) in Richtung ganzheitliches Erleben zu verändern, und erst in zweiter Linie darum, zu versuchen, philosophisch argumentativ den Dualismus zu überwinden.

[verlangt] eine Wiedergeburt des Ich aus der betroffenen Selbstgegebenheit« (ebd., S. 92). Wo nun diese »Wiedergeburt« auf gute Weise gelingt, wird diesen Widerfahrnissen zwar nicht deren negativer Charakter genommen, sie können dann jedoch einer inneren Um- und Neubewertung unterzogen werden, sie können »nämlich [angesehen werden] als Chance einer Selbstgewissheit, aus der heraus sich dann die Freiheit des Ich [in Souveränität; Anm. d. A.] neu entfalten kann« (ebd., S. 89).

Galileo Galilei, René Descartes, Johannes Kepler und Isaac Newton haben dann – selbst bereits in diesem Leib-Seele-Dualismus sozialisiert – diese Entwicklung des Misstrauens unserer leiblichen Natur gegenüber aufgegriffen und weitergeführt. Sie haben – dem Wissen und Verständnis ihrer Zeit entsprechend zu Recht – zum Beispiel immer wieder auf die Täuschung durch unsere Sinne hingewiesen, zunächst nur im Hinblick auf bestimmte naturwissenschaftliche Fragestellungen. Dieser durch sie ausgelöste Prozess der »Objektivierung der Natur« ist jedoch aus phänomenologischer Sicht unkontrolliert »entgleist« und unzulässig zum »Mythos Objektivismus« (Lakoff & Johnson, 2014) verallgemeinert worden, vermutlich in erster Linie aufgrund der oben angeführten unbewussten Dynamiken eines übermächtigen und gleichwohl unbewussten Kontrollbedürfnisses. Dadurch ist das ursprüngliche, unhinterfragte Eingebettet- bzw. Beheimatet-Sein *in die* und das selbstverständliche präreflexive Vertraut-Sein *mit der* Lebenswelt ebenso wie mit »dem Leib, als der Natur, die wir selbst sind« (Böhme, 2003), ernsthaft infrage gestellt worden. Über die unbewussten Motive von (vor allem Neuro-)WissenschaftlerInnen vermutet Fuchs lakonisch darüber hinaus:

> »Wer sich mit den Uneindeutigkeiten und Unwägbarkeiten subjektiver und intersubjektiver, insbesondere emotionaler Phänomene schwer tut – und das ist bei Wissenschaftlern häufig der Fall – zugleich aber ein latentes Bedürfnis behält, diese Phänomene auf einem Umweg doch noch ›in den Griff zu bekommen‹, der schlägt eine Laufbahn als naturwissenschaftlicher Psychologe, neurobiologisch orientierter Psychiater oder gleich Neurowissenschaftler ein. Denn hier bietet sich ihm die Chance, Subjektivität und Intersubjektivität gewissermaßen von außen her zu erforschen, sichtbar und dingfest zu machen – in Form von Messdaten, Verlaufsparametern und vor allem in anatomischer Zuordnung zu einem materiellen Organ, dem Gehirn. Die beunruhigende Abgründigkeit des Subjekts verwandelt sich so in die faszinierende Komplexität eines greifbaren Gegenstandes, dessen Prozesse nun detektivisch aufgespürt, immer detaillierter nachverfolgt

> und sogar zu farbigem Aufleuchten gebracht werden können […]« (Fuchs, 2008, S. 314f.).

Über dieses neuzeitliche naturwissenschaftliche Projekt der Kontrolle und Beherrschbarkeit »der äußeren Natur« und der damit einhergehenden »Entzauberung« unserer Beziehung zu ihr hinaus, und auch über die bisher angestrebte Kontrolle leiblicher Regungen und Impulse im Sinne unserer animalischen Natur durch das bewusste Ich hinaus, geht es nun im neurobiologischen Reduktionismus zusätzlich um die Kontrolle gerade dieses bewussten Ichs. Nun muss sogar der »subjektive« Geist »entlarvt«, das Ich »entthront« werden, indem man ihm unterstellt, »nichts anderes zu sein als zum Beispiel spezifische Aktivitätsmuster von Neuronenverbänden«. Dazu kommt, dass die auf diese Weise argumentierenden Neuro-ForscherInnen noch einen weiteren (noch unbewussteren?) Zusatznutzen haben:

> »Nur sie sind mit dem höheren Wissen über den Usurpator [nämlich den subjektiven Geist; Anm. d. A.] ausgestattet, ja gewissermaßen seine Vormünder. […] Die Hirndeuter geraten also in die privilegierte Position, ihr Expertenwissen als die neue und modernste Grundlage aller Erkenntnis unters Volk bringen zu können« (ebd., S. 311).

Damit sind nun sie *implizit* die uneingeschränkten HerrscherInnen über den Geist und die Natur, obwohl oder gerade weil sie uns *explizit* jede Entscheidungsfreiheit und Verantwortung absprechen, da es sich bei all dem ja »nur« um deterministische, kausal festgelegte, physikalische Prozesse des Gehirns handeln würde. Über ihren von Maxwell R. Bennett und Peter M.S. Hacker so bezeichneten »mereologischen Fehlschluss« – das heißt dem begrifflichen Kategorienfehler, »dem Gehirn Attribute zuzuschreiben die nur dem Lebewesen als Ganzem sinnvoll zugeschrieben werden können« (2010, S. 145) – hinaus, folgen ein Großteil der NeurowissenschaftlerInnen weiterhin *implizit* einer dualistischen Denkweise, auch wenn sie sich *explizit* als materialistische Monisten verstehen.

> Es fällt auf, dass die Neurowissenschaften dem Gehirn nahezu dasselbe Eigenschaftsspektrum zuschreiben, das Cartesianer dem Geist zuschreiben. Sie operieren also mit einem Begriffssystem, das dem cartesianischen Dualismus annähernd entspricht – das heißt, nahezu die gleiche Form oder Struktur wie dieser hat –, und sie unterscheiden sich von diesem in erster Linie dadurch, dass sie den psychologischen Attributen ein anderes Subjekt ›unterlegen‹. Sie ersetzten den immateriellen cartesianischen

> Geist durch das materielle Gehirn, behalten allerdings die fundamentale *logische Struktur* der dualistischen Psychologie bei (ebd. [kursive Hervorheb. im Orig.]).

Mit diesen dargestellten, im wissenschaftlich-philosophischen Diskurs vorherrschenden neurobiologischen Denkweisen[4] und Wirklichkeitsinterpretationen hat der Versuch, die Unwägbarkeiten und Risiken unserer leiblichen Existenz zu kontrollieren, ihren gegenwärtigen Höhepunkt erreicht. War es bei den Griechen noch die Seele, welche die »gefährlichen« leiblichen Regungen im Sinne der Ausbildung von Tugenden zu beherrschen versuchen musste, übernahm diese Rolle in der Aufklärung eine vernunftgeleitete Lebensweise; beides zum Preis einer unterschiedlich großen Entfremdung zu eben diesen leiblichen Regungen mit all den möglichen psychosomatischen Folgeerscheinungen. Und schließlich wird auch dieser Vernunft bzw. – neuzeitlich gesprochen – dem bewussten Ich »mit all seinen subjektiven Unwägbarkeiten«, und zwar aufgrund dieses vorangegangenen Entfremdungsprozesses, weil dieses »Ich« nicht mehr ausreichend im Leib-Selbst verankert ist, nicht mehr getraut. Es muss »neurobiologisch entmachtet« und so den objektiven, berechenbaren Naturgesetzen »unterworfen« werden. So lässt sich vielleicht der gegenwärtige Endpunkt dieses reduktionistischen Teufelskreises der Entfremdung beschreiben.

Wie kann man nun – mit diesen Überlegungen im Hintergrund – ein Konzept zum Leib-Seele-Problem bzw. – noch weiter gefasst – zu unserer »biopsychosozialökologischen« Wirklichkeit entwickeln, das den reduktionistischen Fallstricken und dualistischen Denkweisen gleichermaßen entgeht? Ist das überhaupt möglich? Wie könnte das philosophisch-erkenntnistheoretisch erfasst und formuliert werden? Und was sind mögliche praktische, vor allem auch psychotherapierelevante Konsequenzen?

2.3.2 Die emergent-materialistisch-monistische *und* synergetische Konzeption der Wirklichkeit

Eine der zurzeit schlüssigsten und damit unverzichtbaren Theorien, diese Komplexität und systemische Verschränktheit der »Körper-Seele-Geist-Welt-

4 In ihrer sehr lesenswerten und übersichtlichen Streitschrift *Kritik der Neuropsychologie* (2016) kritisieren Werbik und Benetka fundiert und pointiert diese Vorherrschaft der Neurowissenschaften im gegenwärtigen Wissenschaftsbetrieb und fordern vor allem eine Neubesinnung der Psychologie auf ihre geisteswissenschaftliche Basis.

Verhältnisse« (Petzold & Sieper, 2012a) im Sinne komplex-dynamischer, nichtlinearer Systeme zu beschreiben, in Teilaspekten sogar mathematisch abzubilden und – in der Auseinandersetzung mit eben diesen nicht ganz einfachen Konzepten – auch intuitiv zu erfassen, stellt meines Erachtens die moderne Systemtheorie dar, etwa in Form der von Hermann Haken und Günter Schiepek (2006) ausformulierten »Synergetik«. Synergetik bedeutet dabei die »Lehre vom Zusammenwirken«, die als zentrales Konzept eine »Selbstorganisation« der Wirklichkeit auf und zwischen unterschiedlichsten Systemebenen beschreibt, wobei auf jeder neu erreichten Ebene ganz neue, »emergente« Phänomene erkennbar werden. Dieses synergetische Konzept übersteigt die linear-kausalen Denkmuster klassischer Physik durch die Vorstellung einer zirkulären vertikalen und horizontalen Kausalität mit ihren Top-down- und Bottom-up-Verursachungen als Modell für diese »komplex-dynamischen Systeme«. Die vertikalen Kausalitäten beschreiben in diesem Konzept die spezifischen, sich gegenseitig ermöglichenden Wechselwirkungen zwischen Ganzheiten und ihren Teilsystemen, zum Beispiel zwischen dem Organismus und seinen Organen oder zwischen Organen und deren Zellen. Die horizontalen Kausalitäten beschreiben die spezifischen Wechselwirkungen auf gleicher Systemebene, etwa zwischen den Zellen desselben Organs oder zwischen den Organen desselben Organismus. Mit dem Begriff »zirkulär« wird der »dynamisch reziproke« Charakter dieser Wechselwirkungen im Gegensatz zu »linear-kausalen«, nur in eine Richtung gehenden, Wirkungen herausgehoben (Fuchs, 2010). Dieses Modell ist vermutlich die größtmögliche Annährung an das Phänomen »Lebendigkeit« über eine abstrakt-analytische Konzeption, bei der zunächst relevante Teilsysteme identifiziert (z.B. Organe, limbisches System etc.) und anschließend ihre zirkulären und reziproken Wechselwirkungen untereinander und zum Gesamtsystem zur Darstellung gebracht werden.

Die seelisch-geistige Ebene wird dabei eben nicht als irgendwann letztlich doch auf physikalisch-chemische Prozesse reduzierbar (schwaches Emergenzverständnis) angesehen, sondern als irreduzibles (starkes Emergenzverständnis) »materiell-transmaterielles«, emergentes Phänomen der *einen*, und damit *monistisch* interpretierten Wirklichkeit[5]. In diesem Zusammenhang ist es meines Erachtens nochmals wichtig hervorzuheben, dass diese Emergenzvorstellung kei-

5 Eine ausführliche Diskussion zum Begriff »Emergenz« findet sich bei Haken und Schiepek (2006), kritische Ausführungen zum »Emergenzbegriff« sind bei Fuchs (2010) nachzulesen.

ne kausale Erklärung der neu auftretenden Phänomene, sondern lediglich eine Feststellung ihrer Existenz bieten kann[6].

Nach Petzold und Sieper geht

> »[e]in [solch] differentielles Emergenzmodell davon aus, dass *in komplexen Systemen mit hoher Konnektivierung der Systemkomponenten Emergenzphänomene von unterschiedlicher Komplexität und Dichte auftreten können, die übergeordnete Qualitäten (Trans-Qualitäten, Synergeme, Synthesen,* [...] *hervorbringen* [...]« (2012a, S. 64 [kursive Hervorheb. im Orig.]).

Als »differenzieller, interaktionaler Monismus« im Sinne einer solch »emergent-materialistisch-monistischen« und gleichzeitig »synergetischen« Konzeption lassen sich nach Petzold und Sieper die verschiedenen Dimensionen eines anthropologischen Modells »inklusive psychotherapeutischer Konsequenzen« nun folgendermaßen formulieren:

> »[1.] *Körper/Soma*, belebte Materie, wird definiert als die Gesamtheit aller aktualen *materiellen* bzw. *organismisch-materiellen* (physiologischen, biologischen, biochemischen, bioelektrischen, sensumotorischen etc.) Prozesse des Organismus nebst der im genetischen, physiologischen (immunologischen), sensumotorischen Körpergedächtnis als differentielle Informationen festgehaltenen Lernprozesse und Lernergebnisse/Erfahrungen, die zur Ausbildung (auch durchaus kulturspezifischer) *somatischer Schemata* und *somatomotorischer Stile* führen. Störungen auf dieser Ebene machen somatotherapeutische Interventionen (Atem-, Bewegungs-, Sporttherapie) erforderlich.
>
> [2.] *Seele/Psyche* wird definiert als die in *organismisch-materiellen* ›körperlichen‹ Prozessen gründende und aus ihr emergierende Gesamtheit aller aktualen – *materiell-transmateriellen* – Gefühle, Motive/Motivationen, Willensakte und schöpferischen Empfindungen/Impulse, nebst den durch sie bewirkten und im ›Leibgedächtnis‹ [...] archivierten Lernprozesse und Erfahrungen und den auf dieser Grundlage möglichen emotionalen Antizipationen (Hoffnungen, Wünsche, Befürchtungen).

6 Darüber hinaus sollte man sich von diesem Emergenzverständnis, das wie gesagt ja nur eine Phänomenbeschreibung und eben nicht ein kausales Erklärungsmodell vermittelt, nicht unreflektiert dazu verleiten lassen, der niedrigsten Systemebene – der Materie – eine grundlegendere Bedeutung zu zuschreiben (da sie zuerst da sei) als den höheren Ebenen, z. B. dem Bewusstsein. Vielleicht ist ja doch die Vorstellung einer vorbestehenden Ganzheit, einer primär gegebenen Potenzialität, die sich in der Zeit ausdifferenziert, besser geeignet, um die vielschichtige, komplexe, sich prozesshaft verändernde Wirklichkeit zu erfassen und zu verstehen, als der Emergenzbegriff.

All dieses ermöglicht als *Synergem* das Erleben von Selbstempfinden, Selbstgefühl und Identitätsgefühl und führt zur Ausbildung persönlicher und kulturspezifischer *emotionaler Schemata* und *Stile*. Störungen auf dieser Ebene machen psychotherapeutische Interventionen (emotions-, motivations-, volitionszentrierter Art etwa mit erlebnisaktivierenden Kreativmethoden bzw. intermedialer Arbeit) erforderlich.

[3.] *Geist/Nous* wird definiert als die emergierende Gesamtheit aller *aktualen* neurophysiologisch *(organismisch-materiell)* gegründeten, *kognitiv* bzw. *mental emergierenden transmateriellen Prozesse* (Mentalisierungen) mit ihren personspezifischen, aber auch kulturspezifischen *kognitiven bzw. mentalen Stilen* und den durch sie hervorgebrachten *Inhalten: individuelle* (z. B. *basale Kognitionen*, etwa Problemlösungsmuster oder *komplexe Kognitionen*, etwa persönliche Überzeugungen, Glaubenshaltungen, Werte) und *kollektive* (Güter der Kultur, Wertesysteme, Weltanschauungen, Religionen, Staatsformen, Strömungen der Kunst und Ästhetik, der Wissenschaft und Technik). Hinzu kommen die im individuellen zerebralen Gedächtnis und die im kollektiven, kulturellen Gedächtnis (Bibliotheken, Monumenten, Bildungsinstitutionen) archivierten Ergebnisse persönlicher und gemeinschaftlicher Lernprozesse, Erfahrung und Wissensstände *(soziale mentale Repräsentationen)* sowie die auf dieser Grundlage möglichen antizipatorischen Leistungen und Perspektiven (Ziele, Pläne, Entwürfe, Visionen). All dieses ermöglicht im *synergetischen* Zusammenwirken *Selbstbewussheit*, persönliche Identitätsgewissheit, d. h. Souveränität, und das individuelle Humanbewusstsein, als Mitglied der menschlichen Gemeinschaft an *Kulturen* zu partizipieren: der Kultur eines Volkes, einer Region, aber auch der mundanen Kultur und ihren ›sozial repräsentierten Wissensständen‹ sowie an einem ›übergeordneten Milieu generalisierter Humanität‹ teilzuhaben. *Geist* wird als *bewusst*, also reflektierend/interpretierend und reflexionsfähig/sinnschöpfend gesehen, als *kausal*, also begründetes Handeln ermöglichend und dieses *evaluierend* und wertend, sowie als *regulativ fungierend*, z. B. Bedürfnisse steuernd und soziale/politische Erfordernisse entscheidend. Mentalisierungsprozesse im Bereich des Geistes führen lebenslang zur Ausbildung persönlicher und kulturspezifischer *kognitiver Schemata* und *Stile*. Störungen auf dieser Ebene machen kognitive, ästhetische, sinnorientierte Interventionen (kognitives Modelling, euthymes und mentales Training, Imagination, sokratisches Sinngespräch, Achtsamkeitsmeditation etc., durchaus auch in Verbindung mit Atem-, Bewegungs-, Sporttherapie [...]) erforderlich« (ebd., S. 69f. [Hervorheb. im Orig. v. A. geänd. in kursive Hervorheb.]).

Diese Petzold'schen Formulierungen sind natürlich äußerst dicht und komplex ausgeführt und es bedarf ziemlicher geistiger Anstrengung, um sich ihren komprimierten Sinn tatsächlich Schritt für Schritt zu erschließen.

Für das Resultat des *Zusammenwirkens, der Verschränkung, des Ineinander* der verschiedenen *Dimensionen* von *Körper-Seele-Geist-Welt* wählt Petzold wiederholt den Begriff des »Synergems«; will man dieses *Zusammenwirken systemtheoretisch-synergetisch* charakterisieren, wählt man den Begriff der »Ganzheit« (von Systemen mit ihren Sub-Systemen) und will man eher den *ontologisch-erkenntnistheoretisch-monistischen Aspekt* betonen, dann wählt man den Begriff der »Einheit«. Die situationsadäquate Berücksichtigung der unterschiedlichen anthropologischen Dimensionen aus der Perspektive von Gesundheits- und Krankheitsvorstellungen wird über die verschiedenen Lesarten des »biopsychosozialen Modells« (vgl. Leitner & Sieper, 2008; Egger, 2015, 2017) zu gewährleisten versucht (vgl. dazu ausführl. Kap. 8).

In diesem Zusammenhang muss aber auch noch unsere Vorstellung des »materiellen Aspektes« dieser Konzeption einer gründlichen Dekonstruktion bzw. Relativierung unterzogen werden. Durch die Erkenntnisse der Quantenphysik (vgl. Dürr, 2000) müssen unsere Alltagsvorstellungen und auch die Konzepte der klassischen Physik darüber, was denn das »Wesen« von Materie ausmacht, – Letztere dominieren trotz etwa 100 Jahre Quantenphysik als unerschütterlicher Glaube an eine objektive naturwissenschaftlichen Forschung weiterhin den westlichen Kulturkreis – eben als mehr oder weniger brauchbare »Konzepte« – und nicht mehr – angesehen werden. Diese Vorstellungen und Konzepte dürfen eben nicht mit der »eigentlichen, vielfältigen und vielschichtigen Wirklichkeit«, was immer diese auch ausmacht, gleichgesetzt werden.

Die »praxisrelevanten« Konsequenzen dieser komplexen Reflexionen und Metareflexionen zu den Ganzheitsaspekten unserer Leiblichkeit bzw. zu den anthropologischen Dimensionen des Leibsubjektes und zur Natur der Materie können – Gott sei Dank – zunächst einmal ziemlich einfach gehalten werden:

Interventionsmöglichkeit 1:
Wann immer vorwiegend *verbal-narrativ* gehaltene Therapiesequenzen thematisch einen vorläufigen Abschluss finden, kann man die Patientin, den Patienten dazu einladen, ein wenig innezuhalten und dieser Sequenz eine kleine Weile nachzuspüren bzw. – genauer gesagt – eine kleine Weile neugierig offen beobachtend auf verschiedene innere Regungen und Resonanzen zum Thema auf den Ebenen der Empfindungen, Gefühle, Bilder, Gedanken und Impulse zu achten. Als Hilfestellung kann man, muss man aber nicht, wesentliche Aspekte der Sequenz nochmals benennen. Diese Einladung kann zum Beispiel in der folgenden Form gestaltet werden:

»Wenn Sie jetzt ein wenig innehalten, ein paar Mal bewusst durchatmen (...)[7] und dann auf Ihre innere Resonanz auf all das achten, was wir gerade besprochen haben (an dieser Stelle optional den einen oder anderen als bedeutsam bewerteten Aspekt des Themas/Problems nennen), (...) einfach eine kleine Weile vielleicht sogar neugierig offen auf all das achten, was Ihnen jetzt so im Anschluss an das besprochene Thema/Problem durch den Kopf geht: (...) welche Gedanken sich einstellen, (...) welche Bilder auftauchen, (...) welche Gefühle und Empfindungen Sie wahrnehmen, (...) vielleicht sind auch Bewegungs- oder Veränderungsimpulse spürbar, (...) einfach nur eine kleine Weile neugierig offen beobachten, was sich auf der inneren Bühne des Geistes so gerade abspielt. (...)«

Mögliche Fragen wie: »Wie war das jetzt für Sie?« (...) »Welcher Aspekt ist jetzt in den Vordergrund getreten?« (...) »Welche Gefühle, welche Empfindungen nehmen Sie jetzt vordergründig wahr?« (...) »Ist Ihnen unter Umständen etwas klarer geworden?« (...) »Was war daran für Sie bedeutsam?« (...) etc. und deren dialogische Besprechung runden dieses Nachspüren ab und geben dann die weitere Richtung des Therapieprozesses vor.

Stand seit Beginn der Therapiestunde bereits eine *explizit leibfokussierte* Sequenz im Vordergrund, dann geht es im Anschluss daran eher darum, dieses Erleben auch *verbal-symbolisch* in den therapeutischen Dialog zu bringen, unter Umständen unter vorheriger Zwischenschaltung einer *bildhaft-symbolischen* Sequenz (z.B. über verschiedene Panoramatechniken) oder einer *bewegungsausdrucks-symbolischen* Sequenz (zu einer möglichen Begründung für dieses Vorgehen vgl. Abschn. 5.4: »Die Multiple Codierungstheorie«).

Letztlich geht es bei dieser Vorgangsweise, darum, situations- und prozessorientiert durch entsprechende Achtsamkeitslenkung potenziell alle Aspekte der Leiblichkeit bzw. alle anthropologischen Dimensionen (Körper, Seele, Geist, Soziales) in den therapeutischen Veränderungsprozess miteinzubeziehen in der Intention, deren Integrationsdichte zu fördern und damit den unterschiedlichen Entfremdungsprozessen (zum Leib, zum Selbst, zum Anderen, zur Natur, zur Arbeit etc.) konsequent und beharrlich, möglichst schöpferisch-kreativ und eingebettet in eine ausreichend tragende therapeutische Beziehung »co-creativ« entgegenzuwirken.

7 (...) steht jeweils für eine kleine Pause.

2.3.3 Die Aspektdualität der Wirklichkeit

Thomas Fuchs stellt uns mit seiner Konzeption einer »Aspektdualität der Wirklichkeit« (2008, 2010) eine weitere, nun jedoch »phänomenologisch« konzipierte Denkmöglichkeit vor, um der Falle eines psychophysischen Dualismus bzw. eines neurobiologischen Reduktionismus zu entkommen. Zu dieser Falle schreibt er:

> »Diese als gänzlich verschieden angesetzten Wirklichkeitsbereiche müssen nun [gemeint sind die unterschiedlichen Lösungsansätze für das psychophysische Problem; Anm. d. A.] durch verschiedene theoretische Konstruktionen miteinander verknüpft werden, [...]. Die mentalen Vorgänge müssen dann je nachdem als mit den neuronalen Prozessen *identisch*, als zu ihnen *epiphänomenal* [d. h. als eigentlich unwichtiges Begleitphänomen der ›eigentlichen‹ neuronalen Aktivität; Anm. d. A.], [...], *emergent* oder aber als gänzlich eigenständig im *dualistischen* Sinne angesehen werden. Entscheidend ist: *Das Lebewesen*[, der Mensch selbst,; Anm. d. A.] *tritt in all diesen Theorien nicht als eigene Entität auf.* Mentale Prozesse werden nicht als Funktionen eines lebendigen Organismus angesehen. Daher können mentale Prozesse und Gehirnprozesse nur direkt aufeinander bezogen bzw. miteinander ›kurzgeschlossen‹ werden. Was hier fehlt, [...] [ist] nämlich der Leib und das Leben« (Fuchs, 2008, S. 356 [kursive Hervorheb. im Orig.]).

Er findet für diesen in der Wissenschaft so geläufigen Irrtum einen sehr poetischen Vergleich:

> »Den Geist oder das Selbst in den Neuronen zu lokalisieren, wäre ebenso vergeblich wie den Blick eines Menschen in seinem Augapfel zu suchen. Die Materialität des Auges ist im Blick aufgehoben; sie ist *transparent* geworden für den anderen, der uns mit lebendigen Augen anblickt« (ebd., S. 323 [kursive Hervorheb. im Orig.]).

Die »primäre Entität«, und damit »ontologisch« die monistische Interpretation der Wirklichkeit bestätigend, ist also nach Fuchs die Person selbst,

> »an der sich von einer Seite her integrale (leibliche, seelische, geistige) Lebensäußerungen, von der anderen Seite her physiologische Prozesse in beliebiger Detailliertheit feststellen lassen [...]. Dem integralen Aspekt entspricht der subjektiv erlebte, bzw. der von Anderen in personalistischer Einstellung wahrgenommene *Leib*, dem

> physiologischen Aspekt der in naturalistischer Einstellung beobachtbare *Körper* als Gesamtheit aller organischen Prozesse. Die beiden Aspekte sind epistemologisch [epistemologisch bedeutet erkenntnistheoretisch; Anm. d. A.] zueinander *komplementär*, d. h. ihre jeweiligen Beschreibungen lassen sich nicht ineinander überführen, sondern weisen nur gewisse Korrelationen und Strukturähnlichkeiten auf« (Fuchs, 2010, S. 105 [kursive Hervorheb. im Orig.]).

So konzipiert bedeute diese komplementäre »Aspektdualität keinen neuen ›Dualismus‹, sondern einen in sich vermittelten Monismus, eine dialektische Einheit von Einheit und Verschiedenheit« (ebd., S. 106). Auch Werbik und Benetka sprechen sich für den Aspektdualismus als sinnvollste philosophische Variante zur Lösung der Leib-Seele-Problematik aus. Ihnen zufolge »ermöglicht der Aspektdualismus zudem die Wiedereinführung des Seelenbegriffs in die Psychologie, nicht im Sinne einer substanziellen Seele, sondern als Attribut des lebendigen Menschen« (2016, S. 29).

Shunryu Suzuki, ein japanischer Zen-Meister, der unter anderem über seine Belehrungen zum »Anfängergeist« im Westen bekannt geworden ist, drückt die Vorstellung dieser Aspektdualität in seinen Unterweisungen ganz schlicht folgendermaßen aus:

> »Unser Körper und Geist sind nicht zwei und nicht eins. Wenn ihr denkt, euer Körper und Geist seien zwei, dann ist das falsch; wenn ihr denkt, sie seien eins, so ist das auch falsch. Unser Körper und Geist sind zwei *und* eins. [...] Und obwohl wir von Geist und Körper sprechen, sind sie in Wirklichkeit zwei Seiten einer Münze. Das ist das rechte Verständnis« (2012, S. 26f. [kursive Hervorheb. im Orig.]).

Und so können wir in der zeitlichen Entwicklung des Universums im *Außenaspekt* eine immer »komplexere Organisiertheit« der Materie, die sich vor allem in systemisch-synergetischen naturwissenschaftlichen Konzepten gut darstellen lässt, und im *Innenaspekt* eine »komplementäre« zunehmende Entwicklung einer »vielfältigen Subjektivität« und »komplexen Bewusstheit«, die nur über eine ausreichend entwickelte »Introspektionsfähigkeit« und eine ausreichende Fähigkeit zum »eigenleiblichen Spüren« zugänglich ist, feststellen. Voraussetzung für die Entwicklung einer derartigen Subjektivität, Bewusstheit und Spürbewusstheit ist, dass wir unsere Ängste vor unserem Leib-Selbst mit seinen vielfältigen »natürlichen« eigenständigen Regungen und Impulsen überwinden und so seinen kulturbedingten Entfremdungen im Sinne Böhmes (2003, 2008) ausreichend entgegenwirken.

2.3.4 Zusammenfassende Überlegungen zum sogenannten Leib-Seele-Problem

> »Der Cartesianismus mit seiner Spaltung des Menschen in *res cogitans* und *res extensa*, in Körperding und denkendes Subjekt, ist nicht einfach eine falsche Theorie, sondern bezeichnet eine Lebensform. Er kann deshalb auch nicht durch Argumente widerlegt, sondern er muss durch eine Form des Lebens überwunden werden. Diese Lebensform ist durch die Formel *Der Leib ist die Natur, die wir selbst sind* angezeigt« (Böhme, 2003, S. 367 [kursive Hervorheb. im Orig.]).

Diese Überwindung kann nur durch eine Form des Lebens gelingen, die sich unserer »Natur, die wir selbst sind« (Böhme, 2003), stellt und diese ausreichend zu integrieren vermag gerade auch dort, wo sich diese Natur drängend, befremdlich bis bedrohlich meldet in leiblichen Bedürfnissen, Schmerzen und/oder Krankheiten. Nur so kann der moderne Mensch Böhme (2003, 2008) zufolge der Versuchung widerstehen, diese seine eigene Natur weitgehend zum Objekt zu degradieren und gleichzeitig, in der Sorge um diese Natur, sie vollständig »allmächtigen« medizinischen und sonstigen selbsternannten Experten, vom Energetiker bis zum Ernährungs-Guru, zu überlassen. Nur durch ein »Herabsteigen des Bewusstseins in den Leib« (Böhme, 2003, S. 370) anstelle diesen ständig zu Funktionalisieren und zu Instrumentalisieren, könne der moderne Mensch die »Souveränität seiner Lebensführung« zurückgewinnen, sich seiner Daseinsgewissheit versichern und das Dasein selbst als lust- und sinnvoll erfahren.

Vielleicht ist gerade mit diesen letzten Ausführungen nochmals deutlich geworden, dass das Leib-Seele-Problem eigentlich ein »Scheinproblem« ist. Es resultiert in erster Linie aus dem »subjektiven Erleben« einer (zu) großen Kluft zwischen dem bewussten Ich einerseits und einem zum »Körperding« objektivierten und instrumentalisierten Leib-Selbst andererseits. Diese zu groß gewordene Distanz im Erleben führt unweigerlich zu der Frage: Wie können zwei derart unterschiedlich erlebte Wirklichkeitsaspekte – nämlich mein Denken einerseits und mein Körper andererseits – Teil ein und derselben Wirklichkeit sein? Und die Antwort wird dann in der Regel eine dualistische Form annehmen, wie das Goethe-Zitat zu Beginn von Abschn. 2.3 exemplarisch deutlich macht. Der cartesianische Dualismus ist also zunächst einmal eine Lebensform des instrumentellen Umganges mit sich selbst, die diesen Dualismus im Erleben durch eben diesen Umgang erst erzeugt. »Nachträglich« – über sprachsymbolisches Konzeptionalisieren – wird dann der eine Teil dieses Erlebens, nämlich das Leiberleben als Körperding, in ein scheinbar »objektives Außen« projiziert. Zu dieser Lebensform gibt es jedoch – wie schon mehrfach betont – durchaus Alternativen, die aufzuzeigen und einzuüben einen wichtigen Fokus einer leiborientierten bis leibzentrierten Psychotherapie ausmacht.

Darüber hinaus hat die menschliche mentale Tätigkeit, die »unmittelbar« erlebte Wirklichkeit »nachträglich« sprachsymbolisch-konzeptionell zu erfassen; eine starke intrinsische Tendenz, die reale Existenz von »objektartigen« Entitäten zu suggerieren, die es in dieser Wirklichkeit so gar nicht gibt. Beispielsweise legt die subjektivierende Rede von »einem Ich« die Vorstellung nahe, dass dieses »Ich« als ein abgegrenztes Objekt der Außenwelt existiert, wie auch zum Beispiel ein Tisch existiert. Hier gilt es also, sich bewusst zu machen, dass das Phänomen, welches wir mit dem Begriff »Ich« belegen, eben von ganz anderer »Natur« ist, als ein Tisch! Wir verstehen darunter aus phänomenologischer Perspektive nämlich ein sich immer wieder neu und je nach Kontext auch ein wenig anders konstituierendes »Vermögen«, eine bewusste, subjektive, selbstreflexive Perspektive zu entwickeln bzw. eine in dieser subjektiven Form erlebte »mentale« Tätigkeit des Leib-Subjektes auszuüben. In der Terminologie der IT sprechen wir daher von einem komplex-dynamisches »Selbst in actu«. Solche sprachphilosophisch als Kategorienfehler bezeichnete Irrtümer sind Teil unserer Alltagssprache und erschaffen natürlich auch da entsprechende, für ein differenziertes Verständnis nicht immer sehr förderliche »sozialkonstruierte« Wirklichkeiten. Neurobiologen scheinen dafür – vermutlich aus den schon weiter oben diskutierten Gründen – aber besonders anfällig zu sein, wie auch Peter Janich sehr pointiert und präzise in seinem Büchlein *Kein neues Menschenbild. Zur Sprache der Hirnforschung* (2009) nachzuweisen vermag. Und das ist dann einfach schlechte, unzureichend reflektierte Wissenschaft! Damit erweist sich das Leib-Seele-Problem oft auch als ein durch einen spezifischen Gebrauch der Sprache konstruiertes Scheinproblem.

So gilt es, sich stets bewusst zu sein, dass all diese Beschreibungen, Konzepte und Modelle der Wirklichkeit eben nur Beschreibungen, Konzepte und Modelle und nicht die vielgestaltige, vielschichtige und vielfältige Wirklichkeit *selbst* sind, so wie die Landkarte nicht die Landschaft und das Bild eines Apfels nicht der Apfel selbst und schon gar nicht die Erfahrung dieser Landschaft oder das sinnliche Genießen des Apfels (sehen, tasten, riechen, schmecken) sind.

Oder um es mit den bekannten Worten Viktor von Weizsäckers auszudrücken und damit gleichzeitig die Grundidee phänomenologischer Philosophie nochmals auf den Punkt zu bringen: »Um Lebendes zu erforschen, muss man sich am Leben beteiligen« (Weizsäcker, zit. nach Baer, 2012, S. 76).

Man darf sich nicht in den reflexiven Tätigkeiten des Denkens, Redens, Konzepte-Entwerfens *über* diese lebendige Wirklichkeit »verlieren«, man muss immer wieder in einen »innerlich spürbaren« Kontakt zu dieser leiblichen Basis zurückkehren, um darin »seinen/ihren Stand zu finden«, um sich darin immer wieder ausreichend »zu erden« und »zu verwurzeln«. Dazu bedarf es auch immer wieder der Auseinandersetzung mit unserer Sterblichkeit und Endlichkeit, denn die Angst vor dem Tod bzw. die Schwierigkeit bis Unfähigkeit, sich sein eigenes Nicht-mehr-Sein vorstellen zu können, befördert erheblich den Glauben an eine unsterbliche Seele und damit an den Dualismus. Nur so ist eine ausreichend gute »Vertrautheit mit sich« (Böhme, 2003, S.168) in leiblicher Existenz zu erreichen. Gerade das ist *das* zentrale Anliegen leibtherapeutischen Arbeitens.

3. Aspekte der Leiblichkeit

Wenn es im Folgenden um die verschiedenen Aspekte der Leiblichkeit geht, dann soll mit dem *Aspekt*begriff nochmals verdeutlicht werden, wie sehr es dabei um die »Verschränkung unterschiedlicher Ordnungen« geht; wie immer wieder der eine Aspekt mehr oder weniger implizit in allen anderen enthalten ist und umgekehrt. So kann man – als »Orientierungsmetapher« (Lakoff & Johnson, 2014) wohlgemerkt – das Emergieren des »reflexiven Leibes« aus dem »fungierenden Leib« als die *vertikale* Dimension der Leiblichkeit konzipieren. Gleichzeitig steht diese in einer *horizontalen* Dimension über den »perzeptiven Leib« und »situativen Leib« in Beziehung mit der »Lebenswelt« und zwar auf einem Spektrum zwischen fungierender bis hin zur vollreflexiven Ebene. Und beide Dimensionen sind über den »memorativen Leib« untrennbar und dynamisch auch mit der *temporalen* Dimension, mit der biografischen Entwicklung des »personalen Leibsubjektes« über die Lebensspanne verschränkt. Vielleicht kann man diese Verschränktheit, dieses Ineinander der einzelnen Aspekte, wo in jedem Aspekt auch alle anderen mehr oder weniger verborgen enthalten sind, auch als ein »Hologramm« ansehen. Zu diesem »räumlich-metaphorischen« Charakter der drei Dimensionen schreibt allerdings Fuchs:

> »Aus einer leibphänomenologischen Sicht erscheint das Unbewusste nicht als eine in der Tiefe, ›unter dem Bewusstsein‹ angesiedelte, intrapsychische Realität. Vielmehr umgibt und durchdringt es das Bewusstseinsleben, […] so wie der Leib sich in seinem Fungieren selbst verbirgt. Es ist ein Unbewusstes, das nicht in der *vertikalen* Dimension der Psyche angesiedelt ist, sondern sich vielmehr in der *horizontalen* Dimension des gelebten Raums, vor allem in der Zwischenleiblichkeit des Umgangs mit den Anderen einnistet, als verborgene Kehrseite des Lebensvollzugs. Es ist ein

> Unbewusstes nicht im Inneren des Individuum, sondern in seinen Beziehungen zu den Anderen« (2008, S. 88 [kursive Hervorheb. im Orig.]).

Auch wenn also die »räumlich-metaphorische« Rede von einer *vertikalen* und einer *horizontalen* Dimension als Kategorisierungs-Schema für die Aspekte der Leiblichkeit deren »Wesen« nicht so richtig erfasst, wie diese Überlegungen von Fuchs aufzeigen, wird im Folgenden daran im Sinne einer »brauchbaren Orientierungshilfe« festgehalten.

3.1 Die vertikale Dimension

Die vertikale Dimension umfasst – wie schon gezeigt – die ganze Bandbreite vom »fungierenden« über den »subjektiv empfindenden« und »affektiv-betroffenen« bis hin zum »reflexiven Leib« in voll entwickelter Exzentrizität. Schon aus Platzgründen wird hier auf die Darstellung einer Theorie der Gefühle und Affekte und einer Theorie des Bewusstseins verzichtet (vgl. dazu ausführl. Petzold, 2003).

Der »fungierende Leib« ist – vereinfacht ausgedrückt – die Gesamtheit unserer »impliziten Fähigkeiten und Fertigkeiten«, die »präreflexiv« den selbstverständlichen, alltäglichen Lebensvollzug gewährleisten. Dazu gehören unsere impliziten »prozeduralen« Kompetenzen, das heißt unsere grundlegenden motorischen Fähigkeiten der Körperbeherrschung, das Sprachvermögen und die sekundären kulturellen Fähigkeiten wie lesen, schreiben, musizieren etc. Zum »fungierenden Leib« gehört auch unser »implizites Wissen« über die Welt, das abrufbar bzw. aktualisierbar ist über den »situativen Leib« und unser »implizites Beziehungswissen« (Stern et al., 2012), inklusive individueller Bindungsmuster und individueller Haltungs- und Ausdrucksformen des »kultivierten Leibes«.

Das »eigenleibliche Spürbewusstsein« als die »empfindende Ebene« entfaltet sich nach Schmitz (2009) in einem sogenannten »prädimensionalen leiblichen Raum«, der eben nicht mit dem »dreidimensionalen« Raum der Naturwissenschaften identisch ist. Seine Einheit und sein »gefühltes Volumen« werden weniger durch ein ständiges Wahrnehmen der Haut als Außengrenze erfahren, sondern vielmehr primär durch das Wahrnehmen der Dynamik von Enge und Weitung in der Atmung. Der prädimensionale leiblichen Raum kann von »ganzheitlich leiblichen Regungen« »erfüllt« sein (z. B. Frische, Wachheit, Angespanntheit, Unbehagen etc.) und/oder es können »einzelne Leibinseln« in den Vordergrund der Wahrnehmung rücken, weil es sich dort gerade irgendwie

»besonders« anfühlt – besonders warm, ruhig, schwer, schmerzhaft etc. – oder weil man über Aufmerksamkeitslenkung besonders auf sie fokussiert, zum Beispiel aus der Sorge, dieser Bereich könnte erkrankt sein. In ruhiger Gestimmtheit ist der Leib fast immer von einem

> »Gewoge verschwommener Inseln besetzt, die sich ohne stetigen Zusammenhang meist flüchtig bilden, umbilden und auflösen, in einigen Fällen aber auch mit mehr oder weniger konstanter Ausrüstung beharren, dies besonders im oralen und analen Bereich und an den Sohlen« (Schmitz, 2009, S. 16).

Diesen Leibinseln haftet also nichts Substanzielles an, »das in irgendeiner Weise vorhanden wäre, sie sind vielmehr immer nur in Aktualität, sie sind selbst ein räumlich ausgedehnter Zustand der Anregung« (Böhme, 2003, S. 328).

In diesem »subjektiven« leiblichen Raum »positionieren« wir nun zum Beispiel die Zukunft als »vor uns liegend« und lassen die Vergangenheit »hinter uns«. Auf Basis dieses »leiblichen Raumes« entfaltet sich erst der »Gefühlsraum, in dem sich Gefühle als räumlich ortlos ergossene, leiblich ergreifende Atmosphären ausdehnen« (Schmitz, 2009, S. 47). Diese Überlegungen stehen gut in Einklang mit den Vorstellungen des Neurobiologen António Damásio (2000), für den Körperempfindungen im Sinne »Somatischer Marker« überhaupt erst die Grundlage für die Entwicklung von differenzierten, bewusst wahrnehmbaren Gefühlen sind.

Eine gute strukturierte Möglichkeit, dieses eigenleibliche Spürbewusstsein »in der übenden Modalität« zu vertiefen und zu differenzieren – und zwar sowohl in Form von Psychohygiene für TherapeutInnen als auch als Anregung für PatientInnen – bieten die ersten drei CDs des Integrativen Therapeuten Peter Cubasch in seiner CD-Reihe *»Atemzeit« – Gesundheit und Wohlbefinden in den eigenen Händen* (2012) (www.atemzeit.at und www.cubasch.com).

3.2 Die horizontale Dimension

Die horizontale Dimension kann man vielleicht am besten über das Konzept eines »perzeptiven Leibes« bzw. eines »Wahrnehmungs-Leibes« und das eines »situativen Leibes« erfassen. Jene Anteile des perzeptiven Leibes, die aus neurobiologischer Perspektive über die Tätigkeit der »Interozeptoren« realisiert werden, in denen sich das subjektive Wahrnehmen und Spüren »nach innen« richtet als Teil des eigenleiblichen Spürbewusstseins, gehören allerdings gleichzeitig der vertikalen Dimension an. Sie werden an dieser Stelle erörtert, weil sie Teil des Konzeptes des »perzeptiven Leibes« sind.

3.2.1 Der perzeptive Leib

Der perzeptive Leib »informiert« durch *Interozeptoren* über seinen »Binnenzustand« bzw. über organismus-relevante Aspekte seines »Innenlebens«, das heißt in erster Linie über den Zustand der einzelnen Organe und Organsysteme einerseits und über den »Funktionszustand« des Organismus als Ganzes andererseits. Die Interozeptoren umfassen die *Enterozeptoren* und die *Immunrezeptoren* (die beide in Abschn. 3.2.2 ausführlicher beschrieben werden) sowie die *Propriozeptoren*, die über den Dehnungszustand der Muskeln, über Muskel- und Sehnenspindeln und über die Gelenkseinstellungen Rückmeldung geben und gemeinsam mit dem »Gleichgewichtssinn« über Haltung, Stellung und Bewegung des Körpers im Raum sowie über die Lage einzelner Körperteile zueinander informieren. Diese Fähigkeit zur räumlichen Gesamtwahrnehmung innerhalb des Schwerkraftfeldes wird Propriozeption genannt, das darauf aufbauende Lage- und Bewegungsempfinden mit der impliziten Fähigkeit, den Körper und Körperteile sinnvoll zu steuern, als Kinästhetik bezeichnet. Beide, Propriozeptoren und Gleichgewichtssinn, sind dadurch am »Gefühl des situativen Eingebettet-Seins« beteiligt und überschreiten damit teilweise bereits die Sphäre des »Binnenraumes«. Das verweist wieder einmal auf die enge, oft nicht trennbare Verflechtung bzw. Überlagerung von »Innen« und »Außen«. Über die *Exterozeptoren* schließlich wird die Einbindung/Einbettung des Leibes in seine Lebenswelt noch weitergehender realisiert.

Die Enterozeptoren stellen Informationen über Organtätigkeiten und deren vegetativen Stresszustand sowie über Hunger- und Durstgefühl bereit. Diese Informationen werden *primär* im sogenannten enterischen Nervensystem (ENS), auch Darmnervensystem oder Bauchhirn genannt, verarbeitet, das »die größte Ansammlung von Nervenzellen außerhalb des Zentralnervensystems« (Moser, 2012, S. 50) – die Anzahl seiner Neuronen übersteigt die des Rückenmarkes – darstellt und das – gemeinsam mit dem sympathischen und parasympathischen Anteil – den dritten, noch wenig bekannten Teilbereich des vegetativen Nervensystems ausmacht. Erst dieses »Zwischenergebnis« wird über parasympathische, afferente Bahnen zentral weitergeleitet. Ebenso gilt, dass die efferenten Signale weitgehend nicht direkt zu den Zielorganen (glatte Muskulatur, Verdauungsdrüsen und hormonelle Drüsen) gelangen, sondern diese über die Zwischenschaltung dieser enterischen Neuronennetzwerke erreichen. Der Psychosomatikerin Gabriele Moser (2012) zufolge machen übrigens die afferenten Bahnen 90 Prozent dieser »Brain-Gut-Achse« aus, die das enterische Nervensystem mit dem Zentralnervensystem verbindet.

Das aus diesem enterischen Nervensystem emergierende »Bauchgefühl« scheint nicht nur die aktuelle Situation im Bauch, das heißt die Verträglichkeit der aufgenommenen Nahrung und die Funktionalität bzw. die aktuelle Verfasstheit des Verdauungsprozesses selbst, widerzuspiegeln, sondern auch die »Verträglichkeit« der aktuellen sozioökologischen Gesamtsituation des Organismus. So gibt es dieses »ungute Bauchgefühl«, das uns »beschleicht«, wenn wir zum Beispiel in eine spannungsgeladene soziale Situation hineingeraten. Oder es gibt das Gefühl, das wir über die Metapher »da ist irgendetwas faul in der Angelegenheit« zu fassen versuchen, wenn wir noch nicht genau wissen, was denn daran so gar nicht stimmig ist. Diese Überlegungen stellen bereits die Verbindung her zum Konzept des »situativen« und »resonanten Leibes« (vgl. Abschn. 3.2.2) und zum »Focusing-Ansatz« (vgl. Abschn. 5.5).

Thermorezeptoren und *Nozizeptoren* (Schmerzrezeptoren) informieren sowohl über Zustände des Körperinneren als zum Teil auch – als Nahsinne – über die Beschaffenheit bzw. Gefährlichkeit von »unmittelbar« einwirkenden Objekten bzw. ganz banal auch über die uns umgebende Lufttemperatur.

All diese Signale aus den Interozeptoren werden in der »Inselrinde«, einem Teil der Großhirnrinde, die deren primäres kortikales Verarbeitungsareal darstellt, zueinander in Beziehung gesetzt und bilden somit die Grundlage des emergierenden Körper-Ichs bzw. – gemeinsam mit den Informationen aus dem Immunsystem (vgl. Abschn. 3.2.2) – die Basis unseres eigenleiblichen Spürbewusstseins.

Das eigenleibliche Spürbewusstsein scheint übrigens auch die Grundlage für unsere »subjektive Zeitwahrnehmung« zu sein, wie neurobiologische Experimente in Isoliertanks (mit körperwarmem Salzwasser gefüllte Tanks, die völlig schall- und lichtisoliert sind und ein nahezu schwereloses Schweben ermöglichen) nahelegen. Von den Außenreizen isoliert ist man darin ganz auf das eigenleibliche Spüren innerhalb der subjektiv erlebten Zeitmatrix zurückgeworfen:

> »Das Erlebnis eines Körper-Ichs basiert demnach auf der kontinuierlichen Aufnahme und Weiterverarbeitung von Signalen aus dem Körper über die Zeit hinweg. Über diesen Aufbau der Körperrepräsentation entsteht auch ein Gefühl für den Zeitverlauf – als sich *kontinuierlich veränderndes Körper-Ich*. Subjektive Zeit bildet sich, […] eben nicht durch das Wahrnehmen äußerer sensorischer Reize, sondern

> durch einen selbst: Jeder Mensch ist mit seinen Körpergefühlen seine eigene innere Uhr« (Wittmann, 2014, S. 27 [kursive Hervorheb. d. A.]).

Das erklärt auch, warum subjektiv sowohl bei starken positiven als auch bei negativen Emotionen, aber auch bei Fieber, die Zeit langsamer zu verstreichen scheint, weil »das erhöhte physiologische Erregungsniveau die erlebte Zeit dehnt« (ebd., S. 27). Einen ähnlichen Effekt hat zum Beispiel eine Achtsamkeitsmeditation, weil dabei unter anderem auf das Leibempfinden fokussiert wird, das sich dadurch ebenfalls intensiviert. Und schließlich »sind wir [auch] in der Langeweile des Wartens ganz auf uns zurückgeworfen und spüren uns selbst intensiv – und die Zeit will [dann] einfach nicht vergehen« (ebd., S. 29). Im Flow-Erleben hingegen, wenn wir also von einer Tätigkeit ganz in Anspruch genommen werden und die Aufmerksamkeit dadurch sehr weit weg vom leiblichen Empfinden ist, vergeht die subjektiv wahrgenommene Zeit »wie im Flug«. Im »Erinnern« hingegen empfinden wir die Zeit gerade umgekehrt: Aufregende, spannende, mit neuen Erfahrungen angereicherte Zeitepisoden erscheinen in der Erinnerung gedehnt, während langweilige Episoden oder Zeiten mit Routinearbeiten in der Vergegenwärtigung eher als kurz erlebt werden. Und so bleiben uns die Ferien in der Kindheit als unendlich lang in Erinnerung, da in dieser Zeit das Leben ständig etwas Neues bereitgehalten hat, während im Alter die Zeit in den Routineaktivitäten eines als banal erlebten Alltags zu verfliegen und auf das unausweichliche Ende rasant zuzusteuern scheint. Daher gilt: Nur wer sich die kindliche Neugier und das Staunen zu bewahren, wer den »Anfänger-Geist« aus der Zen-Tradition zu kultivieren vermag, der kann der häufig erlebten Beschleunigung des Zeitflusses mit steigendem Lebensalter erfolgreich entgegensteuern. Zu unserem Zeiterleben und unserem Umgang mit der Zeit hat übrigens Rüdiger Safranski ein sehr anregendes Buch mit dem Titel *Zeit. Was sie mit uns macht und was wir aus ihr machen* (2015) als Streifzug durch philosophisch-phänomenologische bis literarisch-poetische Betrachtungen geschrieben.

Nach den Erkenntnissen der Psychoneuroimmunologie (PNI) erweist sich auch das Immunsystem

> »als ein rezeptorisches Sinnesorgan, das das Gehirn von der Existenz von Nicht-Selbst [in Form von Krankheitserregern; Anm. d. A.] bzw. von verändertem Selbst [in Form von Entzündungsvorgängen; Anm. d. A.] zu informieren imstande [ist] […]. Damit steht das Immunsystem als eine Art sechster Sinn (Blalock und Smith 2007) in einer Reihe mit den anderen Sinnessystemen […]« (Schubert, 2015a, S. 4),

wie Christian Schubert feststellt. Auf subjektiver Ebene münden diese immunbezogenen Informationen nach entsprechenden zerebralen Verarbeitungsprozessen entweder in ein – in der Regel unbeachtetes, weil als selbstverständlich bewertetes – Leibgefühl von Frische, Klarheit und Vitalität bei »Gesundheit« oder in ein sogenanntes, unterschiedlich stark ausgeprägtes »Krankheitsgefühl«, als eine ganz spezifische Form des eigenleiblichen Spürbewusstseins. Dieses Krankheitsgefühl wird inzwischen als Folge einer organismischen Wahrnehmung von Entzündungsprozessen unterschiedlicher Genese und unterschiedlicher Intensität verstanden. »Dieses durch pro-inflammatorische Aktivität hervorgerufene neuropsychiatrisch-neurovegetative Beschwerdebild ging als *sickness behavior* in die PNI-Literatur ein (Dantzer u. Kelley 2007) und stellte die bis dato letzte grundlegende Erkenntnis zur Komplexität psychosomatischer Interaktionen dar« (ebd., S. 6 [kursive Hervorheb. im Orig.]), wie Schubert weiter ausführt. In der PNI wird dieses Phänomen intensiv beforscht, wobei vielfältige, bisher unbekannte gegenseitige Beeinflussungen von Komponenten des Immunsystems mit dem Nerven- und Hormonsystem die Grundlage bilden. »Sickness behavior« tritt im Rahmen von banalen Erkältungserkrankungen ebenso auf wie zum Beispiel auch regelhaft im Rahmen von Autoimmun- oder Krebserkrankungen und in ausgeprägter Form beim Drogenentzug.

Insofern ist es naheliegend, in diesem Kontext von Gesundheit und Krankheit von einer »spezifischen Form des eigenleiblichen Spürbewusstseins« auszugehen, zu dem eben spezifische Interozeptoren, nämlich auch solche des Immunsystems, wesentlich beizutragen scheinen. Gekennzeichnet ist dieses typische sickness behavior in Verbindung mit dem entsprechend korrespondieren subjektiven Krankheitsgefühl durch

- Müdigkeit, Mattigkeit, Abgeschlagenheit, Erschöpfung,
- unterschiedlich großes Schlafbedürfnis,
- Appetitlosigkeit,
- häufigen Schwindel,
- Fieber (nicht obligatorisch![8]),
- dysphorische Verstimmung und
- soziales Rückzugsverhalten.

8 Als Arzt treffe ich immer wieder einmal auf PatientInnen, die von typischen grippalen Beschwerden berichten, die aber auf die Frage nach Fieber antworten, dass sie eigentlich nie Fieber bekommen würden. Das gibt es tatsächlich, und dieses Phänomen ist vermutlich die Folge einer organismischen »Reaktionsstarre«, z. B. infolge zu häufigen Einsatzes fiebersenkender Medikamente bereits bei leichten Temperaturanstiegen in ihrer Kindheit. Da

Evolutionsbiologisch interpretiert macht all das durchaus Sinn: Das Lebewesen zieht sich – da ja geschwächt – an einen sicheren Ort zurück, vergeudet keine Energie durch unnötige Bewegung oder Verdauung und konzentriert sich so ganz auf seine weitgehend »parasympathisch« gesteuerten Heilungsprozesse. Gleichzeitig mindert sich dadurch die Gefahr der Ansteckung von Gruppenmitgliedern.

PatientInnen nun darin zu unterstützen, dieses Krankheitsgefühl ausreichend wahr- und vor allem ernst zu nehmen, für sich zum Beispiel durch einen Krankenstand auch Verantwortung zu übernehmen[9] und vielleicht im Anschluss an die Krankheit – gerade aus dem Kontrasterleben heraus – das eigenleibliche Spüren von wiederhergestellter Gesundheit einmal ganz bewusst wahrzunehmen und wertzuschätzen, ja dafür vielleicht sogar dankbar zu sein. Auch das ist Leibtherapie!

Mithilfe seiner Exterozeptoren »weiß« der Leib über seine »unmittelbare Umwelt« (durch Druck-, Tast- und Geschmackssinn) und seine »weitere Umwelt« (durch Seh-, Gehör- und Geruchsinn als Fernsinne) Bescheid. Hier beginnt also die eigentliche horizontale Dimension der Leiblichkeit. Diese Wahrnehmungsgestalten bzw. »Perzepte« werden in Beziehung gesetzt zu unseren Vorerfahrungen – also zum »memorativen Leib«, der gleichzeitig die implizite temporale Dimension ausmacht –, zu unseren aktuellen inneren Antrieben, Bedürfnissen, Motivationen und zu unseren kreativ-schöpferischen Impulsen. Sie werden dadurch erfasst und verstanden, das heißt mit Sinn und Bedeutung versehen, sodass dann der solcherart »informierte Leib« (Petzold, 2003; Petzold & Sieper, 2012a) als »expressiver Leib« mit seinen vielfältigen individuellen verbalen und non-verbalen Ausdrucks- Gestaltungs- und Bewältigungsmöglichkeiten zu einer entsprechenden Antwort und/oder zu einer neuen Anfrage an

---

gilt es, ähnlich wie beim Einsatz von Antibiotika, Eltern im Vorfeld ausreichend zu beruhigen und auch den Sinn von Fieber als organismische, immunologische Abwehrreaktion zu erklären und zu würdigen. Ich weise dann immer darauf hin, dass durch die erhöhte Körpertemperatur die biochemischen Prozesse schneller, besser und vor allem vollständiger ablaufen können und dass nur so das Immunsystem »gut trainiert« wird. Nicht umsonst setzen manche komplementär orientierte Ärztinnen und Ärzte (z.B. bei Krebserkrankungen und rheumatischen Erkrankungen) auf eine kontrollierte künstliche Erwärmung des Körpers in Form der Hyperthermie-Behandlung.

9 Musste ich in meiner ärztlichen Tätigkeit vor 20 Jahren eher darauf achten, PatientInnen nicht krankzuschreiben, weil sie z.B. montags nur »krank feiern« wollten, so braucht es in den letzten Jahren oft eine große Überredungskunst, PatientInnen überhaupt bzw. ausreichend lange krankschreiben zu dürfen. Zu groß ist häufig die Angst vor einem Arbeitsplatzverlust.

die Lebenswelt kommt. Perzeptiver, memorativer, informierter und expressiver Leib sind dabei in einem komplex-dynamischen Informationsfluss miteinander verschränkt, vielfältige Bottom-up- und Top-down-Prozesse sind in zahlreichen, unterschiedlich langen Feedback-Schleifen miteinander verwoben. Oder mit den Worten von Petzold und Sieper ausgedrückt:

> »Das ›*Leib-Subjekt*‹, das ›*totale Sinnesorgan Leib*‹, vermag über die Fähigkeit der ›sensorischen Systeme‹ vielfältige Wirklichkeit aus unterschiedlichsten Blickwinkeln *wahrzunehmen*, mit seinem ›mnestischen System‹ sie aufgrund einer Vielfalt aktivierter [Vor-]Erfahrungen zu *erfassen*, und mittels des ›kognitiven Systems‹ sie mit ihren *spatiotemporalen* und *soziokulturellen* Zusammenhängen zu *verstehen* und die vorhandene Komplexität zu *erklären* – so der neurokognitive *und* hermeneutische Prozess, der bei jedem Schritt Rückkoppelungen erzeugt« (2012a, S. 39 [Hervorheb. im Orig. v. A. geänd. in kursive Hervorheb.]).

Die Wahrnehmung selbst ist allerdings bereits ein mehr oder weniger hochaktiver, je nach externer Reizkonstellation und interner Intention bzw. innerer Gestimmtheit entweder »selektiver Prozess« des »Hinausgreifens« in die Lebenswelt oder ein »wacher, offen-rezeptiver Modus« der »Wirklichkeitsbegegnung«; im Idealfall ein vorbehaltloses Sich-Einlassen auf eine tiefgründige und vieldeutige Wirklichkeit. Unsere Erwartungen, unsere innere Gestimmtheit, unsere aktuellen Intentionen und unsere kognitiven, bis hin zu hochtheoretischen Konzepte bestimmen in einem erheblichen Ausmaß, welchen »Ausschnitt« der Lebenswelt wir aktuell wie stark und auf welche Weise wahrnehmen und welchen wir bewusst und/oder unbewusst ausblenden. Das Bild eines Hammers zum Beispiel aktiviert nicht nur unsere Erinnerungen an »Arbeiten mit einem Hammer«, sondern voraktiviert auch jene motorischen Netzwerke, die bei solchen »Arbeiten mit einem Hammer« benötigt werden (Weigmann, 2013). Und wer bereits einen Hammer in der Hand hält, wird nach Nägeln Ausschau halten und den Schmetterling nebenan auf der Blume vermutlich übersehen. Und so unterscheiden wir im Integrativen Ansatz auch

> »einen entspannten, gelassenen, *breiten* ›*rezeptiven* Wahrnehmungsmodus‹ *(down tonicity)* […] von einem aufmerksamen, gespannten, *eng* fokussierten ›*aktiven* Wahrnehmungsmodus‹ (*up tonicity*):
>
> *Ich höre*/es dringt an mein Ohr; *ich sehe*/es fällt mir ins Auge; *ich rieche*/es steigt mir in die Nase; *ich taste*/es kommt mir ins Gespür« (Petzold & Sieper, 2012a, S. 35 [Hervorheb. im Orig. v. A. geänd. in kursive Hervorheb.]).

Hanna-Barbara Gerl-Falkovitz (2016) verwendet in einem ganz anderen Zusammenhang, in dem sie unter anderem auf den Unterschied zwischen »Verstand« als unser aktives, analytisches und auch begrifflich eindeutiges Zugreifen auf die Wirklichkeit einerseits und »Vernunft« als ein in unterschiedlicher Tiefe Ergriffen-Sein von einer vielschichtigen Wirklichkeit andererseits eingeht, beispielhaft das Begriffspaar »Sehen« und »Schauen«. Letzteres bedürfe der Schulung und einer inneren Bereitschaft, also – in anderer Begrifflichkeit ausgedrückt – einer »Übung in Achtsamkeit«. Zur Verdeutlichung zitiert sie Romano Guardini (1885–1968), der diesen besonderen Blick beschreibt als einen

> »ganz offenen Blick, der eigentlich nie etwas ›will‹ – daß dieses Ding so sei, jenes anders, das dritte überhaupt nicht. Dieser Blick tut keinem Ding Gewalt an. Denn es gibt ja schon eine Gewalttätigkeit in der Weise des Sehens; eine Art, die Dinge ins Auge zu fassen, die auswählt, wegläßt, unterstreicht und abschwächt. Dadurch wird dem wachsenden Baum, dem Menschen, wie er seines Weges daherkommt, den aus sich hervorgehenden Geschehnissen des Daseins vorgeschrieben, wie sie sein sollen, damit der Blickende seinen Willen in ihnen bestätigt finde. Der Blick, den ich hier meine, hat die Ehrfurcht, die Dinge sein zu lassen, was sie in sich sind. Ja, er scheint eine schöpferische Klarheit zu haben, in welcher sie richtig werden können, was sie in ihrem Wesen sind; mit einer sonst nicht beschiedenen Deutlichkeit und Fülle. Er ermutigt alles zu sich selbst« (Guardini, zit. nach Gerl-Falkovitz, 2016, S. 52).

In dieser angedeuteten Dialektik von »Sehen« und »Schauen« klingt bereits auch das folgende Thema des »situativen Leibes« an, in dem die Beziehung zwischen Leibsubjekt und Lebenswelt eben nicht in erster Linie als eine naturwissenschaftlich interpretierte »Wechselwirkung von abgegrenzten Objekten« angesehen wird, sondern – systemtheoretisch interpretiert – als die jeweils neu aktualisierte »Rekonfiguration des Gesamtsystems von Organismus und Umwelt« (Fuchs, 2010). Aus der subjektiven Perspektive kann man es im Vorgriff auf das sechste Kapitel über das »Prinzip Achtsamkeit« vielleicht als ein ständig neues, staunendes und dankbares »Gewahr-Werden von Verbundenheit bzw. Bezogenheit im jeweiligen relevanten Kontext« beschreiben.

3.2.2 Der situative Leib

Durch Einbindung in die »Lebenswelt« erweitert sich die »horizontale« Dimension vom Konzept des »perzeptiven Leibes« hin zu jenem des »situativen

Leibes«, der mit dieser Lebenswelt in »leiblicher Kommunikation« (Schmitz, 2009) steht. Mit anderen Worten: Das »personale Leibsubjekt« wird verstanden als existenziell »eingebunden«, »eingewoben«, »eingebettet« in seinen relevanten sozioökologischen Kontext vor dem Hintergrund eines lebenslangen Entwicklungsprozesses. Um die spezifische Form dieser »Bezogenheit« besser zu verstehen, um sich nochmals darüber klar zu werden, dass diese Bezogenheit eben nicht in erster Linie der Form einer »Wechselwirkung von Objekten« gleicht, ist es hilfreich, sich mit dem »phänomenologischen Verständnis« des Konzeptes der Lebenswelt und jenem der »bedeutsamen Situation« auseinanderzusetzen.

3.2.2.1 Das Konzept der Lebenswelt

Dan Zahavi zufolge

> »ist die Lebenswelt, kaum überraschend, die Welt, in der wir leben. Es ist die Welt, die wir im Alltag ganz selbstverständlich voraussetzen, die vorwissenschaftliche Erfahrungswelt, mit der wir vertraut sind, und die wir nicht in Frage stellen. Warum bedarf sie der Rehabilitierung? Weil die Lebenswelt von der Wissenschaft vergessen oder verdrängt wurde, obgleich sie ihre geschichtliche und systematische Sinngrundlage ausmacht. Selbst die exaktesten und abstraktesten wissenschaftlichen Theorien können nicht ohne die vorwissenschaftliche Evidenz der Lebenswelt auskommen. *Wohlgemerkt handelt es sich nicht bloß um eine zwar unumgängliche, ansonsten aber belanglose Durchgangsstation auf dem Weg zur strengen Erkenntnis, sondern um eine alle Erkenntnis letztlich begründende Sinnquelle* (Husserl 1962a: 129). In ihrer Suche nach absolut exakter Erkenntnis hat die Wissenschaft aus ihrer radikalen Überschreitung der leiblichen, sinnlichen und praktischen Erfahrung eine Tugend gemacht und dabei übersehen, dass sie selbst von dieser Erfahrung [her] überhaupt erst ermöglicht wird« (2007, S. 31) [kursive Hervorheb. d. A.]).

Diese Geringschätzung bis Ausblendung der Lebenswelt im Sinne unserer jeweils relevanten sozialen Mitwelt und ökologischen Umwelt durch die Wissenschaft ist wohl einerseits einer skotomhaften Einengung und Überschätzung des eigenen wissenschaftlichen Tätigkeitsfeldes geschuldet, andererseits – wie bereits erwähnt – vermutlich aber auch der Vermeidung des als unkontrollierbar erlebten Bereiches des »lebendigen In-der-Welt-Seins« (vgl. Abschn. 2.3.1).

Darüber hinaus gilt für diese Bezogenheit auf die Lebenswelt, dass nicht nur »*die Bewusstseinstätigkeit* [ein] ›*Integral*‹ *der* […] *je aktuellen Beziehungen zwischen Gehirn, Organismus und Umwelt* [bildet]« (Fuchs, 2010, S. 152 [Hervorheb. im Orig.]), sondern bereits der »fungierende Leib« (Husserl, 1985) im vertrauten und gewohnten Umgang mit der Lebenswelt zwischen Zentriertheit und aktuell relevanten Aspekten dieser Lebenswelt und deren teilweisen »Einleibung« über die »leibliche Kommunikation« (Schmitz, 2009) oszilliert. Unter Bezugnahme auf verschiedene Phänomenologen drückt Zahavi dies so aus:

> »Wenn ich die Welt erfahre, ist der Leib – um nun Merleau-Pontys Formulierung zu wählen – mitgegeben als Mittelpunkt der Welt, dem, obgleich selbst unerfasst (d.h. nur vor-reflexiv bewusst), alle Gegenstände ihr Gesicht zukehren (Merleau-Ponty 1945: 97/1966: 106). Sartre spricht von einem von Gebrauchsbezügen strukturierten Raum, in dem die Position und Ausrichtung des einzelnen Gegenstandes auf ein *praktisches* Subjekt bezogen ist. Dass das Messer auf dem Tisch liegt, heißt, dass ich nach ihm greifen kann. Der Leib ist somit stets gegenwärtig in jedem Vorhaben und in jeder Wahrnehmung – er ist unser Standpunkt und Ausgangspunkt, kurz unser totales Bezugszentrum (1943: 383ff./Sartre 1993: 266ff.). Deswegen lässt sich der Leib auch nicht zunächst als solcher erkunden, um erst dann auch in seinem Weltbezug untersucht zu werden. Der Leib ist keine Scheibe zwischen mir und der Welt, sondern unser primäres In-der-Welt-sein – dank seiner sind wir je schon draußen bei den Dingen« (2007, S. 60f. [kursive Hervorheb. im Orig.]).

Diesen letzteren Aspekt greift auch Fuchs auf, wenn er schreibt: »Die Wahrnehmung ruft also immer die Interaktionsschemata mit auf, die in früheren Erfahrungen mit dem Objekt gebildet wurden. [...] Mit anderen Worten: *Ein Objekt zu erkennen bedeutet zu wissen, wie man mit ihm umgeht*« (2010, S. 146 [kursive Hervorheb. im Orig.]). Und er leitet unter anderem von solchen Überlegungen auch seine Kritik am »neurobiologischen Repräsentations-Konzept« ab, dem ein linear-kausal gedachtes Reiz-Reaktions-Schema zugrunde liege und mit dem ein physikalisches Ursache-Wirkungs-Prinzip auf Lebewesen übertragen werde. Vereinfacht formuliert besagt dieses Schema Folgendes: Äußere Reize wirken auf einen Organismus ein, diese werden über Rezeptoren erfasst, ans Gehirn weitergeleitet, dort in einem »internen Modell der Welt« weiterverarbeitet, was dann anschließend mehr oder weniger adäquate Reaktionen und Verhaltensweisen des Organismus zur Folge hat. Anhand des Beispiels des Schreibens mit einem Stift fragt Fuchs: »Wo sollen wir nun das Schreiben lokalisieren? Im [einverleibten; Anm. d.A.] Stift, in meiner Hand, in meinem Gehirn? Oder vielleicht in meinem Bewusstsein, in dem sich die geschriebenen Worte formen?« (ebd., S. 144). Und er folgert, dass bereits die Wahrnehmung eben nicht als ein »linearer«, sondern als ein »zirkulärer« Prozess in einem »übergreifenden System von Organismus und Umwelt« zu verstehen sei, der immer schon das Potenzial, das Vermögen zu einer bestimmten intentionalen Handlung in sich trage. Übertragen auf das »Gesamtverhältnis zwischen Organismus und Lebenswelt« folgert er: So »bedeutet die Beziehung von Organismus und Objekt nicht das Einwirken von einem System auf ein anderes, sondern eine *Rekonfiguration des Gesamtsystems von Organismus und Umwelt, in der sich eine bereits vorbestehende komplementäre Beziehung neu aktualisiert*« (ebd. [kursive Hervorheb. d. A.]). In anderen Worten: Wir haben nicht eine große Anzahl von weitgehend in sich abgeschlossenen »Repräsentationen« über die wesentlichen Dinge der Welt in unserem Gehirn abgespeichert, sondern wir haben mehr oder weniger offene, komplex-dynamisch vernetzte Wahrnehmungs-, Bewertungs- und Handlungsbereitschaften im Verlaufe des Lebens entwickelt, die auf multiple Reizkonstellationen bzw. auf reichhaltige Beziehungsangebote der Lebenswelt hin ausgerichtet sind.

Eines von sehr vielen möglichen Beispielen aus der Natur für eine solch »vorbestehende, sich von Augenblick zu Augenblick jeweils neu aktualisierende komplementäre Beziehung«, deren Anblick mich immer wieder in ganz tiefes Staunen versetzt, sind Dokumentationen über Gämsen und über die doch noch massigeren Steinböcke mit ihrem schweren Gehörn, wenn diese scheinbar mühelos, der Schwerkraft trotzend, in zum Teil halsbrecherischem Tempo auch steilste Felsformationen in alle Richtungen mit schlafwandlerischer Trittsicherheit zu durchqueren vermögen. Ohne innigste Organismus-Umwelt-Verschränkung in synästhetisch ganzheitlicher Weise ist für mich dieses grandiose Schauspiel einfach nicht denkbar[10]!

Dank des fungierenden Leibes »sind wir also jeweils schon draußen bei den Dingen«, sind wir über leibliche Kommunikation schon inmitten einer Lebenswelt, die für uns unterschiedliche, »bedeutsame Situationen« bereithält.

3.2.2.2 Das Konzept der bedeutsamen Situation

Der perzeptive Leib erfasst – wie schon ausgeführt – weitgehend »ganzheitlich synästhetisch« bzw. »transmodal« die »subjektive Bedeutsamkeit« spezifi-

10 Wie innig und kreativ-flexibel dieses Zusammenspiel zwischen Organismus und Umwelt verstanden werden muss, zeigt sich auch in den neuesten Theorien über die Evolution;

scher »Situationen«, weshalb Petzold und Sieper (2012a) auch vom Leib als einem »totalen Sinnesorgan« sprechen. Schmitz (2009) zufolge ist nun diese »Bedeutsamkeit einer Situation« die eines »ganzheitlich zusammengehaltenen Mannigfaltigen«, das sich weiter zu einem »vielsagenden Eindruck« ausdifferenzieren kann.

Unser situatives Leibempfinden ist zunächst immer auch ein *Raum*empfinden, das sich an diesen bedeutsamen »Situationen« orientiert, was uns mit unserer relevanten menschlichen Mitwelt und unserer relevanten ökologischen Umwelt vertraut sein lässt.

> »Situationen sind aber auch mehr als räumliche Gebilde; es sind ganzheitliche, unzerlegbare Einheiten leiblicher, sinnlicher und atmosphärischer Wahrnehmung: ein Fußballspiel im tobenden Stadion, eine Bootsfahrt auf schäumende[m] Meer, [...]. Mit ähnlich wiederkehrenden Situationen durch Gewohnheit vertraut zu sein, ist nun das, was wir als *Erfahrenheit* bezeichnen. Der Erfahrene erkennt mit geschultem Blick das Wesentliche oder Charakteristische einer Situation; er entwickelt schließlich einen ›siebten Sinn‹, ein Gespür oder eine Intuition für sie. Der Torjäger hat den ›Riecher‹ für torgefährliche Situationen im Strafraum. Der Seemann spürt an feinsten Anzeichen das Aufziehen eines fernen Sturmes. Der erfahrene Psychiater richtet sich bei der Diagnose nicht nur nach einzelnen Symptomen, Befunden und Verlaufsdaten, sondern nach dem Gesamteindruck, den er von einem Patienten und seiner Lebenssituation gewinnt. Und je mehr seine Erfahrung wächst, desto leichter wird er schon im ersten Kontakt die vorliegende Erkrankung erkennen. Kein Film oder Lehrbuch kann dieses eigene Erleben einer Diagnose und ihres besonderen Kolorits ersetzen« (Fuchs, 2013, S. 12 [kursive Hervorheb. im Orig.]).

In diesem Sinne »verinnerlichen« wir im Verlaufe unseres Lebens nicht nur prägende Beziehungserfahrungen innerhalb eines komplexen polyadisch strukturierten sozialen Feldes, sondern auch die damit zusammenhängenden bedeutsamen Situationen »als Ganzes« und wir verinnerlichen natürlich genauso auch bedeutsame Situationen, in denen Beziehungserfahrungen nicht im Vordergrund stehen oder sogar fehlen. Petzold und Orth (2017) verwenden für diesen mehr oder weniger beständig und unterschiedlich intensiv ablaufenden Prozess der Verinnerlichung von Aspekten unserer Lebenswelt den Begriff der »trivialen oder

---

besonders deutlich z.B. in jenen über die Ontogenese und den daran beteiligten epigenetischen Prozessdynamiken (vgl. Lange, 2012).

fungierenden Internalisierung«, die Verinnerlichung bedeutsamer und vor allem prägender Beziehungserfahrungen nennen sie in Anlehnung an Konzepte von Lev Vygotskij »Interiorisierung«.

Den vielsagenden Eindruck, die Bedeutsamkeit einer Situation, kann man also als die Gesamtheit der darin aufgrund unseres impliziten Wissens und impliziten Beziehungswissens (Stern et al., 2012) »enthaltenen« aktualisierten kognitiven Bedeutungszuschreibungen (apraisals), emotionalen Bewertungen (valuations) und dadurch gebahnten Handlungs*möglichkeiten* verstehen, unabhängig davon, ob wir diese Handlungsmöglichkeiten tatsächlich realisieren. Die komplementär-reziproke Leibsubjekt-Lebenswelt-Verschränkung wird darin als Rekonfiguration des Gesamtsystems jeweils neu aktualisiert, die leibliche Kommunikation mit der Lebenswelt dynamisch reguliert. Diese leibliche Kommunikation wiederum kann sich nun Schmitz (2009) zufolge im Sinne einer »antagonistischen«, einer »flüchtigen« oder einer »solidarischen Einleibung« und im Bereich des »Zwischenleiblichen« als »einseitige« oder »wechselseitige Einleibung« vollziehen (vgl. dazu ausführl. Kap. 4).

3.2.2.3 Das Konzept der Zwischenleiblichkeit aus situativer Perspektive

Im Bereich der Zwischenleiblichkeit als der sozialen Dimension leiblicher Kommunikation weitet sich die Fähigkeit des Leibes zum »totalen Sinnesorgan« – auch unter Einbeziehung des neurobiologischen Konzeptes der sogenannten Spiegelneuron-Systeme – zur Fähigkeit eines »totalen Resonanzorganes« aus, das uns von Säuglingstagen an die zunächst unbewusste, später teilweise auch bewusste Nachahmung »Wesentlicher Anderer« bis hin zum Modelllernen ermöglicht. Darüber hinaus finden wir auf diese Weise über unseren »resonanten Leib« mehr oder weniger Zugang zur Innenperspektive anderer Menschen im Sinne von Empathie als eine, aber nicht ausschließliche Basis für gelebte Intersubjektivität und Mitgefühl. Damit

> »ist die Intentionalität [und Emotionalität; Anm. d. A.] der anderen demnach für uns kein privater mentaler ›Innenzustand‹, der erst erschlossen werden muss, sondern sie ist [unmittelbar; Anm. d. A.] sichtbar in den Sinngestalten ihrer Handlungen, verkörpert in den Gesten ihres Leibes im Kontext der Situation« (Fuchs, 2008, S. 24).

Diesen einfühlenden Zugang zur Innenperspektive anderer Menschen, also zu deren »1.-Person-Perspektive« bezeichnet man auch als »2.-Person-Perspektive«, der objektive, naturwissenschaftlich ausgerichtete Zugang macht die »3.-Person-Perspektive« aus.

Auf den vorangegangenen Überlegungen aufbauende praxisrelevante Interventionen könnten zum Beispiel wie folgt strukturiert werden:

Interventionsmöglichkeit 2:
»Wenn ich mir vorstelle, ich wäre in Ihrer jetzigen Situation, dann würde ich vermutlich Folgendes empfinden (fühlen, denken, an Handlungsimpulsen spüren). (…) Aber Sie sind natürlich nicht ich! Schauen Sie einfach, was davon gerade in Ihnen wahrnehmbar ist bzw. was davon zu Ihnen passen könnte. (…)«

Interventionsmöglichkeit 3:
»Hm, mir geht es im Moment gerade so, dass ich Folgendes spüre (fühle, denke, an Handlungsimpulsen habe etc.). (…) Und ich frage mich, ob das auch etwas mit Ihnen zu tun haben könnte bzw. mit dem Thema, das gerade da ist. (…) Ergibt das für Sie irgendeinen Sinn? (…)«

Interventionsmöglichkeit 4:
Haltung, Gestik und Mimik der Patientin, des Patienten kann man nicht nur durch Ansprechen in die Achtsamkeit bringen, sondern auch dadurch, dass man diese als TherapeutIn spiegelnd einnimmt, verbunden mit der Frage: »Wie wirkt das auf Sie, wenn Sie das so bei mir sehen? (…)« (Außenaspekt) und etwas später: »Wenn Sie nun diese Haltung, Gestik, Mimik wieder selbst einnehmen, vielleicht noch ein wenig übertreiben. Wie fühlt es sich von innen her an? (…)« (Innenaspekt).

Interventionsmöglichkeit 5:
Eine weitere Möglichkeit, den Aspekt des resonanten Leibes therapeutisch zu nutzen, besteht darin, emotional »aufgeladene« oder »metaphorische« Schlüsselwörter von Schilderungen des aktuellen Themas durch die Patientin, den Patienten in der Weise aufzugreifen, dass man sie – ähnlich dem personenzentrierten Ansatz nach Carl Rogers – der Patientin, dem Patienten »zurücksagt« und gleichzeitig auch die dabei von der Patientin, vom Patienten verwendete Gestik wiederholt, dies durch eine kleine Pause wirken lässt und dann einlädt, nachzuspüren, ob es da noch etwas über X (X steht für das betreffende Wort bzw. die betreffende Metapher) gibt bzw. von welcher Art dieses X ist. So spricht zum Beispiel ein Patient mit

lebhafter Gestik davon, wie »aufregend« und »belebend« eine bestimmte Situation für ihn ist. Das kann man dann in der Form aufgreifen: »Und von welcher Art ist dieses (...)[11] ›aufregend‹ (...) und auch dieses (...) ›belebend‹? (...)« bei gleichzeitiger Imitation der wahrgenommen Gestik. Und man kann dann fortsetzen mit: »Und gibt es da noch etwa's zu (...) ›aufregend‹ (...) und zu (...) ›belebend‹? (...)«, wiederum bei gleichzeitiger Wiederholung der Gestik. Und schließlich – inklusive Gestik – kann man nachfragen: »Und (...) ›aufregend‹ (...) und (...) ›belebend‹ (...) ist (...) vielleicht (...) wie (...) was? (...)« Und es kommt die Antwort: »So fühlt sich Leben an« als eine neue zusammenfassende Metapher.

Dieses Vorgehen wird im Buch *Clean Language. Revealing Metaphors and Opening Minds* (2008) von Wandy Sullivan und Judy Rees noch erheblich weiter ausdifferenziert. Der Begriff »clean« bezieht sich darauf, dass man sich als TherapeutIn in diesem »kognitiv-emotional-gestischen Spiegeln« bemüht, sehr genau zu sein und eigene »Beimengungen« im Sinne von Ergänzungen bzw. Erweiterungen zu vermeiden. Es ist dies dadurch ein sehr »erlebniszentriert-stimulierendes« und auch »beziehungsintensivierendes« Vorgehen mit den entsprechenden Indikationen und Kontraindikationen, die sich daraus ergeben.

Die individuelle Bedeutsamkeit einer speziellen Situation für eine Patientin, einen Patienten zu erschließen geht auch sehr gut über den »Focusing-Ansatz« nach Eugene T. Gendlin, der einen sehr elaborierten und strukturierten Zugang entwickelt hat, um mit dem situativen Leib und dem »Bauchgefühl«, dem sogenannten »Felt Sense« als »einer Sonderform des eigenleiblichen Spürbewusstseins«, zu arbeiten und so »implizites (Beziehungs-)Wissen« dem Bewusstsein zugänglich zu machen. Zu seinem Situationsverständnis schreibt Gendlin:

> »Ich sage: Der Körper *ist* Interaktion, er *ist* die Wechselwirkung mit der Umwelt. Wenn der Satz hieße: ›Der Körper *hat* eine Interaktion oder er *steht in* der Wechselwirkung‹, würde das bedeuten, dass der Körper von der Wechselwirkung separiert werden kann. [...] Das Lebendige ist aber nicht so. Seine Struktur ist nur da, wenn die Wechselwirkung vor sich und weiter geht. *Denn die Struktur besteht aus Wechselwirkung.* Der Körper *ist* die ungeteilte Vielheit der Situation« (Gendlin, zit. nach Wiltschko, 2010a, S. 118 [kursive Hervorheb. im Orig.]).

11 (...) steht jeweils für eine kleine Pause, die Zeit geben soll, das gespiegelte Wort mit begleitender Gestik ausreichend wirken zu lassen.

In Abschnitt 5.5 wird der »Focusing-Zugang« in seinen für die Integrative Leibtherapie relevanten Praxisaspekten im Anschluss an die »Multiple Codierungstheorie« von Wilma Bucci, die eine zusätzliche theoretische Begründung für dieses Vorgehen liefert, ausführlicher dargestellt.

Das Thema Zwischenleiblichkeit wird später im Abschnitt »Der soziale Leib« (Abschn. 3.4) noch einmal unter einer »soziokulturellen« Perspektive (Abschn. 3.4.1) aufgegriffen und weiter ausdifferenziert. Dieses Konzept der Zwischenleiblichkeit der IT wird übrigens von den Vertretern einer »Relationalen Psychotherapie«, einer wichtigen gegenwärtigen psychoanalytischen Strömung (Sassenfeld, 2015), als »verkörperte Intersubjektivität« bezeichnet[12].

3.3 Die temporale Dimension

Unsere Gedächtnissysteme lassen sich grob einerseits in ein relativ einheitliches »*explizites*, bewusstes, sogenanntes deklaratives Gedächtnis«, das sich aus dem episodisch-biografischen Gedächtnis und dem semantischen Faktengedächtnis zusammensetzt, kurz dem »knowing that« und andererseits in ein ziemlich heterogenes »*implizites*, unbewusstes Gedächtnis«, dem »knowing how«, unterteilen. Explizite und implizite Gedächtnissysteme sind jedoch vielfältig miteinander verschränkt. Fuchs (2013) bezeichnet das implizite Gedächtnis auch als das »Leibgedächtnis«, wobei er zwischen dem prozeduralen, situativen, zwischenleiblichen und inkorporativen Gedächtnis – diese vier werden im vor-

---

12 Eine sehr gut lesbare, kurz gehaltene Darstellung der Entwicklung in der Psychoanalyse von der Ein-Personen-Psychologie Sigmund Freuds über die Zwei-Personen-Psychologie der Objektbeziehungstheoretiker bis hin zu den Vorstellungen relational ausgerichteter PsychoanalytikerInnen von einer intersubjektiven Matrix bzw. einem intersubjektiven Feld, vor deren Hintergrund sich das therapeutische Geschehen als reziproke co-kreative Beeinflussung zwischen PatientIn und PsychotherapeutIn abspielt, findet sich bei Ermann (2014). Diese Vorstellungen inklusive ihrer sprachlichen Ausformulierungen unterscheiden sich meines Erachtens kaum mehr von Integrativen Positionen zu diesem Thema. Lediglich eine gewisse Verengung des Fokus auf das Beziehungsgeschehen innerhalb der therapeutischen Dyade kann als markanter Unterschied genannt werden. Eine gute Begründung dafür, warum die IT die Face-to-Face-Kommunikation vor allem in ihrer ideologisierten Form infrage stellt, findet sich im Beitrag von R. Reichel (2016) in der kostenfreien Internet-Zeitschrift *Resonanzen* (http://www.resonanzen-journal.org).

liegenden Buch näher ausgeführt – sowie dem Schmerzgedächtnis, das sich in weitgehend umschriebenen unbewussten Vermeidungsverhalten zeigt, und dem traumatischen Gedächtnis mit unter anderem viel weitergehenden unbewussten Vermeidungsphänomenen auf der Denk-, Fühl-, Spür- und Verhaltensebene weiter differenziert. Das explizite Gedächtnis richtet sich sozusagen von der Gegenwart zurück auf die Vergangenheit im Sinne der »Vergegenwärtigung und Verbalisation biografischer Szenen« oder es rekapituliert eingeprägtes Faktenwissen.

> »Das implizite Gedächtnis hingegen vergegenwärtigt die Vergangenheit nicht, sondern enthält sie als *gegenwärtig wirksame Erfahrung* in sich. Es verkörpert und *agiert* das einmal Erlernte [sei es das implizit Erlernte, wie Sprache, Gehvermögen, Habitus etc. oder sei es explizit Erlerntes, das in implizites Können transformiert worden ist, wie Klavierspielen oder Tanzen; Anm. d. A.] im leiblichen Vollzug« (Fuchs, 2013, S. 11 [kursive Hervorheb. im Orig.]).

»Man könnte sagen, dass wir im Erinnern unsere Vergangenheit *haben*, im leiblichen Lebensvollzug hingegen unsere Vergangenheit *sind*« (Fuchs, 2008, S. 43 [kursive Hervorheb. im Orig.]).

Dieses explizite Erinnern als ein »die Vergangenheit haben« darf man sich jedoch nicht als einen »Zugriff« auf eine Art »innere Bibliothek« oder »innere Videothek«, also auf unveränderlich abgespeicherte Erlebnisinhalte und Daten vorstellen. Jeder Erinnerungsakt ist vielmehr eine dynamische und selektive Aktivierung, der das Aktivierte »unter dem Einfluss des gegenwärtigen Kontextes« gleichzeitig verändert. Beispielsweise werden episodische Erinnerungen tendenziell so abgewandelt, dass sie zu unserem Selbstbild passen und auf diese Weise »identitäts- und selbstwertstabilisierend« wirken. Es gilt »[…], die Gedächtnisinhalte [jedoch auch; Anm. d. A.] neu zu ordnen und auszurichten auf das, was nun [gerade aktuell; Anm. d. A.] als Aufgabe ansteht und für die weitere Lebensplanung wichtig ist« (Monyer & Gessmann, 2015, S. 26f.). Jede Neukonsolidierung von Gedächtnisinhalten geht daher mit mehr oder weniger ausgeprägten Veränderungen der »Letztversion« einher. Jede Erinnerung ist daher eine Erinnerung an diese letzte Version und nicht an das Original und verändert diese ihrerseits unter dem Einfluss des gegenwärtigen Kontextes.

Der nächste Abschnitt beschäftigt sich vor allem mit den sozial prägenden und formenden Einflüssen auf den Leib, also damit, wie es dazu kommt, dass wir im leiblichen Lebensvollzug unsere Vergangenheit »sind«.

3.4 Der soziale Leib

Mit dem Konzept eines »sozialen Leibes« wird der nicht zu überschätzenden, großen Bedeutung des dynamischen Eingebettet-Seins des Menschen in seinen relevanten soziokulturellen Hintergrund – und zwar von der Zeugung an, man denke an epigenetische Einflüsse bereits in der Schwangerschaft (Spork, 2009) –, im Sinne eines fortlaufenden Sozialisations- und Enkulturationsprozesses Rechnung getragen. Die unterschiedlichen individuellen Erfahrungen und das unmittelbare Erleben von »Leibsein« werden wesentlich von sozialen Normen und Zuschreibungen und deren Interiorisierungen – zum Beispiel auch darüber, was als ein schöner weiblicher oder männlicher Körper anzusehen ist – mitbestimmt, ebenso wie diese Normen die Form des Umganges mit dem eigenen Körper – also unser »Körperhaben« – wesentlich beeinflussen. Leibsein und Körperhaben, der Mensch als »Natur«- und »Kulturwesen«, sind auf das Engste verschränkt, sie bilden ein unauflösliches humanspezifisches Ineinander; aus systemischer Perspektive formuliert: ein »übergeordnetes System«. Mit den Worten Böhmes ausgedrückt:

> »Wenn unser Leib die Natur ist, die wir selbst sind, so heißt das eben auch, dass wir diese unsere Natur in der Regel in kulturellen Formen leben. Diese Formen sind keineswegs nur und immer repressiv, vielmehr helfen sie dem Einzelnen sich zu verstehen und die Erfahrungen, die die eigene Natur jedem Menschen zumutet, zu bewältigen« (2003, S. 332).

Diese unterschiedlichen Aspekte werden im folgenden Abschnitt weiter ausdifferenziert.

3.4.1 Zwischenleiblichkeit im soziokulturellen Kontext

Die unterschiedlichen Aspekte von »Leiblichkeit« und eben auch »Zwischenleiblichkeit« haben sich innerhalb eines bestimmten sozialen Feldes, das heißt unter bestimmten, zunächst familiären und dann später weiterreichenden soziokulturellen Einflüssen, entwickelt und sind von diesen unterschiedlich stark ausgeformt worden.

> »Die Zwischenleiblichkeit bildet ein übergreifendes System, in dem die biologische und die soziale Entwicklung von frühester Kindheit an miteinander verknüpft sind.

Sie ist die Sphäre, in der sich die spezifischen Potentiale des Menschen entfalten können, und die den Dualismus von Natur und Kultur, Körper und Geist übergreift« (Fuchs, 2008, S. 30).

Man kann Persönlichkeit daher auch als das Resultat von im zeitlichen Entwicklungsgeschehen verdichteten und verallgemeinerten zwischenleiblichen Beziehungserfahrungen mit Wesentlichen Anderen innerhalb dieses spezifischen familiär-kulturhistorischen sozialen Feldes verstehen. Entwicklungspsychologisch verdichten sich dabei wiederholende, prototypische Erfahrungen mit den wesentlichen Bezugspersonen zu »shemata of being with« bzw. »shemata of acting with«, die mit der Zeit – durchaus vor dem Hintergrund einer bereits biologisch angelegten Disponiertheit hin zu einem zutiefst sozialen Wesen, Sarah Blaffer-Hrdy (2010) spricht aus evolutionsbiologischer Sicht sogar vom Menschen als »hypersozialem« Wesen – in ein sogenanntes »implizites Beziehungswissen« münden (Stern et al., 2002, 2012). »Diese Kommunikation schlägt sich beim Kind in bestimmten Verhaltenserwartungen und -bereitschaften, also *leiblich-emotional-interaktiven Schemata* nieder. [...] Die frühen Interaktionen verwandeln sich in implizite Beziehungsstile und prägen damit die Grundstrukturen des Beziehungsraums, in dem ein Mensch sein Leben lang lebt« (Fuchs, 2013, S. 13 [kursive Hervorheb. im Orig.]). Diese Interaktionen und Beziehungserfahrungen werden nach Petzold (2010) bzw. Petzold und Orth (2017) – nochmals anders formuliert – in ihrer szenischen Erlebnisfülle bewusst und unbewusst »holographisch« in einer Verschränkung, in einem komplexen reziproken Wechselspiel von Verkörperungs- *und* Mentalisierungsprozessen inklusive laufender kognitiver Bedeutungszuschreibungen (apraisals) und emotionaler Bewertungen (valuations) *interiorisiert*. Der Prozess der Interiorisierung umfasst also die Ausbildung des impliziten Beziehungswissens ebenso wie die Ausformung wesentlicher Aspekte des Selbstbildes und des Identitätserlebens bis hin zur Konstellation hilfreicher sogenannter »Innerer Beistände« (Petzold, 2010) – aus der prägenden Erfahrung des Getröstet-Werdens erwächst die Fähigkeit, sich selbst trösten zu können - und bei schädigenden, destruktiven primären Beziehungskonstellationen die intramentale Etablierung sogenannter »Täterintrojekte« (Peichl, 2007) – aus der Fremdabwertung wird Selbstabwertung – als relativ stabile innere Repräsentationen bedeutsamer Bezugspersonen (significant others). Der Prozess der Interiorisierung wird im Integrativen Verständnis daher weiter und komplexer verstanden als dies für das psychoanalytische Konzept der »Internalisierung« gilt. Letzteres fokussiert vorwiegend auf eine *Verinnerlichung* von bedeutsamen *dyadischen* und weniger von *polyadischen* Beziehungserfahrungen und misst auch dem Aspekt der Verkörperung in der Regel weniger bis gar keine Bedeutung bei.

Dieses implizite Beziehungswissen kann man also in einer ersten Annährung als ein intuitives leibliches Wissen darum verstehen, wie man das nonverbale Ausdrucks- und Kommunikationsverhalten des Gegenübers zu interpretieren hat, wie man selbst in diese zwischenleibliche Kommunikation eintritt bzw. an ihr teilnimmt und vielleicht auch als ein intuitives Wissen darüber, *welche* »Spiele« mit diesem Gegenüber *auf welche Weise* möglich oder eben nicht möglich sind[13].

In resonanter Zwischenleiblichkeit ist es dann möglich, diese impliziten Beziehungs-Schemata in ihren vielfältigen individuellen Varianten »atmosphärisch-szenisch« in der therapeutischen Situation wahrzunehmen, zu erfassen, gemeinsam zunehmend zu verstehen, ihren Sinn schrittweise zu entschlüsseln bzw. ihnen überhaupt sozialen Sinn zu verleihen und damit einer Veränderung zugänglich zu machen[14]. Der therapeutische, veränderungsorientierte Umgang mit dysfunktionalem, impliziten Beziehungswissen, das sich eben in entsprechenden Erwartungshaltungen, damit korrespondierenden verzerrten Interpretations-Schemata non-verbaler Ausdrucks- und Kommunikationsmuster des Gegenübers und in den eigenen dysfunktionalen körpersprachlichen Ausdrucks- und Kommunikationsmustern manifestiert, besteht nun in erster Linie in einer prozessualen Verschränkung der Arbeit *an* und *in* der therapeutischen Beziehung (Rahm et al., 1993) vor dem Hintergrund dieses atmosphärisch-szenischen Verständnisses.

Arbeit *in* der Beziehung besteht im Wesentlichen darin, ein von Respekt, Wertschätzung, Zugewandtheit, Mitgefühl und Bemühen um Verständnis getragenes, verlässliches Beziehungsangebot zur Verfügung zu stellen; einerseits als Voraussetzung zum impliziten Modelllernen und andererseits als wichtige Voraus-

---

13 Geißlers Buch *Psychodynamische Körperpsychotherapie* (2017), das in der Reihe »Psychodynamik Kompakt« erschienen ist, stellt aus analytischer, körperpsychotherapeutischer Perspektive in einer guten Zusammenfassung unter anderem die Themen »implizites Beziehungswissen« und »Handeln als Erkenntnisquelle in der psychoanalytischen Therapie« dar.

14 Eine hilfreiche Kategorisierung von sich bereits Ende des ersten Lebensjahres etablierenden und über die ganze Lebensspanne nachweisbaren und unterschiedlich lebensprägenden Beziehungsmustern hat die Bindungstheorie entwickelt mit ihrer Einteilung in »sicher gebundene«, »unsicher vermeidende«, »unsicher ambivalente« und »desorganisierte Bindungsmuster« (vgl. Ainsworth et al., 1978). Diese Muster lassen sich vor dem Hintergrund der Bindungstheorie bis ins Erwachsenenalter hinein nachweisen und können auch als Grundlage therapeutischer Interventionen dienen (vgl. K. Grossmann & K.E. Grossmann, 2012; Brisch, 2010).

setzung dafür, dass sich in der therapeutischen Begegnung »spontan« berührende bis zuweilen auch erschütternde »Begegnungsmomente mit Evidenzcharakter« ereignen können. Daniel N. Stern (z. B. 2005) spricht in diesem Zusammenhang von »Now-Moments«, also Gegenwartsmomenten, die seiner Ansicht nach den therapeutischen Veränderungsprozess ganz wesentlich voranzubringen vermögen. Die soziale Kompetenz und therapeutische Kunst besteht unter anderem darin, diesen Gegenwartsmomenten »in ihrer Unmittelbarkeit« ausreichend Raum zu geben, sie damit zu validieren und zu würdigen und nicht durch zu rasches *nachträgliches* »Analysieren-Wollen« – vielleicht, weil man als TherapeutIn selbst mit dieser emotionalen Dichte der Begegnung schlecht umgehen kann – zu »zerreden« und sie dadurch in ihrem Veränderungspotenzial unnötig zu schwächen. Wie Stern betont, können diese besonderen Begegnungsmomente zwar nachträglich durchaus mit therapeutischem Gewinn auch in Worte gefasst, gegebenenfalls auch biografisch in ihrer Bedeutung »nachbearbeitet« werden, in der Regel ist es jedoch viel wichtiger, diese in ihrer »sinnlich-emotional-intersubjektiven Dichtheit« gemeinsam zu erfassen und zu würdigen.

Zu dieser ganz allgemein entwicklungsfördernden Grundhaltung gehört auch die vertrauensvolle Gelassenheit, dass sich unvermeidliche Beziehungsirritationen und Fehlabstimmungen nicht nur wieder über gemeinsame Anstrengungen klären und korrigieren lassen, sondern dass gerade diese Erfahrungen von gemeinsamer, gelingender Irritationsbewältigung beziehungsstärkend und strukturaufbauend wirken. Nicht die »maximal« feinfühlige Mutter, die jedes Bedürfnis ihres Kindes bereits im Entstehen erahnt – um einen Vergleich aus der Entwicklungspsychologie bzw. Bindungstheorie heranzuziehen – bietet ihrem Kind die besten Entwicklungsbedingungen hin zu einer sicher bindungsfähigen und stressresistenten Persönlichkeit, sondern die »ausreichend« feinfühlige Mutter – ausreichend im Verständnis Donald W. Winnicotts – (vgl. dazu auch Beebe & Lachmann, 2004). Für TherapeutInnen bedeuten diese Erkenntnis und diese Erfahrung eine enorme Entlastung: Man bleibt nicht auf eine ängstliche, unbedingt Fehler vermeiden wollende Haltung fixiert. Man kann Kommentare, Interventionsvorschläge, Deutungen etc. durchaus ganz intuitiv und spontan einbringen, wenn man ehrlich und authentisch bereit ist, sich von der Patientin, vom Patienten entsprechend dahin gehend »korrigieren« zu lassen, was davon für sie oder ihn ausreichend stimmig, plausibel, sinnvoll erscheint!

Arbeit *an* der Beziehung hingegen bedeutet vor allem dreierlei:

1. Es bedeutet zunächst »explizite Bewusstseinsarbeit« zu leisten im Sinne des »Konzeptes des ersten Weges der Heilung und Förderung der IT« (Leitner, 2010) und zwar am Thema, was denn eine gelingende Beziehung

ausmacht bzw. was einer solchen entgegensteht. Gleichzeitig geht es um Bewusstseinsarbeit daran, wie die konkrete Umsetzung, der Transfer dieser Erkenntnisse in den Lebensalltag, am ehesten gelingen kann. Diese Reflexion geschieht durchaus auch vor dem Hintergrund der bisherigen Erfahrung in und mit der therapeutischen Beziehung.

2. Arbeit *an* der Beziehung ist auch die gegebenenfalls, aber eben nicht obligate, nachträgliche Reflexion der schon erwähnten »Now-Moments«.
3. Und die Arbeit *an* der Beziehung besteht in den unterschiedlichen Formen von »szenischem Arbeiten« an und mit den nonverbalen Ausdrucks- und Kommunikationsmustern. Das wird nun im Folgenden noch weiter ausdifferenziert.

3.4.2 Szenisches Arbeiten

Unter »szenischem Arbeiten« versteht man das therapeutische Aufgreifen von sich aktuell im therapeutischen Geschehen als bedeutsam herauskristallisierenden verbal-nonverbalen Begegnungssequenzen. Diese unterschiedlich langen Sequenzen werden zunächst gemeinsam als möglicherweise bedeutsam und/oder als noch unverständlich bis verwirrend identifiziert und bewertet und dann in einer ersten Annäherung als ein »spezifisches«, dysfunktionales oder eben unklares, noch unverstandenes Denk-Fühl-Verhaltens- und Begegnungsmuster beschrieben. In einer gemeinsamen Entscheidung und innerhalb eines vorher abgesprochenen Regie-Rahmens – wer übernimmt welche Rolle in welcher vorläufigen Intention? – wird dann diese Sequenz spielerisch-experimentell handelnd aufgegriffen. Dabei kann es einerseits therapeutisch um emotionale Tiefung bzw. zunächst sogar erst um ein In-Kontakt-Kommen mit entsprechenden Gefühlen gehen, es kann um ein Ausloten des möglichen Bedeutungs- und Sinnhorizontes der Sequenz gehen und/oder um Vergegenwärtigung und Verdeutlichung biografisch prägender Szenen, die dahinter stehen (könnten). Andererseits kann szenisches Arbeiten auch in der Absicht durchgeführt werden, neue, weniger einengende, lebendigere Haltungsformen (Embodiment) und Beziehungsstile auszuloten und entsprechend einzuüben. Dafür eignet sich das »psychodramatische Rollenspiel« im Gruppensetting ganz besonders. Das Ausmaß der »Veränderungsresistenz« dieser körpersprachlichen Ausdrucks- und Kommunikationsmuster kann hypothetisch vielleicht sogar als ein Maß dafür angesehen werden, inwieweit es sich bei ihnen eher um ein inzwischen überholtes Muster im Sinne einer unreflektierten Gewohnheit handelt (»Eigentlich passt dieser schlaffe Händedruck nicht mehr so recht zu mir und meinem inzwischen doch sehr soliden Selbstbewusstsein!«) oder ob dieses implizite Muster doch noch biografisch »stark aufgeladen« ist und daher bereits dessen Änderungs*absicht* nach wie vor ein hohes Trigger-Potenzial aufweist (»Also, selbstbewusstes Auftreten meinem Vater gegenüber, das war und ist heute noch undenkbar. Da fange ich schon beim Gedanken daran in den Händen zu schwitzen an!«).

Als Einstiegsmöglichkeit zu szenischem Arbeiten sind im Wesentlichen drei Situationen denkbar:

1. Man greift eine *Auffälligkeit in der realen Begegnung* mit der Patientin, dem Patienten auf: »Mir ist schon von Beginn unserer gemeinsamen Arbeit an aufgefallen, dass Sie bei unserer Begrüßung meinen Händedruck mit relativ wenig Festigkeit erwidern. Und jetzt passt es gerade zu dem Thema, das Sie angesprochen haben, daher mache ich Sie jetzt einmal auf diese Beobachtung aufmerksam. Wie sehen und erleben Sie das? Hat Sie schon einmal jemand darauf angesprochen?« Wenn nun die Patientin, der Patient dieser Beobachtung als »Auffälligkeit« zustimmt – und das wird sie oder er ohne größere Irritation natürlich nur dann können, wenn sie oder er dieses Ansprechen nicht als zu kränkend oder beschämend erlebt – dann kann man diese »nonverbale Eigenheit« zunächst verbal unterschiedlich thematisch ausloten und an einem passenden Punkt des Therapieprozesses dann auch den Vorschlag zum szenischen Arbeiten damit machen: »Wie wäre das für Sie, wenn wir diese Begrüßungsszene jetzt noch einmal nachspielen. Ist das für Sie vorstellbar?« An dieser Stelle sind natürlich unterschiedliche Reaktionen möglich, von »Ja, das könnte wirklich spannend werden«, bis hin zu »Allein der Gedanke daran verursacht Herzklopfen und schweißnasse Hände«. Bei letzterer Reaktion ist natürlich zunächst die Angst davor ausreichend zu thematisieren und gegebenenfalls deren Hintergrund auszuloten, bevor – wieder in einem gemeinsamen Entscheidungsprozess – die Sequenz tatsächlich aufgegriffen werden kann. Nach der szenischen Sequenz und deren verbalen konventionellen Nachbearbeitung sollte man nicht vergessen nochmals zu fragen, wie denn das Erleben der realen Sequenz »im Vergleich« zur vorangegangenen Vorstellung darüber ausgefallen ist. Denn in dieser Differenz ist vermutlich einiges an biografisch bedeutsamen Beziehungserfahrungen verborgen und damit an dieser Stelle des Prozesses unter Umständen leichter zugänglich.

2. Man greift eine aktuell emotional belastende oder aus anderen Gründen bedeutsam erscheinende *Begegnungssequenz aus dem Lebensalltag* der Patientin, des Patienten auf, zum Beispiel die Auseinandersetzung mit dem Chef, in denen sich die Patientin, der Patient häufig »hilflos und klein« und irgendwie »unterwürfig« erlebt und spielt eine solche Begebenheit nach. Manchmal ist es auch

hilfreich, einen Durchgang mit vertauschten Rollen zu versuchen, etwa mit der Patientin, dem Patienten in der Chef-Rolle. Wieder gilt dasselbe Prozedere:

- die Sequenz identifizieren und beschreiben;
- dysfunktionale bzw. unverstandene Denk-, Fühl-, Verhaltens- und Kommunikationsmuster benennen und in den bisherigen Kontext einordnen;
- szenisches Arbeiten prinzipiell als Möglichkeit ins Auge fassen;
- dem Denken, Fantasieren und Erleben, das bereits »durch die Vorstellung« einer solch szenischen Arbeit auslöst wird, Raum geben;
- die Intention des szenischen Arbeitens vorläufig festlegen, zum Beispiel beteiligte Gefühle ausloten, ein neues Verhalten ausprobieren etc.;
- Durchführung des szenischen Arbeitens;
- Nachbesprechung und gegebenenfalls neue Variationen ausprobieren.

Vor allem dann, wenn in solchen Sequenzen ein Aspekt von »Altersregression« enthalten ist – »Irgendwie fühle ich mich in dieser Situation, als wäre ich noch ein Kind bzw. wie ich mich halt als Kind öfter gefühlt habe!« – dann ist auch zu überlegen, ob man nicht anschließend noch mit sogenannten »Affektbrücken« (Watkins, 1971) arbeitet. »Wenn Sie sich nochmals kurz auf dieses zentrale Gefühl der Szene von Sich-Ausgeliefert- und Hilflos-Fühlens zentrieren (...) und sich dann fragen, woher kennen Sie dieses Gefühl aus ihrem Leben noch? (...) Was taucht da unter Umständen auf? (...)« Eine andere Möglichkeit, die Regression aufzugreifen, besteht in der Frage: »Und wenn Sie sich in dieser Situation so hilflos und ausgeliefert erleben. *Wie alt* fühlt sich dieser Zustand denn an?« Und häufig kann auf diese Frage eine relativ genaue Altersangabe gemacht werden. »Irgendwie fühle ich mich dabei wie zehn Jahre alt, das ist schon komisch.« Und man könnte dann fortsetzten mit: »Fällt Ihnen vielleicht eine Begebenheit aus Ihrem Leben im Alter von zehn Jahren ein, in der Sie sich ähnlich hilflos und ausgeliefert gefühlt haben?« Und es taucht dann zum Beispiel eine beschämende Szene mit einem abwertenden Lehrer auf. Im Hintergrund schwingt dann die Frage mit, inwieweit die Patientin, der Patient auch die Therapeutin, den Therapeuten als eine Autorität erlebt, vor der sie oder er sich schämt, weil sie oder er diese aktuelle Situation nicht besser zu bewältigen vermag. Diesen »möglichen Übertragungsaspekt« könnte man vielleicht mit der Frage aufgreifen: »Könnte es sein, dass es unter Umständen einen Teil in Ihnen gibt, der befürchtet, *ich* könnte Sie wegen dieser Schwierigkeiten innerlich belächeln oder gar auch abwerten und der daher *mir gegenüber* auch Scham empfindet?«

An dieser Stelle besteht aber auch die Möglichkeit, mit dem sogenannten »Ego-State-Modell« zu arbeiten, demzufolge man die Patientin, den Patienten dazu anleitet, dass ihr oder sein »erwachsener Persönlichkeitsanteil« den »Zehnjährigen« *imaginativ* aus der alten Szene »herausnimmt« und an einen »Ort der Geborgenheit« in der Gegenwart bringt. Dieser erwachse Teil der Patientin, des Patienten bestätigt dem jüngeren Teil, wie schlimm diese alte Erfahrung gewesen ist, tröstet entsprechend und – auch ganz wichtig – vermittelt ihr oder ihm ein Verständnis für die damalige, oftmals nicht nur belastende bzw. bedrohliche, sondern auch verwirrende Situation. Beim Vermitteln von Verständnis geht es häufig darum, mit allem Nachdruck klarzustellen, dass die oder der Betroffene damals zum Beispiel am bedrohlichen bis verwirrenden Verhalten der Eltern keinerlei Schuld getragen hat. Das Prinzip bei diesem Vorgehen besteht also darin: Zwei Erwachsene – der erwachsene Anteil der Patientin, des Patienten und die Therapeutin, der Therapeut als BeraterIn – kümmern sich um belastete, verletzte, vernachlässigte, traumatisierte jüngere Anteile. Ist der erwachsene Anteil der Patientin, des Patienten trotz Hilfestellung durch die Therapeutin, den Therapeuten dazu nicht in der Lage, was bei komplex traumatisierten Menschen durchaus der Fall sein kann, dann regt man an, dass diese Hilfestellung für den belasteten jüngeren Anteil ein imaginierter, idealer innerer Gefährte übernimmt, der die Fähigkeit zu trösten hat und der Geborgenheit zu vermitteln symbolisieren kann (z. B. Schutzengel, Krafttiere, ein gutmütiger Riese etc.). Durch dieses Vorgehen werden größere Abhängigkeiten zur Therapeutin, zum Therapeuten bzw. regressive Prozesse in der therapeutischen Beziehung weniger wahrscheinlich und das Selbstwirksamkeitserleben der Patientin, des Patienten wird gestärkt. Näheres zu dieser Form des therapeutischen Arbeitens findet sich ausführlich bei Luise Reddemann (2016a).

3. Man greift in der schon dargestellten Form des szenischen Arbeitens Begegnungssequenzen aus biografisch bedeutsamen Szenen mit »Wesentlich Anderen« auf, *die aktuell im therapeutischen Prozess gerade thematisiert werden* (z. B. eine prototypische konflikthafte Szene mit einem Elternteil), die gefühlsmäßig aber nicht so recht zugänglich werden. Für szenisches Arbeiten eignen sich darüber hinaus Therapiesequenzen, in denen sich Übertragungsaspekte auf die Therapeutin, den Therapeuten gerade aktualisieren und auch in einer ersten Annährung als solche benennen lassen. In sehr differenzierter Form kann man das bei Jörg M. Scharff (2007) nachlesen, der in diesem Zusammenhang aus psychoanalytischer Perspektive von »inszenierender Interaktion« spricht. In der IT sprechen wir von Arbeit *in* und *an* der Übertragung (Rahm et al., 1993). Ich selbst greife in diesem Kontext eher selten auf die Intervention einer inszenierenden Interaktion zurück und strukturiere solche Therapiesequenzen lieber nach dem Ego-State-Modell, durchaus im Sinne eines szenischen Arbeitens auf der

»Inneren Bühne« der Imagination, weil sich dadurch – wie schon erwähnt – regressive Prozesse in der therapeutischen Beziehung besser eingrenzen lassen und die Ressourcen-Anteile der Patientin, des Patienten von Beginn an gefördert werden.

3.4.3 Der kultivierte, inkorporative bis domestizierte Leib

> »Es gehört zur anthropologischen Struktur der Leiblichkeit, dass sie sich ihren repräsentativen oder Außenaspekt selbst aneignen und zur ›zweiten Natur‹ machen kann. Solche Überformungen der Leiblichkeit durch die Übernahme von Haltungen und Rollen bis hin zur Geschlechtsrolle können wir als Inkorporationen bezeichnen. Sie vollziehen sich zunächst im Zuge unwillkürlicher leiblicher Nachahmung oder spielerischer Identifizierung [also Lernen am Modell; Anm. d. A.] mit anderen. Mit zunehmender Fähigkeit des Kindes, die Perspektive der anderen zu erfassen, wird sein Leib aber immer mehr der von den anderen gesehene, sich vor ihnen darstellende oder verbergende, von ihnen akzeptierte oder sanktionierte Leib« (Fuchs, 2008, S. 27).

Dieses Fuchs-Zitat bringt diesen zutiefst prägenden, familiären und soziokulturellen Einfluss auf die Leiblichkeit und Zwischenleiblichkeit auf den Punkt und Fuchs präzisiert:

> »Diese verinnerlichten Haltungen dienen nicht zuletzt dazu, spontane leibliche Impulse zu hemmen, stehen also im Dienst sozialer Disziplinierung. […] [Im Extrem waren und sind vielleicht immer noch; Anm. d. A.] Erziehung, Schule oder Militär […] die klassischen Institutionen schmerzhafter Zurichtung des Leibes [im Sinne eines operanten Lernens über Lob und Strafe; Anm. d. A.], die ihn zur Kolonie internalisierter Ordnungen machten« (2013, S. 13).

Ilse Orth spricht in diesem Zusammenhang vom »domestizierten Körper« und von »beschädigter Leiblichkeit« (2015). »Im Hintergrund jeder somatopsychischen bzw. psychosomatischen ›Erkrankung‹ stehen leiblich konkrete *Widerfahrnisse*, Geschichten der Schädigung oder des Mangels, die als in leiblicher Konkretheit *durchlittene* Szenen gesehen werden müssen« (ebd., S. 8 [kursive Hervorheb. im Orig.]). Und so wird im Zuge solcher sozialen Zurichtungen und Prozesse der Disziplinierung des Leibsubjektes der »wahrnehmungshungrige« perzeptive Leib *analgesiert* bzw. *anästhesiert* – er kann und darf nicht (mehr) spüren – und der expressive Leib einengend *domestiziert*. Diese schmerzlichen, ängstigenden, demütigenden Widerfahrnisse müssen dann zur Wahrung der Alltagstauglichkeit größtenteils verdrängt bzw. dissoziiert werden. Der Ort dieser Verdrängung, der memorative Leib, muss weitgehend *amnesiert* werden.

> »Die ›Archive des Leibes‹ füllen sich [so; Anm. d. A.] mit belastenden Materialien, die nicht [bewusst; Anm. d. A.] erinnert werden können oder dürfen, die aber dennoch wach sind und wirken. Für den geschulten Therapeuten sind sie überdies sichtbar: in ›gedrückten‹ Körperhaltungen, in Verspannungen, Erschlaffungen, eingeschränktem oder überzogenem Ausdrucksverhalten, dysfunktionalen Bewegungen, eingeschränktem Atemmuster, Bluthochdruck, Kopfschmerzen oder Magengeschwüren – die *Monumente* verdrängter Schädigungen reichen von kaum sichtbaren Einschränkungen über massive Symptome bis zu ausgebildeten psychischen bzw. psychosomatischen Erkrankungen, [mit und ohne; Anm. d. A.] organpathologischen Befunden« (ebd., S. 10 [kursive Hervorheb. im Orig.]).

Um nun solch »schmerzhafte Zurichtungen des Leibes«, um »beschädigte Leiblichkeit«, im therapeutischen Prozess auf heilsame Weise aufgreifen zu können, bedarf es über eine dosierte und einfühlsame Annäherung an die prägenden Szenen – inklusive tröstender und stärkender Berührungen – hinaus viel Arbeit mit und am eigenleiblichen Spürbewusstsein und viel Anleitung und Ermutigung, veränderte oder sogar neu entwickelte Rollen auf »individuell stimmige« Weise ganzleiblich auszudrücken und in unterschiedlichen sozialen Kontexten auch aufrechtzuerhalten (vgl. dazu ausführl. Kap. 5). Als unterstützendes soziales Experimentierfeld für dieses Einüben und Umleiben eignet sich – wie schon erwähnt – vor allem auch die therapeutische Arbeit in Gruppen.

Die folgende ausführliche Therapie-Vignette verdeutlicht die beschriebene Thematik und verweist bereits auf hilfreiche therapeutische Strategien.

> Ein befreundeter, tiefenpsychologisch orientierter Psychotherapeut, der auch kreatives Malen miteinbezieht, schickte mir vor zwei Jahren einen 35-jährigen Patienten, mit dem er bereits seit vielen Jahren niederfrequent gearbeitet hatte, mit dem der therapeutische Prozess jedoch seit einiger Zeit »ins Stocken« geraten sei, mit der Fragestellung, ob der Einsatz von EMDR oder auch einer zusätzlichen, medikamentengestützten Modalität zu diesem Zeitpunkt sinnvoll sein könnte. Nach Aussage des Patienten bestand die vordergründige Symptomatik in wiederholten Panikattacken, die immer dann auftreten, wenn er sich von seinem Wohnort, einer Kleinstadt

in Kärnten, entferne und zwar in der Intensität umso heftiger, je größer die Distanz werde. Diese Panikzustände würden aber auch in all jenen Situationen auftreten, in denen er sich irgendwie »eingeengt« oder »festgehalten« fühle bzw. die er »als ohne Fluchtmöglichkeit« bewerte. Den Gedanken an Flugreisen habe er schon seit längerer Zeit gänzlich aufgegeben. Er sei seit Jahren erfolgreich als selbstständiger Kleinunternehmer mit elf MitarbeiterInnen tätig. Seit drei Jahren lebe er in einer festen Beziehung, die für ihn weitgehend befriedigend verlaufe. Die therapeutische Beziehung sei für ihn in all den Jahren sehr wichtig und unterstützend gewesen, der Therapeut sei in dieser Zeit quasi wie ein »väterlicher Freund« für ihn geworden. Mithilfe des Therapeuten sei es ihm zum Beispiel gelungen, eine schwierige Vaterbeziehung im Alter von 23 Jahren wesentlich zu verändern. Die Problematik dieser Beziehung lag für ihn in einem sehr strengen und mit viel Drill (beim Essen, bei den Schulaufgaben, beim Sport etc.) verbundenen Erziehungsstil. Dieser Drill sei unter Androhung von Schlägen mit einem immer wieder bedrohlich geschwungenen Rohrstock ausgeübt worden, tatsächliche Schläge damit habe es allerdings nur selten gegeben, wohl aber hin und wieder Ohrfeigen. Mit der therapeutischen Unterstützung als Rückenstärkung sei er in der Lage gewesen, den Vater mit dessen Verhalten zu konfrontieren, wodurch sich die Beziehung deutlich entspannt und anschließend durchaus einen freundschaftlichen Charakter angenommen habe. Jetzt aber stagniere der therapeutische Prozess, er wolle jedoch unbedingt mit seiner Freundin mehr unternehmen, das heißt vor allem auch reisen können. Viele wesentliche biografische Szenen seien zwar kognitiv weitgehend zugänglich, jedoch ohne nennenswerte emotionale Beteiligung. Er habe es satt, immer wieder darüber zu reden, wenn er dabei doch nichts spüre, außer vielleicht ein Gefühl des Überdrusses oder des Widerstandes, wenn er dazu gedrängt werde. Aus dieser »gefühlten« Blockade heraus habe er dieser Konsultation bei mir – wenn auch mit viel Skepsis – zugestimmt.

Die weitere anamnestische Exploration ergab, dass der Patient als Einzelkind unter relativ schwierigen Bedingungen, die einen komplex-traumatischen Hintergrund als wahrscheinlich annehmen lassen, aufgewachsen ist. Und er beschreibt ein weiteres, ganz markantes Phänomen, nämlich, dass er zu seinem Körper ein äußerst ambivalentes Verhältnis habe. Dieser sei eigentlich gar nicht vorhanden, seine Beine spüre er nur manchmal und dann als »dünne Fäden«, und alleine dieses »darüber reden« mache ihn schon ganz unruhig und zornig und seine Ticks – unkontrollierte Zuckungen der mimischen Muskulatur, vor allem in Form von Blinzeln – würden zunehmen, was in diesem Gespräch aktuell auch zu bemerken ist.

Damit war für mich klar, dass der Einsatz von EMDR als einer sehr machtvollen, jedoch unter Umständen nicht gut kontrollierbaren Interventionsform mit erheblichem Retraumatisierungspotenzial noch nicht infrage kommt und es vielmehr einer viel behutsameren, leibzentrierten Arbeit bedarf. Wir einigen uns darauf zu versuchen, die Intensität seiner Panikattacken über den Einsatz eines SSRI, eines selektiven Serotonin-Wiederaufnahme-Hemmers, zu verringern – was sich in der Folge als nur mäßig erfolgreich erweist, woraufhin der Patient dieses Antidepressivum nach etwa eineinhalb Jahren selbstständig absetzt –, sowie den punktuellen Einsatz eines Tranquilizers für notwendige Zahnarztbesuche oder geplante weiterführende Autoreisen – was ganz gut funktioniert. Und wir vereinbaren, alle vier bis sechs Wochen explizit leibzentriert zu arbeiten. Parallel dazu sollte der Patient aber die Therapie bei meinem Kollegen – nun aber wöchentlich – fortsetzen. Darüber hinaus gibt er mir die Erlaubnis, mich mit meinem Kollegen jederzeit austauschen und absprechen zu können.

Jetzt, zwei Jahre später, in denen sich in Bezug auf das Körperempfinden des Patienten, aber auch, was seinen Zugang zu und Umgang mit Gefühlen anbelangt, sehr vieles zum Positiven verändert hat, reflektieren wir nochmals gemeinsam diesen Prozess, unter anderem im Hinblick darauf, was denn seiner Meinung nach zu dieser positiven Entwicklung hinsichtlich seines Leib-Verhältnisses beigetragen habe. Und er gibt mir die Erlaubnis, dies in der vorliegenden Form zu veröffentlichen, durchaus mit der Intention, auch andere PatientInnen mit ähnlicher Problematik davon profitieren zu lassen.

Auf die Frage nach seinem damaligen Verhältnis zu seinem Körper bzw. wie er ihn denn erlebt habe, antwortet er: »Da hat es keinen Körper gegeben! Die Beine haben sich vielleicht zwischendurch als ›dünne Fäden‹ bemerkbar gemacht, Beine und Unterarme haben sich immer wieder mal schmerzhaft angefühlt, wie wenn sie ›unter Strom stünden‹, vor allem wenn ich unter Stress gestanden habe. Damit in Verbindung ist meistens auch eine Art leichter Zahnschmerz aufgetaucht. Aber sonst gab es auf dieser Ebene einfach nichts, schon gar keinen Körper!« Er habe übrigens auch nur wenig Zugang zu Gefühlen, insbesondere nicht zu Zorn gehabt, auch wenn ihn sein Therapeut bei der Schilderung von entsprechenden Szenen, in denen Menschen normalerweise zornig werden, immer wieder darauf angesprochen habe. Dafür habe er in solchen Situationen ständig *zwanghaft* gelächelt. »Der Mann, der immer lächelte« sei so zu einem wiederholten Stehsatz zwischen ihm und seinem Therapeuten geworden.

Unsere ersten leibzentrierten Übungen sind dann ganz einfache Erdungsübungen gewesen, wie die Aufforderung, den Boden, die Unterlage im Sitzen und dann auch im Stehen und Gehen zu spüren, den ganzen Körper systematisch abzuklopfen, ein wenig Hüpfen im Stand und dann Nachspüren etc. Zu Beginn sei aber der Kontakt zur Unterlage, zum Boden, für ihn noch nicht wahrnehmbar gewesen, er sei eben »wie ein Raumschiff durch die Gegend geflogen«, ein Gefühl, das normalerweise durchaus in Panik hätte münden können. Die gute Abstimmung mit mir in diesen Experimentalsituationen und die laufende Besprechung der dabei aufkommenden Gefühle – in erster Linie Zorn und Hilflosigkeit – habe das jedoch verhindert. Ganz wichtig sei ihm die Aufklärung über die Sinnhaftigkeit dieses Zuganges gewesen, das hätten die empfohlenen Bücher zu Achtsamkeit alleine nie gekonnt. Und ebenso wichtig war ihm ein ganz besonderer Buchtipp: *Die Kunst stillzusitzen. Ein Skeptiker auf der Suche nach Gesundheit und Heilung* (2010) von Tim Parks. In diesem Buch habe er sich und seine »Psychosomatik« total wiedererkannt. Der Empfehlung hingegen, sich in irgendeiner für ihn stimmigen Form auch sportlich und zwar am besten in der Natur zu betätigen, habe er nicht folgen können, da habe es einfach nur inneren Widerstand gegeben. Wahrscheinlich habe das doch einiges mit dem auf Drill ausgerichteten Erziehungsstil seines Vaters zu tun, vermutet er selbst. Als Nächstes erwies sich morgendliches Trampolinspringen[15] als Erdungsübung als hilfreich. Danach konnte der Patient den Boden »so richtig spüren«. Gleichzeitig habe das massive Auswirkungen auf seine Laune gehabt. Er habe diese Übung fast immer wie ein »inneres Durchputzen« erlebt, Sorgen hätten sich weitgehend verflüchtigt, eine gewisse Entspannung sei eingetreten und intensives sexuelles Begehren hin zu seiner Freundin hätte sich erfreulicherweise gemeldet. Nach einer Weile ist dann das Trampolinspringen wieder etwas in den Hintergrund getreten und über

15 Die folgenden Überlegungen verdanke ich Christine Geißler: Es ist immer sehr interessant, was PatientInnen selbst zu entdecken vermögen, wenn sie unsere Vorschläge nicht annehmen wollen oder können. Hier könnte es ein kreativer Kompromiss sein, da Trampolinspringen weniger dem Sport, als vielmehr dem Zirkus zugeordnet und damit genügend subversiv gegen den Drill des Vaters verortet werden könnte. Außerdem gibt es einen Konnex zum kindlich verspielten »ungezielten« Hüpfen, Tollen und Austoben, also ein fantasmatisches Erden im vermissten, mit ihm spielenden Vater-Boden.

den Tipp des Kollegen habe der Patient es mit Trommeln versucht. Und das habe sich als *der* Öffner schlechthin herausgestellt, um aus Gefühlen der Lähmung, des »Sich-Einbetoniert-Fühlens«, des »Schwebezustandes im All« herauszukommen. Gleichzeitig habe er dann Aggression zulassen und darüber in der Therapie endlich ausführlicher und differenzierter reden können, inklusive »negativer« Gefühle gegenüber dem Therapeuten. Gleichzeitig habe sich interessanterweise die Beziehung zu seiner Freundin gefühlsmäßig erheblich vertieft.

»Und wenn Sie sich jetzt einmal kurz zentrieren und zu Ihrem Körper hin spüren. Wie fühlt sich das heute – nach zwei Jahren – an?« frage ich; und seine Antwort, nach einer kleinen Weile des Innehaltens, formuliert er aus heutiger Sicht: »Der Körper ist definitiv da, aber eben angenehm neutral da, also nicht wie vor zwei Jahren. Es ist auch kein Strom da und der Kontakt zum Boden ist gut wahrnehmbar. Und der ganz wichtiger Unterschied: es ist kein Ablehnungsgefühl zum Körper hin mehr da!«

Nachzutragen ist noch, dass in den Anfangszeiten nicht nur Psychoedukation über den Sinn von Achtsamkeitsübungen für den Patienten wichtig war, sondern auch die Vermittlung eines plausiblen Erklärungsmodells für sein »Nicht-Spüren« bzw. sein »Sich-wie-eingefroren-Fühlen« und warum ihn das »Darüber-Reden« alleine schon so wütend gemacht habe. Als hilfreich dafür erwies sich das biologische »Modell der Kampf-, Flucht- und Erstarrungsreaktion« und die Erklärung, dass das Heraustreten aus der Erstarrung sehr häufig eine ausgeprägte Wut freizusetzen vermag (vgl. Hofer-Moser, 2015b) bzw. dass Luftanhalten und Erstarren umgekehrt auch Möglichkeiten sind, bedrohliche Gefühle erst gar nicht aufkommen zu lassen. Wir identifizieren dazu zumindest zwei denkbare, explizit traumatische Situationen in seiner Biografie. Die eine ist eine höchst beschämende und entwürdigende Situation aus dem Kindergarten, die noch dazu von einer Nonne inszeniert worden war. »Menschen mit derart veralteten ›Erziehungsmethoden‹ dürfen doch nicht auf Kinder losgelassen werden!« empört er sich an dieser Stelle nochmals zu Recht. Die zweite Situation ist komplexer: Er sei im Alter zwischen zehn und zwölf Jahren frühmorgens öfter wach geworden und habe sich überhaupt nicht rühren können. Das habe sich höchst bedrohlich angefühlt, das sei Horror pur gewesen. Neben einem möglichen traumatischen, biografisch durchaus weiter zurückliegenden Hintergrund im Sinne eines Flash-back-Geschehens erwägen wir auch die Hypothese, dass es sich dabei einfach um einen gestörten »Aufwachprozess« gehandelt haben könnte. Das heißt, die Koordination der unterschiedlichen neurobiologischen Aufwachprozesse habe noch nicht ausreichend funktioniert, der Geist sei schon wach gewesen, während die Muskulatur jedoch noch im REM-Schlaf-Modus verblieben sei[16].

Kommentar: Auch wenn der Patient seine Fortschritte in diesen zwei Jahren auf vielen Ebenen erfreulicherweise schon als »erheblich« bewertet, wird es vermutlich doch noch einige Zeit dauern und einiger gemeinsamer Anstrengungen bedürfen, um den therapeutischen Prozess zu einem befriedigenden Abschluss zu bringen. Neben einer kontinuierlichen, vor allem auch biografisch ausgerichteten Arbeit an der Gefühlsregulation und der Gefühlsdifferenzierung innerhalb der tragenden therapeutischen Beziehung, werden vermutlich »störungsspezifische« Ansätze in den Vordergrund treten, das heißt, die Arbeit an der Angst- und Paniksymptomatik und gegebenenfalls am posttraumatischen Hintergrund wird erforderlich sein (Hofer-Moser, 2013). Zum Teil ist dies in letzter Zeit über den Einsatz der »Klopftechnik«[17] als »leibzentrierter Selbsthilfe-Technik« für Panikattacken bereits geschehen. Anfangs stand der Patient diesem Zugang lange Zeit, wie vielen anderen Vorschlägen auch, höchst skeptisch gegenüber. Nun aber ist ihm wichtig, auf diesen speziellen Zugang hinzuweisen und zu betonen, dass er wirke, obwohl er diesbezüglich auch immer noch Bedenken habe. Seine Botschaft ist: »Man muss nicht daran glauben, damit er wirkt!«

All dies begleitend wird aber die »achtsamkeitsbasierte« und »leibzentrierte Perspektive« weiterhin eine große Rolle spielen und zwar sowohl innerhalb des therapeutischen Kontextes als auch in der ständigen Ermutigung des Patienten, achtsamkeitsbasierte Übungen und erlebnisaktivierende Tätigkeiten unterschiedlicher Art kontinuierlich in sein Leben zu integrieren.

3.4.4 Körpermodifikationen

Indem nun der Leib entwicklungspsychologisch »immer mehr der von den anderen gesehene, sich vor ihnen darstellende oder verbergende, von ihnen akzeptierte

16 Ein sehr gutes Verständnis der Schlafphysiologie, der unterschiedlichen Ein- und Aufwachprozesse und der Träume ganz allgemein ist bei Klein (2014) nachzulesen.

17 Zu den sogenannten »Klopftechniken« vgl. auch Böhme (2010a, 2010b) und Hofer-Moser (2010) und zu deren Metatheorie Abschn. 6.3.5 in diesem Buch.

oder sanktionierte Leib wird« (Fuchs, 2008, S. 27), wird der Körper auch zum »Objekt der Selbstdarstellung und Selbstwertstabilisierung«. Seinen Körper nicht nur mit Kleidung und Schmuck entsprechend der jeweiligen soziokulturellen Idealvorstellungen zu »verschönern« und sich so gesellschaftlich attraktiv zu präsentieren, sondern auch durch »direkte« Körpermodifikationen dieses Ziel zu erreichen, begleitet die Menschheit schon seit vielen tausend Jahren. Man denke nur daran, was diesbezüglich Ohren, Nasen, Lippen und Köpfen bei einzelnen Ethnien »angetan« worden ist und noch angetan wird oder an den alten Brauch im mittelalterlichen China, Mädchen die Füße so fest zu bandagieren, dass sie – dem Ideal entsprechend – möglichst klein und zart blieben. Die heutigen Möglichkeiten der Schönheitschirurgie gehen natürlich noch weit darüber hinaus. Was diese Instrumentalisierung des Leibes für unser modernes *Leibsein als Aufgabe* (2003) bedeuten kann, hat Böhme in seinem gleichnamigen Buch ausführlich philosophisch beleuchtet, und ebenso welche Rolle diesbezüglich der moderne Sport sowohl für den einzelnen als auch für die Gesellschaft innehat. Der Sport in der Moderne »ist als solcher nicht Übung im Lebensvollzug, sondern Training zur Hervorbringung von Leistung« (Böhme, 2003, S. 371). All das kann natürlich auch zu einem wichtigen Thema unter der Perspektive des Leibseins und Körperhabens in einer Therapie werden, es wird hier aber aus Platzgründen nicht weiter ausgeführt.

Was in den westlichen Industriegesellschaften in den letzten Jahrzehnten nach der Ansicht von Karin Pöhlmann und KollegInnen (2011) stark zugenommen habe, sind Tätowierungen und Piercings, und zwar vor allem bei Personengruppen mit komplex-traumatisiertem Hintergrund. Diese Form der »Körpermodifikationen« könne man den AutorInnen zufolge im Sinne eines Bewältigungsversuches deuten, steige doch durch diese »Verschönerung« nicht nur das Selbstwertgefühl, sondern auch das Gefühl, Kontrolle über seinen Körper zu haben bzw. wiedererlangt zu haben, eine Kontrolle, die im Trauma verloren gegangen sei. Tätowierungen scheinen dabei stärker mit schädigendem Alkohol- und Drogenkonsum assoziiert zu sein, Piercings hingegen häufiger mit Impulskontrollstörungen. Nach Meinung der AutorInnen seien nicht nur das Ergebnis selbst, sondern bereits der vorausgegangene Entscheidungsprozess und die konkrete Durchführung der Modifikation für diese Menschen von großer Bedeutung.

> »Zu diesem selbstreflexiven Prozess gehören auch die mit der Körpermodifikation einhergehenden Schmerzen und andere gesteigerte körperliche Empfindungen beim Stechen und während des Heilungsprozesses, sowie ein euphorisches Hochgefühl, das nach dem Erwerb einer neuen Tätowierung oder eines neuen Piercings

> durchlebt wird. Die Erfahrung, die Schmerzen und die Wundheilung durchstanden zu haben, machen die Betroffenen stolz und geben ihnen Selbstvertrauen« (ebd., S. 5).

So könne man den AutorInnen zufolge diese schmerzhaften Körpermodifikationen auch als einen Ersatz für selbstverletzendes Verhalten ansehen. Ein Teil dieser Personengruppe höre nach der Körpermodifikation tatsächlich mit dem selbstverletzenden Verhalten auf. Und abschließend sei »damit die Körpermodifikation ein zentraler Aspekt der aktiven Identitätskonstruktion durch die Selbstgestaltung des Körpers« (ebd., S. 6).

Dass behutsamem leibtherapeutischen Arbeiten im Sinne eines langsamen »Vertraut-Machens und Vertraut-Werdens mit sich als Leib, als die Natur, die man selbst ist« mit diesen Personengruppen ein ganz zentraler Stellenwert zukommt, lässt sich aus diesen und den vorangegangenen Ausführungen leicht ableiten. Aus Integrativer Perspektive hat das meiner nun über 30-jährigen ärztlich-therapeutischen Erfahrung zufolge intuitiv erheblich zugenommene Phänomen der Körpermodifikationen Gunhild Häusle-Paulmichl (2018) in ihrem sehr lesenswerten Buch *Der tätowierte Leib. Einschreibungen in menschliche Körper zwischen Identitätssehnsucht, Therapie und Kunst* ausführlich und differenziert dargestellt.

3.4.5 Die soziologische Perspektive
Ingrid Wild[18] & Otto Hofer-Moser

Anschließend an die im vorangegangenen Abschnitt besprochenen Konzepte von Fuchs und Orth über den kultivierten, inkorporativen bis domestizierten Leib möchte der folgende Abschnitt den großen gesellschaftlichen Einfluss auf unsere Leiblichkeit und Zwischenleiblichkeit nochmals aus einer »soziologischen« bzw. »sozialwissenschaftlichen Perspektive« aufgreifen und auch aus dieser Perspektive veranschaulichen, dass und wie soziales Handeln leiblich begründet ist, dass und wie sich Soziales verkörpert und welche Relevanz das auf eine Leibtherapie haben könnte.

Der »Leib« ist, wie inzwischen schon hinlänglich betont, untrennbar mit

18 Die Kollegin und Freundin Ingrid Wild ist nach schwerem, teils gelassenem, teils von heftigem vitalen Aufbegehren begleiteten Leiden im April 2017 verstorben. Dieses Buch ist daher auch dem Andenken dieser so lebensbejahenden und kreativ tätigen Frau gewidmet.

dem »Sozialen« verbunden, er ist »›social body‹ […], von Rollen, Identitätsmerkmalen und Lebensstilen, kurz von Sozialität durchtränkt« (Petzold & Sieper, 2012a, S. 61). Er ist ausgelegt auf Interaktion, Kommunikation, Intersubjektivität und er ist immer auch ausgelegt auf mehrere Personen, auf »Polyaden«, auf »soziale Netzwerke« hin. Die Soziologie interessiert sich zunehmend – ebenfalls weitgehend unter Bezugnahme auf die Leibphänomenologie Merleau-Pontys und die Leibphilosophie von Schmitz – für den Leib als *den* zentralen Ort sozialer Kontrolle. Hier sollen kurz einige exemplarische Vertreter der Körper-/Leibsoziologie mit ihren wesentlichen Inhalten im Überblick vorgestellt werden. Als Literaturquelle wird dafür die Zusammenstellung von Robert Gugutzer in seinem Buch *Soziologie des Körpers* (2010, S. 54ff.) herangezogen.

Norbert Elias beschreibe demnach den Zivilisationsprozess als immer mehr in den Körper des Einzelnen verlegte Regulierung von Triebimpulsen, was gleichsam zu einer neuen »Natürlichkeit«, etwa in Form der Peinlichkeits- und Schamempfindungen führe (vgl. ebd., S. 55ff.).

Der zentrale Begriff der Sozialisierung bei Michel Foucault sei jener der »Disziplin« (vgl. ebd., S. 63f.), deren interaktionalen Mechanismus er anhand der Beispiele Schule, Militär, Fabrik und Hospital erläutere. Er zeige, dass die eigentliche Zielscheibe dieser disziplinierenden Machttechniken der menschliche Körper sei. Für Foucaults Machtverständnis sei wesentlich, dass Macht und Disziplin nicht nur Mechanismen der Körperunterdrückung seien, sondern zugleich auch positive und produktive Effekte haben könnten. Er nenne Disziplin eine »Mikrophysik der Macht« (vgl. ebd., S. 64), wobei die Individuen sich selbst überwachten und sanktionierten – die Eltern die Kinder, der Lehrer die Schüler, der Arbeitgeber den Arbeitnehmer etc. Blicke seien dabei ein wirkungsvolles Machtmittel zur Kontrolle und Disziplinierung, zum Beispiel im »zwingenden Blick«.

Und umgekehrt: Denken wir nur an die Bedeutung und Wirksamkeit eines freundlichen, wohlwollenden Blickes der Therapeutin, des Therapeuten in der Psychotherapie! – auch das ist Leibtherapie!

Barbara Duden schreibt: »Der spürbare Leib *ist* Gesellschaft unter der Haut und aufgrund dieser Intimität *der* Garant von sozialer Wirklichkeit und Ordnung« (Duden, zit. nach Gugutzer, 2010, S. 110 [kursive Hervorheb. im Orig.]).

Pierre Bourdieu (1987) definiert neben dem ökonomischen Kapital (Geld, Eigentum), dem kulturellen Kapital (Wissen, Bildung, Titel) und dem sozialem Kapital (Beziehungen, Netzwerke) auch den Körper als Kapital. All dies kann in gesellschaftlichen Handlungsbereichen eingesetzt werden, um soziale Gewinne (z. B. Anerkennung, Ansehen sowie materielle oder immaterielle Erfolge) zu erzielen. Formen des körperlichen Kapitals können zum Beispiel auch ein handwerkliches, sportliches, stimmliches oder ein Bewegungstalent sein, ebenso wie gutes Aussehen, Gesundheit, Fitness, Jugendlichkeit, Benehmen und Stil, Geschmack, aber auch Fleiß, Ausdauer und Disziplin.

Wir kennen den Spruch »Gutes Aussehen ist die halbe Miete«. Beispielsweise sinkt der »Kapitalwert« von Frauen spätestens ab der Menopause, da Jugendlichkeit besonders für Frauen einen hohen gesellschaftlichen Wert darstellt. Dieser Trend wird noch dadurch verstärkt, dass das ökonomische und soziale Kapital geschlechter*ungleich* verteilt ist.

Bourdieu zufolge wird der Körper spätestens von seiner Geburt an »klassenspezifisch« geformt: »Die Art und Weise des Fütterns, der verbalen und nonverbalen Kommunikation, des Umgangstons und der Beziehungsmuster in der Familie, der Vermittlung von Wissen, Werten, Normen etc., all das macht aus dem Körper ein soziales Phänomen« (Bourdieu, zit. nach Gugutzer, 2010, S. 70). Und weiter: »Der Körper ist die unwiderlegbarste Objektivierung des Klassengeschmacks« (ebd., S. 71). Das sei durchaus »in einem konkret sinnlich-leiblichen Sinne zu verstehen: Geschmack ist die Natur gewordene, d. h. inkorporierte Kultur, Körper gewordene Klasse« (ebd., S. 71).

Die phänomenologische Soziologin Gesa Lindemann (geb. 1959) zeigt in ihren »geschlechtssoziologischen« Studien (1992), wie die soziale Konstruktion »Geschlecht« in den Leiberfahrungen der Individuen auf Dauer hergestellt wird, Stichwort »doing gender«.

Lindemann beschreibt Geschlecht als eine soziale Konstruktion, wobei die Geschlechterrealität binär strukturiert sei. Es gibt ein kulturell normiertes Wissen darüber, dass bestimme Körperformen genau ein Geschlecht bedeuten: Penis = Mann, Busen und Vagina = Frau; es gibt also genau zwei Geschlechterkörper und deshalb werde der menschliche Körper von der Grundannahme der Zweigeschlechtlichkeit her gesehen. Dieses Wissen um die »binäre« Geschlechterrealität wird eigenleiblich erfahren – der Körper, den ich habe ist entweder ein Mann- oder ein Frau-Körper –, dieses »Körperhaben« bedeutet ein »kulturelles Wissen vom Körper« und dieses prägt zutiefst die eigenleibliche Erfahrung. Das Spüren des »objektivierten Geschlechts« mache dieses zur anerkannten »subjektiven Tatsache«. Das Wissen um die geschlechtliche Bedeutung der signifikanten Körperzeichen sei zwar kulturell konstruiert, das ändere aber nichts daran, dass sie von Frauen und Männern als natürliche Geschlechtsmerkmale spürbar am eigenen Leibe erlebt und sichtbar am Körper anderer wahrgenommen werden. Lindemann hat in ihren Untersuchungen zur Transsexualität diese Spannung zwischen dem Geschlechtskörper, den transsexuelle Menschen *haben* und dem Leibgeschlecht, das sie *sind*, aufgezeigt. Diese existenzielle Inkongruenz im Identitätserleben führt zu großem psychischen Leiden, sodass die Betroffenen sich für den massiv-invasiven Eingriff einer Geschlechtsumwandlung (der äußeren Geschlechtskörperzeichen) entscheiden, um eine Stimmigkeit in der Leibgeschlechtsidentität herzustellen.

Im Kontext von Psychotherapie und Beratung hat sich vor allem die Integrative Psychotherapeutin Brigitte Schigl (2012, 2014, 2016) ausführlich mit dem Thema »Gender« aus einer »sozialkonstruktivistischen Perspektive« auseinandergesetzt. Unter der Grundannahme, dass »Männlichkeit« und »Weiblichkeit« als geschlechtstypisches Erleben und Verhalten nur teilweise biologisch im Sinne von »sex« bedingt ist, sondern vor allem (sub-)kulturspezifisch von Männern und Frauen in gegenseitigen Zuschreibungen, Bewertungen und Erwartungshaltungen als »Gender« *co-konstruiert* wird, ist mit hoher Wahrscheinlichkeit anzunehmen, dass dies auch für den Bereich der Psychotherapie und Beratung gilt. Die daraus abgeleitete Frage, welche Rolle nun die Geschlechtszugehörigkeit von TherapeutIn und PatientIn tatsächlich in den unterschiedlichen Konstellationen – ww, wm, mw, mm – im therapeutischen Geschehen spielt, das heißt, inwieweit es dadurch zu spürbaren bis relevanten Irritationen im Sinne von »gender trouble« kommen kann, wird von Schigl aufgrund ihrer langjährigen Berufserfahrung im psychotherapeutischen Feld und unter Einbeziehung relevanter wissenschaftlicher Studien, zu denen sie zum Teil auch selbst beigetragen hat (z. B. 2014) und in Verbindung mit dem Theoriegebäude der IT als Reflexionsfolie in ihrem Buch *Psychotherapie und Gender. Konzepte. Forschung. Praxis. Welche Rolle spielt die Geschlechtszugehörigkeit im therapeutischen Prozess?* (2012) sehr differenziert herausgearbeitet. Ihr Anliegen ist es, TherapeutInnen ausreichend dafür zu sensibilisieren, welche wesentliche Rolle bewusste und vor allem unbewusste Geschlechts-Stereotypien – Letztere im Sinne eines soziokulturell ausgeformten impliziten Beziehungswissens – im therapeutischen Prozess sowohl vonseiten der PatientInnen als auch vonseiten der TherapeutInnen spielen können. Aus einer derart gesteigerten »Gender-Sensibilität« heraus soll dann auch ein entsprechend kompetentes Handeln, eben eine ausreichend gute allgemeine »Gender-Kompetenz« und wenn nötig auch eine entsprechende »genderspezifische Kompetenz«, von TherapeutInnen erwachsen. In diesem Gender-Kontext »müssen wir uns fragen, wie wir als Therapeutinnen und Therapeuten mit Verhalten umgehen wollen, das von diesen Normen abweicht, oder wie wir auf die Übererfüllung solcher Normen reagieren« (Schigl, 2012, S. 58), und das vor dem Hintergrund der jeweils eigenen möglichen Gefangenheit in Geschlechtsstereotypien. Viele prägnante Beispiele, wie sich die unterschiedlichen

Geschlechtskonstellationen in der therapeutischen Dyade im Praxisalltag auswirken kann (vgl. ebd., S. 116ff.), machen den theoretischen und empirisch über Studien belegten Teil in deren Praxisrelevanz gut nachvollziehbar. Letztlich geht es in diesem Zusammenhang auch um die Reflexion »gesellschaftskritischer« Aspekte und Schigl stellt dazu in emanzipatorischer und aufklärerischer Absicht die Fragen: »Wer will die gesellschaftlich definierten Geschlechtsrollen in welche Richtung verändern? Ist Therapie der Ort dafür? Darf er es sein? Muss er es sein?« (ebd., S. 122).

Sehr bemerkens- und bedenkenswert ist meines Erachtens besonders ein Ergebnis zu Risiken und Nebenwirkungen von Psychotherapie, das Schigl wie folgt zusammenfasst:

> »Über verschiedene Analysen hinweg ist es immer die Dyade von männlichem Therapeuten und weiblicher Patientin, die sich als belasteter, isolierter, mehr sozio-emotional beeinträchtigt erweist; die Qualität der therapeutischen Beziehung wird hier auch im Mittel als am wenigsten gut eingeschätzt. Frauen mit männlichen Psychotherapeuten sind in der Gruppe mit dem höchsten Risiko für unerwünschte Nebenwirkungen ausgesetzten PatientInnen signifikant stärker vertreten als in der Gruppe der einem geringen Risiko ausgesetzten PatientInnen« (Schigl, 2014, S. 64f.).

Hier stellt sich die Frage, ob

1. männliche Psychotherapeuten für die Therapie mit Frauen einfach über eine noch zu ungenügende »Gender-Sensibilität« und »Gender-Kompetenz« verfügen,
2. sie darüber hinaus auch ihre weiblichen bzw. mütterlichen Anteile stärker entwickeln müssten oder
3. diese Konstellation per se geringere Erfolgsaussichten hat?

Dies zu beforschen, wäre eine interessante Herausforderung. Unter diesem Aspekt ist es vielleicht gar nicht so schlecht, dass mit Stichtag 01.06.2014 in Österreich etwas mehr als drei Viertel jener 3.417 Personen, die sich in fachspezifischer Ausbildung befinden, weiblichen Geschlechts sind (Schigl, 2016), ein Aspekt, der dadurch aus der Genderperspektive auch Fragen bezüglich der Ausbildungs*gestaltung* aufwirft, denen Schigl in ihrem Beitrag »Feminisierung von Psychotherapie und Perspektiven für die Ausbildung: weitere Überlegungen zum von Eva Jaeggi aufgegriffenen Thema« (2016) für die Zeitschrift *Psychotherapie-Wissenschaft* nachgeht.

3.4.6 Leib-Entfremdung über Medizintechnik und Virtualisierung der Lebenswelt

Abschließend zu Abschnitt 3.4 über den »Sozialen Leib« sollen nochmals zwei sich sehr rasch und dynamisch entwickelnde, gesellschaftliche Strömungen in den Blick genommen werden, deren Potenzial, leibliche Entfremdungsphänomene zu bewirken, als sehr hoch anzusehen ist. Es sind dies die Entwicklungen in der Medizintechnik einerseits und die sehr schnell fortschreitende Virtualisierung der Lebenswelt andererseits. Es ist unbestritten, dass die Entwicklungen in diesen beiden Bereichen dem Menschen viele Verbesserungen seiner Lebenslage gebracht haben. Wer will schon auf die Errungenschaften der modernen Medizin, zum Beispiel auf dem Gebiet der Prothetik oder im Bereich der inzwischen individualisierten, multimodalen Therapie bei Krebserkrankungen, verzichten, insbesondere wenn er selbst davon betroffen ist? Und natürlich ermöglichen die modernen Informations- und Kommunikationsmedien so vielen Menschen wie noch nie, sich Zugang zu den vielfältigsten Informationsquellen zu verschaffen bzw. nahezu weltweit miteinander in unmittelbaren Kontakt zu treten und diesen auch aufrechtzuerhalten. Doch es gilt, auch die »Schattenseiten«, das heißt die teils *ungewollten* und größtenteils auch *unbemerkten* »Nebenwirkungen« dieser Entwicklungen ausreichend zu reflektieren. Dazu gehört zum Beispiel die Entscheidungsunfähigkeit angesichts der Informationsflut bzw. angesichts der Schwierigkeiten, die angebotenen Informationen zu bewerten, dadurch Wissen zu generieren bzw. – mit zunehmender Lebenserfahrung – vielleicht sogar so etwas wie Weisheit zu entwickeln. Dazu gehört auch eine unzureichende Entwicklung bzw. Verkümmerung der sozialen Kompetenz zur non- und paraverbalen Kommunikation in einer realen »face to face«-Gesprächssituation durch exzessiven Gebrauch der modernen Kommunikationsmedien Handy, Facebook und Co. Nicht umsonst hat der Langenscheidt Verlag den Begriff »Smombi« als Jugendwort des Jahres 2015 ausgewählt als Bezeichnung für vorwiegend Jugendliche, die im öffentlichen Raum wie hypnotisiert auf ihr Smartphone starren und sich wie ferngesteuert weitgehend ohne reales soziales Kontaktverhalten in diesem virtuellen Raum bewegen. Darüber hinaus gilt es im Kontext der Internet-Wirklichkeiten, die dabei »bewusst« im Dienste einer neoliberalen Gewinnmaximierung weitgehend im Hintergrund ablaufenden Manipulationsprozesse aufzudecken (Han, 2014; Trojanow, 2013)!

In den vorangegangenen Abschnitten ist bereits deutlich geworden, wie sehr eine ausgefeilte Medizintechnik inzwischen dem Menschen »zu Leibe rücken« kann (Stichworte: Reparatur- und Transplantationsmedizin, Intensivmedizin, In-vitro-Fertilisation, Leihmutterschaften, Gentechnik, Pharmakologie und Psychopharmakologie, Neuro-Enhacement etc.), wie weit also die Instrumentalisierung und Objektivierung des Leibes hin zum »Körperding« mittlerweile fortgeschritten ist. Böhme problematisiert diese angeführten Entwicklungen auf individueller und gesellschaftlicher Ebene sehr ausführlich vor dem Hintergrund seiner nicht nur erkenntnistheoretisch, sondern vor allem auch pragmatisch ausgerichteten Leibphilosophie in seinen Büchern, in der er *Leibsein als Aufgabe* (2003) ansieht und den gesellschaftlichen Diskurs über eine *Ethik leiblicher Existenz* (2008) einfordert. Aus dieser Perspektive heraus schreibt er:

> »War Moderne schon immer gekennzeichnet durch die Absicht, Gegebenes in Gemachtes zu verwandeln, so hat dieses Projekt den menschlichen Leib als die Natur, die wir selbst sind, erst im 20. Jahrhundert erfasst. Auf breitester Front hat der Mensch seine Transformation in ein Artefakt in Angriff genommen. Damit steht zur Disposition, was am Mensch überhaupt noch als gegeben und damit als Natur anerkannt werden muss. Unter dieser Herausforderung stellt sich aber erstmals die Frage, ob und in welchem Sinne es für den Mensch überhaupt [noch; Anm. d. A.] essentiell ist, Natur zu sein« (Böhme, 2003, S. 152).

Aus Böhmes Sicht ist durch diese Entwicklungen und dem damit einhergehenden Verlust der Fähigkeit zum Leibsein »leibliches Wissen, das heißt solches über den körperlichen Bereich, das aus der Selbsterfahrung stammt« (ebd., S. 32) zunehmend irrelevant geworden. Beispielhaft führt er Untersuchungen von Barbara Duden an schwangeren Frauen an und welchen gravierenden Einfluss der Einsatz der nicht mehr wegzudenkenden Sonografie auf das »Leibverhältnis« dieser Frauen ausübe. Waren Frauen vor dieser Ära ganz auf ihr leibliches Spüren angewiesen, um Kontakt zu ihrem Ungeborenen aufzunehmen, was die Ausbildung einer tiefen emotionalen Beziehung förderte, waren Ärzte und Hebammen auf ihr Tastvermögen und ein hölzernes Hörrohr angewiesen, um die Lage des Fötus festzustellen und seine Herzschläge zu überwachen, was diese in einen ganz engen leiblichen Kontakt zur Schwangeren treten ließ und eine »dichte Atmosphäre« gemeinsamen Spürens, Hörens und Erkundens geschaffen hat, so blicken heute alle weitgehend unter Ausblendung leiblichen Spürens gebannt auf den Bildschirm des Sonografie-Gerätes. Und »so wird schon im Mutterleibe das werdende Kind gegenüber der Mutter ein Anderes, quasi etwa Äußerliches und Fremdes, das ihr gegenüber Anforderungen stellt« (ebd., S. 37).

Eine ähnliche, noch viel breitenwirksamere und rasant fortschreitende Entwicklung problematisiert der Soziologe Harald Welzer leidenschaftlich in seinem sehr aufrüttelnden, weil gesellschaftskritisch höchst aktuellen und brisanten Buch *Die smarte Diktatur. Der Angriff auf unsere Freiheit* (2016). Er analysiert darin in erster Linie sehr breit gefächert die Auswirkungen des exponentiellen Anwachsens der digital-virtuellen Wirklichkeitskonstruktionen von Big Data auf unsere ganz reale analoge Lebenswelt; Auswirkungen, die er im Sinne eines größtenteils unbemerkten, sehr weitreichenden Angriffs auf die Freiheit und Autonomie des Subjektes interpretiert. Diese »smarte Diktatur« führe aber auch – und das ist nun für unser Leibthema hoch relevant – zunehmend zu einer »digitalen Entlebendigung« (ebd., S. 288), indem sich zwischen dem realen, analogen, existenziellen Lebensvollzug und dem wahrnehmenden Ich zunehmend ein virtueller Filter schiebe, wenn zum Beispiel »die Partygängerin auf Partys nicht geht, um Spaß zu haben, sondern um zu dokumentieren, dass sie Spaß hat« (ebd., S. 126). Er weist auf die Bereitschaft, ja das zunehmende, von außen geschickt geschürte »Bedürfnis« von immer mehr Menschen hin, alle möglichen Daten über sich mit den modernen digitalen Möglichkeiten aufzuzeichnen und zu speichern – und so weitgehend unwissentlich auch externer Kontrolle auszuliefern –, auch und gerade was den Gesundheitsbereich anbelangt. Das könne Welzer zufolge unter anderem der Beginn des Abschieds vom Solidaritätsprinzip im Krankenversicherungsbereich sein, wenn zum Beispiel die Höhe der Versicherungssumme sowohl von der Bereitschaft, diese persönlichen Daten zu liefern als auch von der Erfüllung bestimmter Sollwerte abhängig gemacht wird.

Solche Gesundheits-Daten über fortlaufendes Monitoring (z. B. über Smartwatch) würden darüber hinaus »nicht nur die Selbstwahrnehmung verändern, sondern auch die Maßstäbe des Genügens« (ebd., S. 120). Man gebe sich dadurch nicht nur der Illusion hin, über diese externen Quellen »blitzartig« mehr über sich wissen zu können, »als man durch sein eigenes Körpergefühl oder Befinden wissen könne« (ebd., S. 120), sondern man liefere sich damit auch mehr oder weniger den von diesen Technologien mitgebrachten Standards aus – und vermutlich, wie schon angedeutet, ebenfalls den Versicherungsgesellschaften bis hin zu potenziellen Arbeitgebern. Man vergleiche sich jedoch häufig nicht nur mit den mitgelieferten, unhinterfragten Standards, sondern mehr oder wenig auch ständig mit anderen Normen oder mit den eigenen Werten vom Vortag oder denen von vergangener Woche etc., was schnell ein permanentes »Grundgefühl des Nicht-Genügens« erzeugen könne. Diese permanente, größtenteils ängstlich eingefärbte Fokussierung auf den eigenen Gesundheitszustand in Verbindung mit einer Illusion der Kontrolle über das ständige Monitoring wird natürlich auch durch die ökonomischen Interessen eines nicht selten esoterisch unterlegten Wellness- und Gesundheitsmarktes zusätzlich gefördert, eine Fokussierung, die dadurch nicht selten wahnhafte oder auch pseudoreligiöse Züge annimmt (vgl. Lütz, 2013; Hofer-Moser, 2015c). »Lifelogger und Selflogger gehen nicht mehr davon aus, dass ihr Leben an sich in Ordnung sei, sondern sie betrachten es als defizitär und nutzen die Monitoring-Programme als Prothesen, um den gemessenen und protokollierten Defiziten beizukommen« (Welzer, 2016, S. 122; vgl. zu »Lifelogging« und »Quantified Self« auch Selke, 2016), wodurch sich die Entfremdung vom Leib und dessen Reduktion auf ein Körperding verstärkt und sich eine cartesianische Lebensweise weiter verfestigt. Welzer zufolge sei dieser Prozess der gegenwärtigen gesellschaftlichen Ausrichtung auf »Hyperkonsum strukturell gleich«, wobei über pausenlose Produktinnovationen, Neuerscheinungen und verkürzte Produktzyklen ein permanentes Gefühl des »Zuwenig« künstlich erzeugt werde. »Beide Verfahren, die Selbstoptimierung wie der Hyperkonsum, sind erfolgreiche Mittel, um Unglück zu erzeugen. Unglückliche Menschen sind schlecht im proaktiven Handeln […], weshalb sie leicht beeinflussbar und beherrschbar sind« (Welzer, 2016, S. 122f.). Auf sozialer Ebene fördern Facebook und Co. darüber hinaus erheblich eine Fragmentierung der Gesellschaft durch die Anregung zur Bildung mehr oder weniger abgeschotteter sogenannter Echoblasen oder -kammern und sie fördern die zunehmende Verwechslung von Reality-Formaten mit der analogen Wirklichkeit. Sie ermöglichen eine massive Verbreitung von Fakenews im privaten wie im gesellschaftspolitischen Bereich – Stichwort Donald Trump, rechtsradikal-völkische Foren – und sie führen zu einer erheblichen, Besorgnis erregenden Enthemmung aggressiver, vorerst noch weitgehend medialer Verhaltensweisen bis hin zu einem rapiden und fassungslos machenden Anstieg von Hasspostings.

Zurück zu Böhme: Als weiteres Beispiel für Entfremdungsprozesse in Bezug auf Leiblichkeit führt er unter anderem die Transplantationschirurgie an, in deren Kontext die Angehörigen des gerade Verstorbenen bzw. – genauer – des medizinisch definierten, hirntoten Menschen weitgehend »um die Möglichkeit des Abschiednehmens und des pietätvollen Umgangs mit ihrem Toten gebracht werden« (Böhme, 2003, S. 157). Welchen Schwierigkeiten aber auch der Organ-Empfänger selbst aus leibfundierter Perspektive ausgesetzt sein kann, schildert und analysiert er differenziert unter Bezugnahme auf das Buch *Der Eindringling. Das fremde Herz* (2000) des französischen Philosophen Jean-Luc Nancy, in dem dieser seine Erfahrungen mit seiner Herztransplantation schreibend mehr oder weniger zu bewältigen versuchte und – Böhme zufolge – letztlich daran scheiterte.

Als Konsequenz aus all diesen Fehlentwicklungen multipler Entfremdungsprozesse zum Leib, schlägt Böhme eine »neue Diätetik« bzw. eine »Diätetik zweiter Ordnung« vor. In dieser gehe es eben nicht nur um die Herausbildung bzw. das Einüben von gesellschaftlichen Tugenden im Sinne der Aristoteles'schen Ethik, der »Diätetik erster Ordnung«, sondern es gehe darum zu lernen, sich wieder mit dem eigenen Leib zu identifizieren im Sinne einer »Lebenspraxis, sich selbst im Leibe zu finden« (Böhme, 2003, S. 370). Es geht darum, mit sich als Leib wieder ausreichend vertraut zu werden, den Lebensvollzug *als solchen* wieder ins eigene Gewahrsein und in die eigene Verantwortung zu nehmen. Es geht um einen Lebensvollzug, in dem der Leib nicht nur als Körper instrumental gebraucht und entsprechend trainiert oder verändert wird, um Leistungen zu erbringen, Status zu erringen oder von außen vorgegebenen Standards zu genügen. Zusammenfassend können Böhme zufolge »tiefgreifende Entscheidungen in Bezug auf den eigenen Leib nur dann kompetent getroffen werden, wenn man ihn auch als den eigenen kennt und erfährt und nicht nur als ein Körperding, in Bezug auf das man Erwägungen purer Zweckmäßigkeit anstellt« (ebd., S. 372). Und Welzers Meinung nach wird man damit nur dann erfolgreich sein können, wenn man sich konsequent der rasant zunehmenden digitalen Überwachung und Fremdsteuerung entzieht bzw. diese zumindest laufend ausreichend reflektiert.

Leibsein als Aufgabe und ethische Verpflichtung gegen den vorherrschenden digitalen Trend zu verwirklichen und den realen, analogen Lebensvollzug mit all den möglichen Widerfahrnissen zu wagen, gestaltet sich unter den gegenwärtigen soziokulturellen Umständen zunehmend schwieriger. Für diese neuartigen Kontextbedingungen zu sensibilisieren, sie ausreichend bewusst zu machen, um eine erfolgreiche, individuell ausgerichtete Gegenstrategie entwickeln zu können, auch das ist Leibtherapie!

3.5 Der sogenannte »energetische« Leib, interpretiert vor dem Hintergrund eines weitgehenden metaphorischen Verständnisses von Sprache

Unter der Rede von einem »energetischen Leib« wird sehr Unterschiedliches verstanden. Der Begriff »energetisch« kann metaphorisch gemeint sein, um bestimmte Aspekte unmittelbaren eigenleiblichen Spürens zum Ausdruck zu bringen, zum Beispiel im Sinne von sich »energiegeladen«, das heißt kraftvoll und vital, zu fühlen oder um ein innerlich wahrgenommenes Phänomen von »Strömen und Fließen« zu bezeichnen. Auch im Erleben von Musik oder in der Musiktherapie beziehen wir uns gerne metaphorisch auf energetische Resonanzphänomene. So bringt unterschiedliche Musik Unterschiedliches in uns »zum

Schwingen«, der Leib wird in diesem Sinne auch als »totales Resonanzorgan« verstanden.

Sehr viel seltener wird unter dem »energetischen Leib« im psychotherapeutischen und im Alltagskontext ein »rein physikalisches« Phänomen verstanden, zum Beispiel im Sinne der nach Albert Einstein physikalisch interpretierten Gleichsetzung von Materie und Energie. Und doch lässt sich die gesamte Wirklichkeit in ihren unterschiedlichen Dimensionen – auch im physikalischen Sinn – als ein fortlaufendes Resonanzgeschehen, lässt sich das gesamte komplexe Beziehungsgefüge der *einen* Wirklichkeit als »aufeinander abgestimmte Schwingung« beschreiben, wie es etwa Friedrich Cramer in seinem Buch *Symphonie des Lebendigen. Versuch einer allgemeinen Resonanztheorie* (1998) unternimmt.

Welche »Energie« ist jedoch gemeint, wenn immer mehr Menschen sich einer Heilbehandlung im Sinne von »Energiearbeit« bei gewerblich tätigen »EnergetikerInnen« unterziehen? Die Anzahl der in Österreich tätigen offiziellen »EnergetikerInnen« macht übrigens bereits fast das Doppelte der Zahl der eingetragenen PsychotherapeutInnen aus (Hofer-Moser, 2015c). Hier kommt es meines Erachtens aus unterschiedlichen Gründen zu einer Vermischung von metaphorischen Bezeichnungen für »subjektive Aspekte« des eigenleiblichen Spürens mit als »objektiv bewerteten« Hypothesen über die »wahre« Natur des Leibes und der Materie. Es sind dies Wirklichkeits*interpretationen*, die sich in unterschiedlichsten Varianten vor allem in esoterisch ausgerichteten Kreisen finden. Das Paradoxe dabei ist, dass dies einerseits als eine subjektivistische Gegenströmung zum vorherrschenden naturwissenschaftlichen Objektivitäts-Paradigma – vor allem auch zu dem in der Medizin – mit all den damit verbundenen Entfremdungsphänomenen angesehen werden kann. Andererseits greifen deren Anhänger jedoch besonders gerne auf die neuesten Entwicklungen in der Physik (z.B. auf die Quantenphysik bei der Bezeichnung der populären »Quantenheilung«) zurück, um ihre besondere Wirklichkeitsinterpretation zu legitimieren und um vor allem besondere Heilserwartungen zu fördern (ebd.).

Im psychotherapeutischen Kontext wird schon sehr früh mit einem aus heutiger wissenschaftlicher Sicht sehr unklaren Energiebegriff gearbeitet, wenn zum Beispiel Wilhelm Reich als einer der Begründer der Körperpsychotherapie zur Behandlung seiner PatientInnen einen »Orgon-Akkumulator« einsetzt.

> »Aufbauend auf Reichs charakteranalytischer Vegetotherapie entwickelt [Alexander] Lowen [der Begründer der Bioenergetik in den 1960er Jahren; Anm. d.A.] sein Modell einer körperbezogenen Psychotherapie mit [...] der zentralen These der Existenz einer [nicht näher definierten; Anm. d.A.] ›Bioenergie‹, deren ungehin-

derter Fluss auf ausreichendem Intensitätsniveau zum Maßstab für Lebendigkeit und Gesundheit wird« (Hofer-Moser, 2005, S. 295).

Um das »Lösen von energetischen Blockaden« geht es jedoch nicht nur in der Bioenergetik, sondern auch in der derzeit sehr populären »Energetischen Psychotherapie« (Eschenröder & Wilhelm-Gößling, 2012), die auch unter dem Begriff »Klopftechniken« bekannt ist. Ein Teil der AnwenderInnen greift dabei in ihrer theoretischen Begründung eben auf ein »energetisches« Paradigma zurück, das sich von der Meridianlehre der Traditionellen Chinesischen Medizin (TCM) herleitet und zum Beispiel auch dem traditionellen Verständnis von Qigong-Übungen zugrunde liegt. Dieses Paradigma kann man nun durchaus mit Schmitz (2009) als eine elaborierte Form eines »archaischen Dynamismus« verstehen, bei dem es noch nicht zu einer kulturellen Ausdifferenzierung einer subjektiven und objektiven Sphäre in der Interpretation der unmittelbar erfahrbaren Wirklichkeit gekommen ist. Viele spirituelle Traditionen des Ostens, wie Buddhismus, Taoismus, Hinduismus und Sufismus etc., berufen sich auf ein ähnliches Konzept einer ganzheitlich verstandenen »Lebensenergie«. Auch eine solche Auffassung der Wirklichkeit im Sinne eines »Kaleidoskopes der Wirklichkeiten« (Fasching, 1999) ist legitim. Es sollte jedoch den PatientInnen gegenüber »explizit« gemacht werden, welche Wirklichkeitsinterpretation den eigenen Wirkprinzipien zugrunde gelegt wird und ob diese mit den gängigen »psychotherapiewissenschaftlichen« Erkenntnissen kompatibel ist. Bei den aus meiner Erfahrung als »Zusatztechnik« gerade unter dem Aspekt von Leibtherapie im engeren Sinn sehr hilfreichen »Klopftechniken« lässt sich nun sehr gut in der Interpretation der Wirkprinzipien ein Wechsel von einem »energetischen« zu einem »neurobiologischen« Paradigma (Hofer-Moser, 2010; Bohne, 2010a, 2010b) vollziehen, da es viele Ähnlichkeiten und Parallelen zum Vorgehen beim EMDR gibt und damit eine Integration dieser Vorgehensweise in den Integrativen Ansatz nahezu mühelos und ohne die oben angesprochenen erkenntnistheoretischen Irritationen möglich wird.

»Wie verschieden ist der Leib, wie wir ihn empfinden, sehen, fühlen, fürchten, bewundern, und ›der Leib‹, wie ihn der Anatom [die Medizin, die Wissenschaft; Anm. d. A.] uns lehrt« befand bereits Friedrich Nietzsche (zit. nach Milz, 2015, S. 27) und das hat sich seither für die meisten Menschen nicht geändert. Und so suchen sie nach den unterschiedlichsten Möglichkeiten, mit dieser für sie existenziell doch so bedeutsamen Verschiedenartigkeit umzugehen bzw. diese Erfahrung auch sprachlich zu erfassen und in den Dialog zu bringen. In ihrem sprachphilosophischen und gleichzeitig auch für den Alltag hochrelevanten

Grundlagenwerk *Leben in Metaphern. Konstruktion und Gebrauch von Sprachbildern* (2014) beschreiben George Lakoff und Mark Johnson sehr anschaulich und gut nachvollziehbar, wie sehr unsere sprachliche Kommunikation und das dadurch vermittelte Verständnis von bedeutsamen *Inhalten* auf der komplexen Verwendung von unterschiedlichen Kategorien von Metaphern bzw. Sprachbildern *aufbaut*. Bereits in diesem vorangegangenen Satz finden sich zumindest zwei typische, konventionalisierte, das heißt gar nicht mehr als Metaphern empfundene Ausdrücke, nämlich eine »Gebäudemetapher« – ein Verständnis wird *aufgebaut* – und eine »Gefäß- bzw. Substanzmetapher« – eine bedeutsame Erfahrung ist wie eine Substanz in einem Gefäß, also ein *Inhalt*, der *weitergereicht* werden kann. Ein »Gebäude aufbauen« und eine »Substanz in einem Gefäß weiterreichen« sind nun ganz konkrete Lebenserfahrungen, die darüber hinaus *innerhalb* einer besonderen soziokulturellen Gemeinschaft gemacht werden. Das Verständnis des Ausdrucks »innerhalb« – in diesem Kontext als »Orientierungsmetapher« verwendet – ist wiederum nur möglich, wenn wir »soziokulturelle Gemeinschaft« irgendwie auch als ein räumliches oder flächenhaftes Gebilde *begreifen*. Und »begreifen« verstehen wir nur dann, wenn wir dieses Gebilde als eine Art festes Objekt ansehen und so fort.

> »Selbst unsere einfachsten Metaphern für kognitives Prozessieren, ob ›Begreifen‹ oder ›Einsicht‹, rekurrieren [demgemäß; Anm. d. A.] auf früheste sensomotorisch vermittelte Bildungserlebnisse – diese Überlegung ist [auch; Anm. d. A.] die Basis für die Annahme eines umfassenden ›embodiments‹, also einer durch körperliche Erfahrungen strukturierten Form jeder Kognition« (R. Schmitt, 2014, S. 899),

wobei zu beachten ist, dass »jede Metapher einen kognitiven Raum erschafft – und andere Denk- und Handlungsmöglichkeiten ›verschattet‹« (ebd.).

Mit diesen Beispielen soll zunächst »klar werden«, wie sehr Menschen auf unterschiedliche Kategorien von Metaphern für bedeutsame Mitteilungen angewiesen sind und dass diese wiederum häufig in »unmittelbaren Erfahrungen wurzeln« bzw. dass diese Metaphern auf andere Metaphern verweisen, die ihrerseits auf solche Erfahrungen zurückgeführt werden können. Darüber hinaus gilt es, sich immer wieder bewusst zu machen, dass und wie der Gebrauch einer spezifischen Metapher bestimmte Aspekte dieser Erfahrung »hervorhebt«, andere »in den Hintergrund treten« lässt bzw. manche sogar ganz »verschweigt«. Und es gilt, sich bewusst zu machen, dass unsere »erlebte« Wirklichkeit dadurch erheblich beeinflusst wird. Lakoff und Johnson zeigen dies anhand vieler Beispiele auf, von denen hier zwei erläutert werden sollen. Erstens was es in Bezug auf die

Liebe bedeutet, »unter der Dominanz« der Kriegsmetapher »Liebe ist Krieg« zu stehen: »Sie *kämpfte* um ihn, aber seine Geliebte hat den *Sieg davongetragen*. Er *flüchtete* vor ihren *Annäherungen*« (Lakoff & Johnson, 2014, S. 63 [kursive Hervorheb. im Orig.]). Oder aber zweitens die Bedeutung der Metapher »Liebe ist Magie«: »Der *Zauber* unserer Beziehung ist verflogen. [...] Sie hat mich *verhext*« (ebd. [kursive Hervorheb. im Orig.]). Und so stellen die Autoren wohl zu Recht fest, »daß die Metapher unser Alltagsleben durchdringt, und zwar nicht nur unsere Sprache, sondern auch unser Denken und Handeln« (ebd., S. 11) und dass sich die wenigsten Menschen dieses tief greifenden, bis ins leibliche Erleben hineinwirkenden Einflusses bewusst sind. Dies gilt nicht nur für PatientInnen, sondern gleichermaßen für TherapeutInnen, was die (noch) unreflektierte Verwendung von bestimmten, vielleicht persönlich bevorzugten Sprachbildern angeht. Gerade zu dieser Doppelreflexion lädt Rudolf Schmitt (2016) in erster Linie im therapeutischen Kontext ein, bevor er ein eigenes Modell möglichen behutsamen Vorgehens im Sinne von »Metapher als Intervention« vorstellt.

Vor diesem Hintergrund verwundert es vielleicht weniger, dass gerade in Bezug auf unser leibliches Erleben, das doch einen derart zentralen Stellenwert im Alltagsvollzug einnimmt, der Versuch, dieses sprachlich zu fassen, in so unterschiedlichen Sprachbildern unternommen wird und dass auch das Verständnis der einzelnen Metaphern, wie zum Beispiel der des »energetischen Leibes«, so unterschiedlich ausfällt, je nachdem, auf welche Erfahrungen oder aber auf welche Konzepte (z. B. Quantenenergie, Sonnenenergie, Energie aus Wasserkraft etc.) sich die jeweilige Metapher bezieht.

Vielleicht machen diese Überlegungen zum »energetischen Leib« nochmals auf andere Weise verständlich, wie der Versuch, unsere unmittelbare Erfahrung des Lebendig-in-der-Welt-Seins sprachlich, metaphorisch und darüber hinaus konzeptionell zu erfassen, sehr leicht zu der Vorstellung eines »Dualismus« im Sinne des »Leib-Seele-Problems« führen kann. So betrachtet ist aus einer phänomenologischen Perspektive dieses Leib-Seele-Problem weniger ein Problem der unmittelbaren Erfahrung einer lebendigen und vielschichtigen Wirklichkeit als vielmehr in erster Linie ein Problem des Sprach- und Metaphern-*Verständnisses* bzw. ein Problem der widersprüchlichen Konzeptentwürfe *über* diese erfahrene Wirklichkeit. Nicht umsonst spricht Fuchs (2010) von ihrer »unaufhebbaren« Aspektdualität.

4. Einführung in die Leibphänomenologie von Hermann Schmitz

Der Leib, der Raum und die Gefühle (2009) ist der Titel eines kleinen Buches von Hermann Schmitz, das als eine sehr gute Einführung in die leibrelevanten Aspekte seiner »Neue Phänomenologie« (vgl. auch Schmitz, 2014) dienen kann. Wie bei sehr vielen Philosophen erschließt sich ein Verständnis seiner sehr komplex angelegten Schriften nicht unbedingt schon beim ersten Lesen. Diese Mühe wird bei Schmitz aber sicherlich dadurch aufgewogen, dass er gerade »leiborientierten« PsychotherapeutInnen eine detaillierte »Landkarte« für die Phänomene des »eigenleiblichen Spürens« zu erschließen vermag.

Durch die rasanten naturwissenschaftlichen Fortschritte und der zunehmenden Virtualisierung und Vercomputerisierung unserer Lebenswelt klaffen Schmitz zufolge einerseits die Bereiche des Denkens mit all ihren neuesten Begrifflichkeiten und andererseits jene des eigenleiblichen Spürens und Fühlens, im Sinne einer zunehmenden Entfremdung zum Leib, immer weiter auseinander. »Deswegen ist die Neue Phänomenologie darum bemüht, die klaffende Spanne zwischen Begreifen und Betroffensein durch gedankliches Durchleuchten der unwillkürlichen Lebenserfahrung mit genauen und geschmeidigen Begriffen zu füllen und dadurch das Betroffensein der Besinnung [wieder; Anm. d. A.] anzueignen« (Schmitz, 2009, S. 12). Er stellt uns darin ein sehr nuanciertes Vokabular an Begrifflichkeiten zur Verfügung, das man sich allerdings erst – durchaus im Sinne einer geduldigen Selbsterkundung eigenleiblichen Spürens – erarbeiten muss, eine Arbeit, die über weite Strecken der Auseinandersetzung mit einem poetischen Werk gleicht.

Der folgende Abschnitt ist der Versuch einer Zusammenfassung jener Aspekte aus *Der Leib, der Raum und die Gefühle*, die für die psychotherapeutische, leiborientierte Arbeit relevant sein könnten. Gleichzeitig ist er als Ermutigung zur Lektüre des Büchleins gedacht.

4.1 Allgemeine Definition, Strukturiertheit und Dynamik des Leibes

> »Unter dem *eigenen Leib* eines Menschen verstehe ich das, was er in der Gegend [also nicht unbedingt in den Grenzen; Anm. d. A.] seines Körpers von sich spüren kann, ohne sich auf das Zeugnis der fünf Sinne (Sehen, Hören, Tasten, Riechen, Schmecken) und des perzeptiven Körperschemas (d. h. des aus den Erfahrungen des Sehens und Tastens abgeleiteten habituellen Vorstellungsgebildes vom eigenen Körper) zu stützen. Der Leib ist besetzt mit leiblichen Regungen wie Angst, Schmerz, Hunger, Durst, Atmung, Behagen, affektives Betroffensein von Gefühlen. Er ist unteilbar flächenlos ausgedehnt als prädimensionales (d. h. nicht bezifferbar dimensioniertes, z. B. nicht dreidimensionales) Volumen, das in Engung und Weitung Dynamik besitzt« (Schmitz, 2009, S. 15f. [kursive Hervorheb. im Orig.]).

Schmitz zufolge ist der Leib fast immer von einem

> »Gewoge verschwommener Inseln besetzt, die sich ohne stetigen Zusammenhang meist flüchtig bilden, umbilden und auflösen, in einigen Fällen aber auch mit mehr oder weniger konstanter Ausrüstung beharren, dies besonders im oralen und analen Bereich und an den Sohlen« (ebd., S. 16).

Die Einheit des Leibes werde nicht etwa durch ein beständiges Spüren seiner Außengrenze, der Haut, gewährleistet, sondern eher durch das Wahrnehmen der Qualität eines »vitalen Antriebes«, der sich in der »Dynamik von Engung und Weitung« bzw. »von Spannung und Schwellung« – am unmittelbarsten über die Atmung spürbar – ausdrückt und durch die

> »ganzheitlichen, […] leiblichen Regungen, wie Frische, Mattigkeit, Behagen, Unbehagen, Müdigkeit, sofern man sich im Ganzen müde fühlt und nicht nur müde Beine oder müde Augen hat; hierzu gehören auch die Regungen bei den den Leib ganzheitlich durchziehenden Gebärden wie Stolz, Geknicktheit usw.« (ebd., S. 17).

Diese ganzheitlichen Aspekte ins Gewahrsein zu bringen, indem man als TherapeutIn bei entsprechender Gelegenheit darauf hinweist oder indem man solche Gelegenheiten überhaupt schafft, kann ein sehr hilfreicher Ansatz bei leibzentrierter Arbeit sein. Eine Möglichkeit besteht in der Anleitung zur »Achtsamkeitsübung zum eigenleiblichen Spürbewusstsein« (vgl. die Achtsamkeitsübungen im

Anhang). Man kann PatientInnen zum Beispiel dazu ermuntern, sich beim Duschen achtsam der gesamten Leiboberfläche gewahr zu werden, vielleicht unter Zuhilfenahme eines Badeschwammes oder beim Schwimmen das Umhüllt-Sein durch das Wasser zu spüren oder im Sommer in Badekleidung ganzleiblich »die Berührung und vielleicht auch ein Berührt-Sein durch den Wind« wahrzunehmen. Die Anleitung bzw. Empfehlung zur Durchführung der »Kuschelübung« als eine besondere Achtsamkeitsübung (modifiziert nach Stelzig, 2013, S. 213ff.) stellt eine weitere Möglichkeit der Wahrnehmung der ganzheitlichen Aspekte des Leibes dar:

Interventionsmöglichkeit 6:
»Wenn Sie abends *ins* Bett gehen, das heißt, wenn Sie sich auch zudecken und nicht nur *auf* das Bett legen, schlage ich Ihnen vor, sich folgende Aspekte zu vergegenwärtigen:

1. Da gibt es einmal ›das Bett als Unterlage‹, das Sie sicher und verlässlich trägt. Nehmen Sie achtsam zunächst in Teilbereichen, etwa an den Füßen beginnend und dann immer wieder als Ganzes, die Kontaktfläche zu diesem Bett wahr und dass Sie sich von ihm verlässlich getragen fühlen.
2. Dann gibt es ›das Kissen‹, in das Sie sich absichtsvoll kuscheln können, das Ihnen vielleicht so etwas wie Geborgenheit vermittelt.
3. Und schließlich spüren Sie ›die Decke‹, die Sie einhüllend beschützt und wärmt.
4. Wechseln Sie nun zwischen dem Wahrnehmen des Kontaktes zum Bett als Unterlage, dem Kissen, der Decke und der Temperatur der Luft im Bereich Ihrer frei liegenden Hautoberfläche (in der Regel das Gesicht und vielleicht Teile der Arme) als ein Spüren der gesamten Hautoberfläche und dem möglichen, gefühlsmäßigen Wahrnehmen der Qualitäten von Verlässlichkeit, Geborgenheit und Schutz durch Bett, Kissen und Decke eine Weile hin und her.«

4.2 Leibliche Kommunikation und Situationsbegriff

Die Auseinandersetzung *mit*, ebenso wie das sich flüssige Einfügen *in* die jeweils relevante Lebenswelt bezeichnet Schmitz als »leibliche Kommunikation« und diesen »bedeutsamen Zusammenhang« als »Situation«. Situationen sind für ihn »ein durch einen im Inneren mehr oder weniger diffusen, aus Sachverhalten, zumeist auch Programmen und Problemen, gebildeten Hof der Bedeutsamkeit ganzheitlich zusammengehaltenes Mannigfaltiges [...] und dann, wenn diese in einem Augenblick [...] ganz zum Vorschein kommt, als *vielsagenden Eindruck*« (Schmitz, 2009, S. 32 [kursive Hervorheb. im Orig.]).

Diese Leibsubjekt-Lebenswelt-Verschränkung als leibliche Kommunikation kann sich Schmitz zufolge als »antagonistische Einleibung«, zum Beispiel als antagonistisches Zusammenspiel von hochaktivem, selektiven Wahrnehmen, Einschätzen und Reagieren in Gefahrensituationen, als »flüchtige Einleibung«, zum Beispiel mittels beiläufiger Blicke, wenn wir uns – ohne ernsthaft zu kollidieren – in der Rushhour durch städtische Fußgängerzonen bewegen oder aber als »solidarische Einleibung«, zum Beispiel beim gemeinsamen Singen, Tanzen oder Rudern, vollziehen. Zur solidarischen Einleibung gehört auch das sich im Bereich des Tastsinns und des motorischen Körperschemas vollziehende Vermögen, mit einem Instrument so zu »verschmelzen«, dass man sich selbst beim Spielen zuhören kann oder dass »der Spaziergänger mit seinem Stock ertastet, was an der Spitze des Werkzeugs ist, als ob er mit der Hand dort wäre« (ebd., S. 36).

Das Konzept der solidarischen Einleibung von Schmitz im Zwischenleiblichen in all seinen erhebenden sowie teilweise problematischen Wirkungen lässt sich sehr gut mit dem ursprünglichen Konzept der IT zu »Konfluenz/Verschmelzung« vergleichen. Petzold zufolge

> »[ist] Konfluenz [...] die unabgegrenzte Daseinsform des Menschen, das Verschmolzensein in totaler Koexistenz, wie sie einerseits in ihrer originären Form die Embryonalzeit kennzeichnet, [...] und wie sie andererseits in Ganzheits- und Verschmelzungserfahrungen positiver und pathologischer Art von Erwachsenen erlebt werden kann« (2003, S. 794).

Konfluenz wird so als eine mögliche »Form der Relationalität« bzw. »Bezogenheit« des Menschen angesehen, neben den Formen von »Kontakt, Begegnung, Beziehung und Bindung« (vgl. ebd., S. 793–800).

Eine besondere Form der Einleibung ist vor allem bei der jüngeren Generation im Umgang mit ihrem Handy bzw. im Erleben des Verhältnisses zu ihrem Handy zu bemerken. Ein leerer Akku bei fehlender Lademöglichkeit kann da schon zu erheblichen psychischen Problemen führen, weil diese Situation als bedrohlicher Abbruch einer als existenziell erlebten sozialen Verbundenheit bewertet wird. Auch der Umgang mit den neuen sozialen Medien im Internet oder die interaktiven Computerspiele stellen neue Formen der menschlichen Kommunikation und Relationalität dar, die jedoch eher – zumindest bei exzessiver Nutzung – zu einer Virtualisierung des Geistes, als zu dessen Erdung im Sinne einer Förderung sinnlicher Wahrnehmung und des eigenleiblichen Spürbewusstseins führen (vgl. dazu ausführl. Abschn. 3.4.5.). Der Neurobiologe Manfred Spitzer hat zu dieser Problematik ein erhellendes Buch mit dem Titel *Cyberkrank! Wie das digitalisierte Leben unsere Gesundheit ruiniert* (2015) geschrieben.

Im Bereich der Zwischenleiblichkeit bietet sich Schmitz zufolge darüber hinaus eine Unterscheidung an in »einseitige Einleibung«, zum Beispiel die atemlose Spannung als unwillkürliche Mitbewegung der Zuschauer eines Drahtseilartisten oder das gemeinsame Mitzittern und Mitfiebern bei einem Fußballspiel, wo keine Du-Evidenz entsteht und in »wechselseitige Einleibung«, »wenn beide Antagonisten mindestens den Anschein erwecken, aufeinander einzugehen und Ansätze zu machen, einander zu fesseln, wie beim Blickwechsel« (2009, S. 41).

Eindeutig problematische Formen der Einleibung finden wir im Dyadischen bei der »Hörigkeit« und – als Massenphänomen – zum Beispiel bei den Aufmärschen der Nationalsozialisten des Dritten Reiches; Letztere könnte man in der Terminologie von Schmitz als eine solidarische und einseitige Einleibung bezeichnen. Die gegenwärtig auch in Europa zu bemerkende, erschreckend große Bereitschaft von Menschengruppen, sich über eine solch einseitige, kollektive Einleibung – meist mit einer als stark bewerteten Führerpersönlichkeit als Kristallisationskeim – zu synchronisieren und über das dadurch entstehende, archaische Stammes-Wir-Gefühl diffuse Bedrohungsgefühle zu bewältigen, scheint unser evolutionsbiologisches Hominiden-Erbe zu sein. Dieses kann offensichtlich nur erstens über eine konsequente Bewusstseins-Arbeit beim Individuum (z. B. im Sinne eines verbindlichen Ethikunterrichtes anstelle des Religionsunterrichtes), zweitens über sozialpolitische Maßnahmen zur ausreichenden Existenzsicherung der benachteiligten Gesellschaftsschichten in den einzelnen Ländern und drittens über eine ausreichende Verteilungsgerechtigkeit zwischen den Ländern – wenn überhaupt – ausreichend eingegrenzt werden.

Polar – nicht konträr – führt Schmitz zum Begriff der Einleibung den selteneren Begriff der »Ausleibung« am Beispiel des Schmerzerlebens ein:

> »Eine [...] zwiespältige leibliche Kommunikation tritt mit dem Schmerz ein, denn dieser ist in paradoxer Spreizung sowohl eigener Zustand des Gepeinigten als auch ein auf diesen eindringender Widersacher. Man steht gegen seinen Schmerz, muß sich mit ihm auseinandersetzen, kann nicht in ihm aufgehen wie in panischer Angst und maßloser Wollust« (ebd., S. 43).

4.3 Die vier Bereiche eigenleiblich gespürter »Raumstrukturen«

Unser eigenleibliches Spüren ist in sehr vielen, wenn nicht gar in allen Aspekten von einer Art »eigentümlichem Raumempfinden als Hintergrundmatrix« unterlegt. Und so unterscheidet Schmitz (2009, S. 46ff.) aus phänomenologischer Perspektive vier wesentliche Bereiche von »Raumstrukturen«.

Der (a) »leibliche Raum« ist der Raum, der ganz von Strukturen der leiblichen Dynamik und leiblichen Kommunikation bestimmt wird. Er wird ebenso im eigenleiblichen Spüren und im fraglosen Fungieren des motorischen Körperschemas wie über den perzeptiven Leib erfahren. Damit umfasst er viel mehr als den (b) dreidimensionalen »Ortsraum der Naturwissenschaften«. Wir stellen uns zum Beispiel die Vergangenheit als »hinter uns liegend« und die Zukunft als« vor uns liegend« vor. Und eine »Hoch«-Stimmung ebenso wie ein seelisches »Tief« geben eine »leibliche« und nicht eine »physikalische« Richtung vor. Lakoff und Johnson (2014) bezeichnen diese Angaben als »Orientierungsmetaphern« und können schlüssig nachweisen, *wie* diese Metaphern aus konkreten Lebenserfahrungen hervorgehen. Ähnliches gilt für unsere Gefühle bzw. den (c) »Gefühlsraum, in dem sich Gefühle als räumlich ortlos ergossene, leiblich ergreifende Atmosphären ausdehnen. Über dieses Vermögen der Gefühle, im affektiven Betroffensein sich leiblich fühlen zu lassen, steht der Gefühlsraum in Verbindung mit dem leiblichen Raum« (Schmitz, 2009, S. 47). Und schließlich gibt es noch (d) »die Wohnung« als Kultur der Gefühle im umfriedeten Raum. Darauf wird hier nicht näher eingegangen.

Interventionsmöglichkeit 7:
Diese eigenartige räumliche Strukturiertheit des Leibempfindens und -erlebens erklärt vielleicht auch die Tatsache, dass es bei der Arbeit mit »Inneren Beiständen« nicht nur wesentlich ist, sich auf deren möglichst lebendige Vergegenwärtigung zu fokussieren, indem man zum Beispiel nach Größe, Haltung, Mimik, Kleidung etc. fragt, sondern auch damit experimentieren lässt, »wo im innerlich vorgestellten Raum positioniert« sich diese Gestalt am stimmigsten bzw. am hilfreichsten anfühlt.

Ebenso ist es bei manchen, vor allem komplex traumatisierten PatientInnen sinnvoll, bereits mit der anfänglichen Sitzposition im Therapieraum zu experimentieren. So können sich habituelle Raumkonstellationen aus der Ursprungsfamilie (z. B. die Sitzordnung am Esstisch) über den memorativen und situativen Leib entsprechend auch in der therapeutischen Situation aktualisieren. Und dann macht es unter Umständen einen erheblichen Unterschied in der von der Patientin, vom Patienten erlebten menschlichen Qualität der therapeutischen Beziehung aus, ob sich die Therapeutin, der Therapeut eher rechts, ganz rechts, eher links, ganz links oder weitgehend frontal positioniert. Natürlich kann auch der Sitzplatz der Therapeutin, des Therapeuten fix sein und die Patientin, der Patient experimentiert mit der Position ihrer oder seiner Sitzgelegenheit in Relation zur Therapeutin, zum Therapeuten, bis sie oder er diese als ausreichend stimmig erlebt.

Für uns als PsychotherapeutInnen ist natürlich besonders der Gefühlsraum mit seinem »vielfältigen atmosphärischen Charakter« – was wieder auf die horizontale Dimension des Leibes und seiner Verschränkung mit der Lebenswelt, diesmal eben mit »der Natur und dem Wetter« hinweist – von großer Bedeutung. Schmitz zufolge

> »[sind] Gefühle [...] räumlich, aber ortlos, ergossene Atmosphären. [...] Eine feierliche oder eine zarte morgendliche Stille ist weit, eine drückende, lastende, bleierne Stille dagegen eng und protopathisch dumpf; beides sind leibverwandte synästhetische Charaktere. In solcher Weise, wie die ausgeprägte Stille, und natürlich nicht als physikalisch interpretierbare Gebilde, sind auch Gefühle räumlich. Für kollektiv zugängliche Atmosphären unter Menschen – z. B. die Verlegenheit, in die jemand nichtsahnend ›hineinplatzt‹, so daß ihm das Wort auf den Lippen erstirbt, die Albernheit oder Feierlichkeit eines Festes, die Gedrücktheit, Angespanntheit oder Aufgeregtheit, die sich bei entsprechenden Herausforderungen über Menschen legt – und für optisch-klimatische Atmosphären (Abendstimmung, Novemberstimmung, Gewitterstimmung) dürfte das einleuchten; es trifft aber auch auf private Atmosphären zu, wenn sie nur einen ergreifen. Ein gutes Beispiel ist die Freude, die den Glücklichen hüpfen oder gar, wie man sagt, in Seligkeit schweben läßt, als ob die Schwere keine Rolle mehr spielte« (2009, S. 23f.).

Und dabei handelt es sich eben nicht – um dies nochmals zu betonen – um ein »physikalisches« Phänomen des Körpers unter dem Einfluss der Schwerkraft, sondern um ein »leibliches Ergriffen-Sein« durch eine »spezifische Atmosphäre des Gefühls«.

> »So verhält es sich auch bei der zur Freude konträren Depression oder Gedrücktheit in Kummer, Trauer oder Schwermut. Dabei handelt es sich um keine gesteigerte

körperliche Empfindlichkeit für die Gravitation, überhaupt nicht um eine auf einzelne Körper verteilte Schwere, sondern um eine ganzheitliche, atmosphärische Schwere von der Art, wie man von drückendem Wetter spricht, das Menschen trübe und mißmutig stimmt« (ebd., S. 24).

Wie Petzold und Sieper zusammenfassend formulieren, ist es »der *Leib* […], der von ›*Atmosphären* als ergreifenden Gefühlsmächten‹ (*Schmitz* 1989; *Blume* 2003) ergriffen wird, wobei wir diesen Atmosphärenbegriff neuropsychologisch übersetzen« (2012a, S. 37 [Hervorheb. im Orig. v. A. geänd. in kursive Hervorheb.]).

Atmosphären entstehen im »*Zusammenwirken von subliminalen und supraliminalen Sinneseindrücken, die das totale Sinnesorgan Leib* aufnimmt und die durch die *Resonanzen aus dem Leibgedächtnis* angereichert werden« (Petzold, 2003, S. 864 [kursive Hervorheb. im Orig.]) – Resonanzen, die wiederum subliminal bleiben oder bewusst werden können.

Diesen Gefühlsraum differenziert Schmitz nun noch weiter aus. Reine Stimmungen werden nichts als weit – das heißt frei von Richtungen – erlebt, wie Zufriedenheit als reines »erfülltes« Gefühl und Verzweiflung als reines »leeres« Gefühl. Freude hingegen lasse hüpfen und schweben, hat also eine nach oben gerichtete Tendenz, während Kummer, Trauer und Schwermut eine niederdrückende Qualität aufweisen. Gefühle mit solch »erlebten Richtungsvektoren« bezeichnet er als »Erregungen«. Diese können ihrerseits »um ein Thema« zentriert sein, wie die Trauer als Trauer um einen Verlust oder auch als »reine Erregung« in Erscheinung treten, wie eine in die Weite strebende Sehnsucht mit einer diffusen aber nicht thematisch zentrierten Gerichtetheit. Also »aus den reinen Erregungen gehen die zentrierten durch Zusammenziehung der diffusen Atmosphäre um ein Thema hervor, so wird die Bangnis zur Furcht, die Sehnsucht zur Liebe« (Schmitz, 2009, S. 61).

5. Embodiment

In den letzten Jahren hat der Begriff »Embodiment« im psychologisch-wissenschaftlichen und im psychotherapieschulenübergreifenden Diskurs zunehmend an Bedeutung gewonnen. Ganz allgemein will man mit diesem Begriff die enge Wechselwirkung zwischen Körper und Psyche betonen (zur Problematik des Begriffes »Wechselwirkung« vgl. Abschn. 2.2 und 3.2.2.1), wobei sich eben nicht nur psychische Zustände körperlich ausdrücken (z. B. Gefühle nonverbal über Gestik, Mimik, Haltung und Prosodie), sondern dass dies auch umgekehrt in einem viel größeren Ausmaß gilt als bisher angenommen: *Körperzustände beeinflussen psychische Zustände bis hin zum Denken und Entscheiden.* Denken ist also keine abstrakte, vom Körper losgelöste Tätigkeit, wie dies uns unser inneres Empfinden in Bezug auf Denken und körperliches Spüren intuitiv nahelegt.

Das Zeichnen von fließenden Bewegungen anstelle von eckigen fördert zum Beispiel die Kreativität, den »Fluss der Gedanken«, das Anfassen von rauen oder glatten Oberflächen beeinflusst unsere Beurteilung des zwischenmenschlichen Umganges, das In-der-Hand-Halten eines schweren Klemmblockes während eines inszenierten Vorstellungsgespräches lässt die Versuchspersonen die Vorstellungskandidaten tendenziell seriöser, weil »gewichtiger« einschätzen (Weigmann, 2013). Die Ergebnisse einer Studie von Williams und Bargh (2008) konnten nachweisen, dass das Betrachten von Bildern mit Personen bei Probanden einen »wärmeren« Eindruck hervorruft, wenn sie währenddessen eine Tasse mit einem Heißgetränk in der Hand halten im Vergleich zu einem kalten Getränk, »d. h. physische Wärme setzt sich in interpersonale Wärme um« (Fuchs, 2014, S. 14).

Man merkt sich Wörter und Sätze einer Fremdsprache deutlich besser mithilfe begleitender simulierender, das heißt sinnvoller, Gesten als durch Lesen und Hören alleine. Wörter werden eben nicht in einer Art »mentalem Lexikon« gespeichert, sondern ihre Bedeutung wird in »erfahrungsabhängigen«, flexiblen Netzwerken kodiert. Durch zusätzliche Gesten sind mehr dieser Netzwerke beteiligt, als beim Lesen oder auch beim Sprechen alleine (Macedonia, 2013).

Viele weitere, ähnlich erstaunliche Phänomene schildert Christian Ankowitsch in seinem kurzweiligen und humorvollen Buch *Warum Einstein niemals Socken trug. Wie scheinbar Nebensächliches unser Denken beeinflusst* (2015).

Im folgenden Abschnitt soll aufgezeigt werden, inwieweit das Konzept »Embodiment« auch für Integrative TherapeutInnen hilfreich sein bzw. sich ins Theorien- und Praxisgebäude der IT einfügen kann.

5.1 Das Bedeutungsumfeld von Embodiment

Shaun Gallagher (2012) zufolge setzt sich etwa erst seit der Veröffentlichung des Buches *The Embodied Mind. Cognitive Science and Human Experience* (1991) von Francisco J. Varela, Even Thompson und Eleanor Rosch in den Kognitionswissenschaften die Erkenntnis durch, »dass Kognition kein bloßer Gehirnvorgang ist, sondern Gehirn, Körper und Umwelt involviert« (Gallagher, 2012, S. 321). Thomson und Varela verwenden dafür auch die Formulierung »embodied and embedded« (zit. nach Geuter, 2015, S. 82), die Petzold schon seit vielen Jahren (z. B. 2003) favorisiert. Daraus ist der als »verkörperte Kognition« bzw. als »embodied cognition« (EC) bezeichnete Ansatz in diesen Wissenschaften entstanden. Darunter werden allerdings sehr unterschiedliche Auffassungen darüber, welches Gewicht – zwischen »unersetzbar« einerseits und »rein funktional« andererseits – dabei der Verkörperung tatsächlich zukommt und ob dabei phänomenologisch erkenntnistheoretische Überlegungen eine Rolle spielen sollten, subsummiert. Da es weder im Englischen noch im Französischen unterschiedliche Begriffe für Leib und Körper gibt und vielfach von einem phänomenologischen Vorverständnis nicht unbedingt auszugehen ist, sei es nach Gallagher vermutlich angemessen, den Begriff »embodied« gar nicht, oder der Lesbarkeit zuliebe, mit »verkörpert« zu übersetzten. An dieser Stelle sollte man also die Wahl der Begriffe nicht zu einem Dogma stilisieren. Schließlich sprechen wir ganz selbstverständlich davon, dass jemand eine bestimmte Rolle, zum Beispiel die des engagierten Pädagogen, ganz authentisch »verkörpert« und nicht unbedingt authentisch »verleiblicht«. Im Kontext des Theaters ist andererseits durchaus die Formulierung üblich, dass sich jemand eine Rolle »einverleibt«. Gallagher selbst vertritt dezidiert einen philosophisch-leibzentrierten Ansatz, der mit dem in der IT vertretenen Grundgedanken weitgehend deckungsgleich ist.

Nach der »kognitiven«, »emotionalen« und »achtsamkeitsbasierten« Wende in der Verhaltenstherapie könnte man das Einbeziehen dieses Embodiment-Konzeptes durch VerhaltenstherapeutInnen, wie es in der Zürcher Schule um Maja Storch praktiziert wird, als deren vierte große Wende bezeichnen. Auch wenn dabei der leibphänomenologische Aspekt leider keine große Rolle spielt, stellt dieser Ansatz für den Praxisalltag viele sehr brauchbare Zugänge und Anregungen zur Verfügung. Aus Integrativer Sicht geht es daher bei der Verwendung dieses Konzeptes einfach darum, es ausreichend intersubjektiv und leibphänomenologisch zu rahmen bzw. zu unterfangen.

Der folgende Abschnitt stützt sich auf das sehr empfehlenswerte Buch von Maja Storch, Benita Cantieni, Gerald Hüther und Wolfgang Tschacher *Embodiment. Die Wechselwirkung von Körper und Psyche verstehen und nutzen* (2010a). Lediglich der von Cantieni verfasste Teil »Wie gesundes Embodiment selbst gemacht wird« ist schwierig zu verstehen und für die meisten PsychotherapeutInnen vermutlich nur schwer umzusetzen.

5.2 Facial Feedback

Storch stellt zunächst einige hochinteressante sozialpsychologische Untersuchungen vor: Paul Ekmann hat den Begriff »Facial Feedback« geprägt (Storch, 2010b, S.40 ff.), wobei man mit ausgeklügelten Versuchen nachweisen kann, dass eine möglichst perfekte Imitation eines Gefühlsausdruckes über die Gesichtsmimik dessen Auftreten hervorrufen kann bzw. zumindest die Wahrscheinlichkeit seines Auftretens erheblich erhöht. Diese Erkenntnisse werden zum Beispiel in guten Schauspielschulen bereits umgesetzt. Storch zitiert in diesem Zusammenhang den Hirnforscher Joseph LeDoux: »›Es ist vielleicht gar keine so schlechte Idee, ein fröhliches Gesicht aufzusetzen, wenn einem traurig zumute ist‹« (ebd., S. 40). Solche Empfehlungen sind natürlich strikt von der Befolgung dysfunktionaler innerer Glaubensätze zu trennen, wie zum Beispiel: »Die soziale Fassade muss unter allen Umständen gewahrt bleiben« oder »Man muss gute Miene zum bösen Spiel machen« etc. Für diesen Kontext interessant führt Fuchs (2014, S. 14) eine Studie von Havas und Kollegen (2010) an, die nachweist, dass die Injektion von Botulinum-Toxin (Botox) in die Stirnmuskulatur es den Probanden beim Lesen negativer semantischer Inhalte, zum Beispiel von Kritik, erschwert, diese auch zu verstehen, »da dieses Verständnis sonst durch ein leichtes, zumindest unterschwelliges Stirnrunzeln unterstützt wird«.

Man bekommt bei der Lektüre von Storchs Beitrag ein wenig ein Gefühl dafür, wie SozialpsychologInnen arbeiten. Um zum Beispiel den direkten, weitgehend unbewussten Einfluss der Gesichtsmuskulatur auf unsere Emotionen zu untersuchen, müssen sie den ProbandInnen zunächst eine glaubhafte »Coverstory« – also eine plausible Begründung für die Versuchsanordnung, um den eigentlichen »Untersuchungsgegenstand« verdeckt halten zu können – liefern. Dieses Problem lösen Fritz Strack, Leonard Martin und Sabine Stepper auf folgende kreative Weise:

> »Die Studie, an der Sie teilnehmen, hat mit psychomotorischer Koordination zu tun. Genauer gesagt, sind wir an der Fähigkeit von Menschen interessiert, verschiedene Aufgaben mit Körperteilen auszuführen, die normalerweise für diese Aufgaben nicht benutzt werden. Sie haben zum Beispiel sicher schon Bilder von körperlich behinderten Menschen gesehen, die ihren Mund zum Schreiben benutzen. Natürlich hat die Fähigkeit, dieselbe Aufgabe mit verschiedenen Körperteilen auszuführen, wichtige Folgen für diese Menschen. Ihre Lebensqualität hängt ganz wesentlich davon ab, ob sie weiterhin Kontrolle über ihre Umgebung behalten können, indem sie bestimmte alltägliche Aufgaben weiterhin selbst ausführen können. Die Aufgaben, die wir Ihnen gleich stellen werden, sind Teil einer Pilotstudie für ein kompliziertes Experiment, das wir nächstes Semester durchführen wollen, um die Vorgänge zu untersuchen, die ablaufen, wenn die Funktion eines Körperteils durch einen anderen ersetzt wird« (zit. nach ebd., S. 41f.).

Die ProbandInnen werden zunächst in drei Untergruppen aufgeteilt und dann aufgefordert, einen Stift entweder mit den Lippen, den Zähnen oder der nichtdominanten Hand zu halten und zunächst vier verschiedene Aufgaben – in Übereinstimmung mit der Coverstory als Tarnung – auszuführen. Danach müssen sie dann – als eigentliches Experiment – auf einer Skala von 1 bis 9 Cartoons nach deren Lustigkeitsfaktor bewerten. Dieses Anzeichnen erfolgt natürlich auch in der Weise, dass der Stift in einer der drei Haltungen verwendet wird. Es kam dabei zu einem signifikanten Unterschied auf der neunteiligen Skala und zwar von 5,14 zu 4,32. Den Stift mit den Zähnen zu halten »imitiert« nämlich ein Lächeln, ihn mit den Lippen zu halten eher eine ernste Mimik.

Interventionsmöglichkeit 8:
»Vielleicht können Sie sich als Experiment vorstellen, bis zu unserem nächsten Treffen, immer dann, wenn Sie sich in einem Spiegel betrachten, sich ein kleines freundliches Lächeln zu schenken, in der Früh verbunden mit einem freundlichen ›Guten Morgen‹, untertags mit einem ›Hallo‹ und am Abend mit einem ›Gute Nacht‹. Was halten Sie davon? (...)« (vgl. dazu auch die »Übung zum ›Inneren Lächeln‹« im Anhang).

5.3 Body Feedback

Zum Thema »Body Feedback« gibt es zum Beispiel eine Versuchsanordnung von Sabine Stepper (Storch, 2010b, S. 47) mit folgender Coverstory: Es geht bei dem Versuch darum, die Ergonomie von Arbeitsmöbeln zu testen und dafür an einer Kombination von Sitzgelegenheit und Schreibtisch zu arbeiten. Der Versuch war dabei so angelegt, dass bei der einen Gruppe eine aufrechte und bei der anderen eine gekrümmte Körperhaltung induziert werden konnte. Beide Gruppen erhielten, während sie entweder aufrecht oder gekrümmt arbeiteten, ein fiktives Lob. Ihnen wurde mitgeteilt, dass sie in einem Intelligenztest, den sie zu einem früheren Zeitpunkt durchgeführt hatten, überdurchschnittlich gut abgeschnitten hätten. Im Anschluss an das Lob wurden die Versuchspersonen aufgefordert, ihr Gefühl von Stolz über das Lob auf einer zehnteiligen Skala einzuschätzen. Die Personen, die das fiktive Lob in einer aufrechten Haltung empfangen hatten, waren signifikant stolzer auf ihr überdurchschnittlich gutes Abschneiden als die, welche das fiktive Lob in einer gekrümmten Haltung erhalten hatten.

Beim sogenannten »Palm-Paradigm« in der Versuchsanordnung von Jens Förster nahmen Versuchspersonen an einem Experiment teil, bei dem es als Coverstory darum ging, herauszufinden, ob die persönlichen Präferenzen in Bezug auf eine 25-minütige politische Fernsehsendung auch Unterschiede in den Muskelaktivitäten der Arme bewirken können. Die ProbandInnen der Gruppe eins mussten dazu jeweils ihre linke Hand mit der Handfläche nach oben – nach Möglichkeit kontinuierlich – von unten gegen eine Tischplatte drücken. Die ProbandInnen der Gruppe zwei hingegen sollten jeweils mit der linken Hand mit der Handfläche nach unten von oben auf die Tischplatte drücken. Um das Ganze ausreichend glaubhaft zu gestalten, wurden die Versuchspersonen an ein Gerät zur Aufzeichnung von Muskelaktivitäten angeschlossen, während die 25-minütige TV-Sendung lief. Als eigentlicher Test wurde ihnen kommentarlos eine Schale mit 20 leckeren Keksen auf den Tisch gestellt. Dabei stellte sich heraus, dass die Personen der Gruppe eins, deren Muskelaktivität im Sinne der Armbeugung eine »Komm-her-Bewegung« symbolisiert, im Schnitt 2,6 Kekse konsumierten, jene der Gruppe zwei mit der Armstreckungsaktivität im Sinne einer »Geh-weg-Bewegung« verzehrten durchschnittlich nur 0,9 Kekse, also nur ein Drittel der Menge der Gruppe eins. Armaktivitäten, die entweder mit Vermeidungsverhalten oder eben mit Annäherungsverhalten zu tun haben, können also sogar unser Verhalten in Bezug auf Naschen wesentlich beeinflussen.

Besonders eindrücklich stellt sich das »Head Movement Paradigm« von Gary Wells und Richard Petty als Sonderform eines Body Feedbacks dar, das zeigt, welchen Einfluss eine vergleichsweise banale Körperbewegung darauf haben kann, wie gut Menschen sich von etwas überzeugen lassen, das ihrer ursprünglichen Einstellung zuwiderläuft. Sie benutzten dazu das »Prinzip der unvereinbaren Reaktionen«. Sie überlegten, dass Kopfnicken (in unserem Kulturkreis) unvereinbar sein müsste mit ablehnenden Gedanken und dass Kopfschütteln Zustimmung verhindern müsste. Studierende wurden als Coverstory gebeten, einen Test über die Qualität von Kopfhörern und deren Tragekomfort auch bei Kopfbewegung durchzuführen. Es wurden eine Kopfnickgruppe, eine Kopfschüttelgruppe und eine Kontrollgruppe gebildet. Die StudentInnen hörten die Aufzeichnung einer Radiosendung mit einer Minute Musik, eineinhalb Minuten Information zu Studiengebühren, wobei für eine Erhöhung von 587 auf 750 Dollar plädiert wurde, dann wieder drei Minuten Musik. Danach gab es – erwartungsgemäß – Fragebogen zum Tragekomfort der Kopfhörer. Darüber hinaus wurde aber – als eigentlicher Test – Folgendes gefragt: Möglicherweise hat die Beurteilung der Kopfhörer ihre persönliche Meinung über die gehörte Musik oder über den Redebeitrag beeinflusst, darum würden wir ihnen gerne auch dazu ein paar Fragen stellen, zum Beispiel: »Welche Summe in Dollar halten Sie für eine angemessene Studiengebühr?« Dabei plädierte die Kopfschüttelgruppe für 468 Dollar – also für einen niedrigeren als den ursprünglichen Wert –, die Kontrollgruppe für 582 Dollar und die Kopfnickgruppe für 646 Dollar! Dieses Ergebnis ist doch ganz erstaunlich.

In der IT wurde den non- und paraverbalen Aspekten der zwischenleiblichen Kommunikation (z.B. Mimik, Gestik, stereotypen Haltungs- und Ausdrucksmustern, Atemmustern, Prosodie etc.) ebenso wie den Aspekten der Verkörperung von Lebensstilen bzw. von kognitiven Grundüberzeugungen von Beginn an eine große Bedeutung beigemessen (Petzold, 2003; vgl. auch die »Statuen-Übung zur Verkörperung einer Lebensgrundhaltung« im Anhang). Insofern liefern diese sozialpsychologischen Experimente keine *grundsätzlich* neuen Erkenntnisse. Trotzdem können Sie uns einerseits interessante Teilaspekte des Gesamtgeschehens aufzeigen und uns andererseits darin bestärken, dem »Nonverbalen« und der »Verkörperung« generell in der therapeutischen Situation wieder mehr Beachtung zu schenken und kreativ damit zu arbeiten.

Die folgende Therapiesequenz zeigt exemplarisch, wie sich ein bestimmtes, weitgehend unbewusstes »Lebensmotto« eben auch in entsprechenden unbewussten Haltungs-, Spannungs- und Atemmustern leiblich manifestiert, wie dieses gleichzeitig in der geschilderten Therapieeinheit in einer symbolischen Geste zum Ausdruck kommt und wie Integratives Arbeiten damit aussehen kann:

Eine 30-jährige, in ihren Ich-Funktionen gut strukturierte und ausreichend symbolisierungsfähige Patientin berichtet von einer gegenwärtigen emotionalen Belastung, die daraus resultiere, dass ihr Lebensgefährte mit seiner Master-Thesis (Masterarbeit) seit Monaten »nicht vom Fleck« komme und entsprechend darunter leide. Sie bringe einerseits dafür viel Verständnis auf, andererseits setze sie sich selbst damit unter Druck, weil sie glaube, als Psychologin müsse sie ihn doch in dieser Problematik besser unterstützen können. Und gestern habe sie sich dabei ertappt, wie sie innerlich ganz ärgerlich und zornig über die Situation geworden sei und ihn am liebsten angeherrscht hätte, sich endlich zusammenzureißen und entsprechende Taten folgen zu lassen und nicht nur darüber zu reden. Diese innere Reaktion habe sie sehr erschreckt.

An dieser Stelle lade ich sie dazu ein, beide »Anteile« – den verständnisvollen und den ärgerlichen – über die »Leere-Stuhl-Technik« miteinander in Dialog treten zu lassen. Dadurch wird es der Patientin möglich, auch Verständnis für ihren zunächst Ich-dystonen, ärgerlichen bis zornigen Anteil zu entwickeln. In der weiteren verbal-dialogischen und vor allem auch in der emotionalen Ausdifferenzierung der belastenden Situation verschränkt die Patientin spontan ihre Hände hinter ihrem Kopf, wobei die rechte Hand die drei mittleren Finger der linken umfasst. Ich mache sie darauf aufmerksam und bitte sie, zunächst einfach achtsam – »von innen her« – ihre Arme und Hände in dieser spezifischen Haltung wahrzunehmen und gleichzeitig darauf zu achten, welche Gedanken, Bilder, Szenen, Gefühle und Bewegungsimpulse unter Umständen im inneren Erlebensraum dabei auftauchen. Dann schlage ich vor, diese Haltung – wie in Zeitlupe – auf eine für sie stimmige Weise aufzulösen. Sie lässt ihre linke Hand langsam los, dann fallen allerdings ihre Unterarme ziemlich rasch auf ihre Oberschenkel. Auf meine Nachfrage, was denn jetzt beim achtsamen, innerlichen Nachspüren vordergründig sei, sagt sie: Jetzt könne sie viel freier atmen, ihre Arme fühlten sich jedoch sehr schwer an. Auf meine Frage, ob ihre Arme sich »angenehm schwer« anfühlten, antwortet sie: Nein, eher wie paralysiert. Jetzt bitte ich sie, die ursprüngliche Haltung nochmals einzunehmen und sogar ein wenig zu verstärken. Und dann sage ich: »Wenn Ihre Hände sprechen könnten, was würde da wohl jetzt die rechte Hand zur linken sagen und umgekehrt? Bevor Sie antworten, nehmen Sie sich ausreichend Zeit, sich jeweils ganz in Ihre rechte bzw. linke Hand hineinzuversetzen, bevor Sie ihnen Ihre Stimme leihen.« Sie antwortet: »Die linke Hand fragt die rechte, warum sie sie so festhalte. Und diese antwortet: Weil das halt auch ich bin!« Die Patientin löst jetzt wieder spontan diese Haltung auf, legt ihre Hände auf den Oberschenkeln ab und beginnt heftig zu gähnen. Sie äußert, sie spüre gerade, wie müde sie eigentlich sei und dass sie erst jetzt bemerke, wie anstrengend und wohl auch belastend die ganzen letzten Monate für sie eigentlich gewesen seien. Sie nehme jetzt auch wahr, wie angespannt sich ihr Nacken-Schulter-Bereich wieder einmal anfühle.

Im weiteren Gesprächserlauf wird dann sowohl eine ihrer Grundhaltungen, nämlich »Sich-an-sich-selbst-festzuhalten« und anstrengende Situationen einfach »autonom durchzustehen«, was *ganz allgemein* zu einem erhöhten muskulär-vegetativen Anspannungszustand führt, thematisiert als auch ihre *spezifische* Tendenz, sich im Nacken zu verspannen. Letzteres bemerke sie in der Regel erst beim zusätzlichen Auftreten eines Spannungskopfschmerzes. Die Therapieeinheit endet, indem ich die Patientin nochmals achtsam ihren Leib und die eingetretenen organismischen Veränderungen in Richtung Entspannung wahrnehmen lasse unter besonderer Fokussierung auf die inzwischen relativ angenehm schweren Unterarme.

Diskussion: Im weiteren Therapieverlauf wird es also unter anderem darum gehen, dieses Lebensmotto in seinen gegenwärtigen Erscheinungsformen – vor allem auch in seinen unterschiedlichen Verkörperungen in unterschiedlichen Kontexten – dem bewussten Erleben besser zugänglich zu machen, es auf seine »Stimmigkeit« hin bzw. auf mögliche Alternativen im Sinne einer kognitiven Umstrukturierung zu überprüfen und natürlich den Zusammenhang zu dessen biografischem Hintergrund ausreichend emotional fassbar, verstehbar und dadurch letztlich auch veränderbar zu machen.

Insbesondere, wenn es – wie gerade im Therapiebeispiel angeklungen – um die Arbeit an »dysfunktionalen Kognitionen« bzw. an »einschränkenden inneren Glaubenssätzen« geht (z.B. »Ich bin nichts wert«, »Die ganze Welt ist gefährlich«, »Du musst immer wachsam sein«, »Man kann es immer noch besser machen« etc.), gilt es also, nicht nur die »kognitive Umstrukturierung« zu fördern, sondern immer auch deren ganzleibliche Ausdrucksformen und das Nonverbale im Zwischenleiblichen ausreichend mit in den Blick zu nehmen. So wird zum Beispiel auch die Überwindung einer depressiven Episode durch eine entsprechende Arbeit an und mit dem Gesichtsausdruck, an der Körperhaltung, am stimmlichen Ausdruck und am Atemmuster merklich erleichtert. Dadurch kann man verhindern, dass diese alten »eingefleischten« Haltungs-, Ausdrucks- und Atem-Gewohnheiten nicht als permanente Trigger-Impulse für den alten depressiven Gesamtzustand wirksam werden.

Interventionsmöglichkeit 9:
Man bittet die Patientin, den Patienten auf einem Sessel die ursprünglich gewohnte depressive Sitzposition einzunehmen und diese vielleicht sogar noch ein wenig zu verstärken. In der Regel bedeutet das einen gekrümmten Rücken mit eingesunkener Brust und einen gesenkten Kopf, die Hände sind »kraftlos« mit den Handflächen nach unten auf den Oberschenkeln abgelegt. Man lässt dann der Wirkung dieser Haltung auf die Gefühle und auf die Gedanken achtsam nachspüren. Diese Wirkung kann natürlich individuell recht unterschiedlich sein, sie wird in erster Linie aber vermutlich zwischen einem mutlosen, depressiven, vielleicht auch schambesetzten Zustand und dem eines ängstlichen, Schutz suchenden Rückzuges angesiedelt sein.

Im nächsten Schritt lädt man die Patientin, den Patienten ein, mit einer zu der ersten gegensätzlichen Sitzposition zu experimentieren, die ein vertrauensvolles, mutiges, neugieriges, energisches – was auch immer sich für die Person gerade stimmig anfühlt – Sich-der-Welt-Öffnen ausdrückt. Das ist eine Haltung, bei der die Brust nach vorne kommt, der Kopf sich hebt und der Blick selbstbewusst »in die Welt hinaus greift«, die Knie sich ein wenig voneinander entfernen und die Handflächen sich nach oben drehen. Wiederum lässt man der Wirkung dieser Gegenposition auf Gefühle und Denken nachspüren und diese auch benennen.

In einem dritten Schritt kann man die Patientin, den Patienten nun dazu einladen, rhythmisch zwischen den beiden Positionen zu wechseln, vielleicht auf die Weise, dass sowohl die Rückwärts- als auch die Vorwärtsbewegung je zwei Atemzüge brauchen: also zwei Atemzüge zum Rückwärtssinken, wobei man nach dem ersten Ausatmen die Bewegung stoppt, einatmet und die Bewegung mit dem zweiten Ausatmen fortsetzt und zu Ende führt, und zwei Atemzüge für das sich Aufrichten, wobei nun der Bewegungsteil mit dem Einatmen synchronisiert ist. Bei der Rückwärtsbewegung kommen sich die Knie wieder näher und die Handflächen drehen sich nach unten, beim Aufrichten entfernen sich die Knie wieder ein wenig und die Handflächen drehen sich nach oben.

Die Position der Therapeutin, des Therapeuten kann dabei unterschiedlich sein:

- eher neutral an der Seite der Patientin, des Patienten, wenn es um eine noch ungewisse Exploration mit diesen Haltungen geht;
- im Rücken der Patientin, des Patienten, wenn es um Halt und Schutz gehen könnte, mit oder ohne schützende oder ermutigende Berührung;
- oder der Patientin, dem Patienten von vorne zugewandt, wenn zum Beispiel das aktuelle Thema »Probleme beim Sich-Zeigen« ist.

Als Variante lässt sich diese Übung auch im Stehen durchführen, was dann anschließend ein leichteres, allgemeines »In-Bewegung-kommen« ermöglicht.

Eine solche Arbeit kann also – wie diese Interventionsmöglichkeit aufzeigt – durchaus zunächst in einem vorwiegend »übungszentriert-funktionalen Modus« geschehen, wie es in den beiden, gerade für PatientInnen höchst brauchbaren, weil informativ, anregend und humorvoll gehaltenen Büchlein von Claudia Croos-Müller *KOPF HOCH! Das kleine Überlebensbuch. Soforthilfe bei Stress, Ärger und anderen Durchhängern* (2012a) und *NUR MUT! Das kleine Überlebensbuch. Soforthilfe bei Herzklopfen, Angst, Panik & Co* (2012b) für die Bereiche Stress und Panik exemplarisch gezeigt wird. Wird dieser Modus jedoch überzogen, dann besteht die Gefahr des Unauthentischen, des Aufgesetzten oder gar des Angepassten. Will man daher die »Embodiment-*Technik*« für das persönliche Selbstmanagement nutzen, um zum Beispiel »selbstbewusster« durchs Leben gehen zu können, dann erfordert dies eine »sehr individuelle« Annäherung sowohl an das eigentliche verbal formulierte Ziel als auch an dessen Verleiblichung:

Interventionsmöglichkeit 10:
Man kann der Patientin, dem Patienten Fragen stellen wie:

> »In welcher Verfassung möchten Sie denn [genau; Anm. d. A.] sein? Wollen Sie souverän sein, oder selbstbewusst, oder ruhig oder lieber in sich ruhend? Wollen Sie wach und offen sein, oder lieber auf sich selbst konzentriert? Wollen Sie charmant und hinreißend sein, oder eher kompetent und ernst?« (Storch, 2010b, S. 68).

»Was davon fühlt sich für Sie am stimmigsten an? Bei welchem Ausdruck gibt es so etwas wie ›ein positives Bauchgefühl‹, ein inneres ›ja, das ist es!‹«

Ist auf diese oder andere Weise ein sogenanntes »Annäherungsziel« – im Gegensatz zu einem »Vermeidungsziel« (z.B. »Ich möchte vermeiden, mich immer wieder unterwürfig und klein zu fühlen«) – ausreichend stimmig formuliert, dann geht es darum, auch den ganz individuellen, nonverbalen Ausdruck dafür zu finden und diesen auch im Alltag ausreichend einzuüben und eine schrittweise »Umleibung« achtsam zu fördern, damit die neue Haltung, das neue Rollenverhalten tatsächlich sprichwörtlich in »Fleisch und Blut« übergehen kann.

Die Wahl eines Annäherungszieles anstelle eines Vermeidungszieles findet seine Begründung darin, dass ein Vermeidungsziel zuerst imaginativ aufgerufen wird und dann aktiv gehemmt werden muss, bevor man auf das eigentliche Ziel hinarbeiten kann. Storch (2010c) stellt mit dem Zürcher Ressourcen Modell (ZRM) dafür ein »sehr strukturiertes« Vorgehen zur Verfügung, bei dem das Erarbeiten und anschließend das strukturierte Umsetzen von sogenannten »allgemeinen Haltungszielen« (z.B. »Ab jetzt erhobenen Hauptes durch das Leben«), – im Gegensatz zu »konkreten Verhaltenszielen« (z.B. »Bei der morgigen Aussprache mit dem Chef bleibe ich ganz ruhig und gelassen«) – das Kernstück darstellt (vgl. dazu ausführl. Storch & Krause, 2007). Gelingt es nämlich, eine entsprechende allgemeine Grundhaltung hinreichend leiblich zu etablieren, dann ist diese für viele verschiedene Situationen wirksam. Geht man hingegen zunächst von konkreten Verhaltenszielen aus – wie es in der Verhaltenstherapie in der Regel üblich ist –, dann muss man sich die Verallgemeinerung nachträglich erst erarbeiten.

Auch dazu ein Praxisbeispiel:

> Eine 40-jährige Mittelschullehrerin für Englisch und Turnen sucht therapeutische Hilfe, da sie im Umgang mit Autoritäten (z.B. mit ihrem Direktor) immer wieder in eine »unterwürfig-devote« Haltung verfalle und sich das nicht erklären könne. Sie lebe in einer befriedigenden Partnerschaft und sei Mutter von drei Kindern, die sie sehr liebe. Die Familie sei für sie daher eine Quelle von Befriedigung und Lebenssinn. Sie liebe auch ihren Beruf und bekomme von Schülern sowie deren Eltern immer wieder sehr gute Rückmeldungen, dieses Lob komme bei ihr aber in der Regel emotional nicht so richtig an. Ihr erklärtes Therapieziel sei, ihre Position auch Autoritäten gegenüber »selbstbewusst« und »gelassen« vertreten zu lernen.
>
> In der fünften Therapieeinheit erzählt die Patientin von einem aktuell belastenden Ereignis mit ihrer Mutter und ihrem älteren Bruder, das bei ihr wieder einmal das nur zu gut bekannte Gefühl aktiviert habe, dass sie den

beiden nicht wirklich wichtig sei. Nach der ausführlichen Schilderung der Begebenheit, verbunden mit einfühlsamen Nachfragen meinerseits, bitte ich die Patientin, achtsam auf ihre »innere Gesamtresonanz« bezüglich dieses Geschehens zu achten und zu beschreiben, welche Empfindungen das in ihr auslöst. Sie beschreibt eine Verkrampfung im Bauchraum, die sie auf Nachfrage als »Eisenknödel« symbolisiert, verbunden mit einem Druck auf der Brust, als ob da die »Trut« – eine bekannte, angsteinflößende Kärntner Sagengestalt – säße. Spontan kommt ihr beim achtsamen Hinspüren zu diesen leiblichen Regungen im Bauchraum im Sinne einer Affektbrücke die Erinnerung an ihr Studium in Wien, wo sie sich oft ähnlich gefühlt habe, wo sie zeitweise sogar suizidal gewesen sei. Von ihrem von ihr sehr bewunderten Bruder, der gleichzeitig in Wien sein Technikstudium absolviert hatte, habe sie emotional keinerlei Unterstützung erfahren. Ich bestätige zunächst, wie schmerzhaft und enttäuschend das für sie gewesen sein muss und frage dann nach, was ihr damals letztlich geholfen habe, aus ihrer Depression herauszukommen. Sie antwortet, das sei die Begegnung und Beziehungsaufnahme mit ihrem jetzigen Mann gewesen.

Von der äußeren Haltung her wirkt die Patientin im bisherigen Verlauf dieses Gespräches mutlos resignativ und imponiert in den Schultern nach vorne zusammengesunken. Ich lenke nun zunächst ihre Aufmerksamkeit auf diesen Stimmungs- und Haltungsaspekt. Sie gibt an, die Stimmung sei ihr wohlbekannt, dass diese sich aber auch so deutlich in ihrer Haltung ausdrücke, war ihr bisher – trotz ihres Berufes als Turnlehrerin – noch nicht bewusst. Im Sinne des Oszillierens zwischen »Belastungs«- und »Ressourcenpol« schlage ich ihr vor, sich nun als Kontrast ihre neue Familie und die darin herrschende herzliche Atmosphäre zu vergegenwärtigen und gleichzeitig auf mögliche Veränderungen im inneren Erleben inklusive möglicher Bewegungsimpulse zu achten. Ein klein wenig löst sich ihre zusammengesunkene Haltung auf, ohne jedoch ein wirklich freies Atmen zu ermöglichen. Im übenden Modus versucht sie nun, zwischen der mutlos-resignativen und einer würdevoll-aufgerichteten Haltung – mit einer Körperspannung, die stolze afrikanische Frauen ausdrücken, wenn sie den Wasserkrug auf ihrem Kopf zu ihrer Hütte tragen – hin- und herzupendeln, wobei ganz deutlich spürbar wird, wie ungewohnt die letztere Haltung für sie ist. Die Vorstellung der stolzen afrikanischen Frauen in Verbindung mit der herzlichen Atmosphäre in ihrer aktuellen Familie erleichterte ihr aber diese Haltungsveränderung erheblich.

An dieser Stelle erzähle ich der Patientin – als Psychoedukation – auch von dem ersten oben angeführten Embodiment-Experiment zu Body Feedback und wir experimentieren anschließend damit, sich in beiden Haltungen das Lob ihrer SchülerInnen und deren Eltern zu vergegenwärtigen und sie kann überrascht wahrnehmen, wie unterschiedlich dieses Lob in Abhängigkeit von der Haltung bei ihr ankommt. Als »Hausaufgabe« schlage ich ihr schließlich vor, eine Woche lang ganz bewusst auf ihre Haltung zwischen den beiden Polen »mutlos-resignativ-zusammengesunken« und »würdevoll-gelassen-aufgerichtet« zu achten, vor allem im Sinne von »welcher Kontext fördert welche Haltung« und ich empfehle ihr, natürlich immer wieder einmal an die würdevoll aufgerichteten, stolzen afrikanischen Frauen zu denken.

Dieses Therapiebeispiel leitet bereits über zu den beiden folgenden Themen, nämlich zur Beschäftigung mit der »Multiplen Codierungstheorie« von Wilma Bucci (vgl. Storch, 2010c, S. 130ff.) und zur Darstellung des »Focusing-Ansatzes«.

5.4 Die Multiple Codierungstheorie

Der Multiplen Codierungstheorie der Psychoanalytikerin Wilma Bucci (1997) zufolge werden Informationen vom Menschen grundsätzlich in zwei Arten von Codes, einer »vorsymbolisch körperlichen« und einer »symbolischen« Form, wahrgenommen und verarbeitet. Letztere gibt es in einer symbolisch »nonverbalen«, zumeist symbolisch »bildhaften« und in einer symbolisch »verbalen« Form. Bucci bezieht sich dabei auch auf die Bewusstseinstheorie Damásios (2000) und insbesondere auf dessen Theorie der »somatischen Marker«.

> »Bei der Übersetzung der körpernahen Codes des vorsymbolischen Systems in das abstrakte Sprachsystem spielt das Bildersystem – symbolisch nonverbal – eine Schlüsselrolle. Bilder [vor allem in ihrer Qualität als ›Metaphern‹; Anm. d. A.] sind der Dreh- und Angelpunkt im Informationsfluss zwischen vorsymbolischen Codes und symbolisch verbalen Codes, zwischen der Welt des Körperlichen, Unbewussten und der Welt des bewussten Verstandes, der über Worte und Sprache verfügt. […] Vom körperlich-unbewussten Bereich in den Sprachbereich kommen wir über das Bildersystem. Es ist vermittelnde Übersetzungshilfe. Eine direkte Verbindung vom unbewussten vorsymbolischen System zum bewussten symbolisch-sprachlichen System besteht nicht. Diese Aussage gilt natürlich auch umgekehrt.

> Wer das Unbewusste erreichen will und mit seinen Überlegungen von der bewussten Verstandesebne aus ›startet‹, braucht als Übersetzungshilfe die Bilderwelt« (Storch, 2010c, S. 131).

Vereinfacht zusammengefasst: »An jedem Wort hängt ein Bild und an jedem Bild hängt ein Gefühl« (ebd.), bzw. eine leibliche Empfindung, ein »somatischer Marker« und umgekehrt.

In ihrer zentralen Aussage über die große Bedeutung der symbolisch-bildhaften Ebene bestätigt die Multiple Codierungstheorie die Integrative Praxis, »kreativen Medien« auch, aber nicht nur, zur Förderung von Symbolisierungsprozessen[19] im therapeutischen Geschehen eine wichtige Rolle zuzuweisen.

Affektives Erleben und affektiver Ausdruck umfassen nun normalerweise in jeweils unterschiedlicher Ausprägung grundsätzlich alle drei Ebenen. Störungen dieses Erlebens treten dann bevorzugt als dissoziative Phänomene zwischen diesen drei Ebenen auf, das sind sozusagen bevorzugte »Sollbruchebenen der Psyche«[20]. Brian C. Broom, der die Hypothese der Existenz von »somatischen Metaphern« zur Diskussion stellt, bezieht sich auch auf die Multiple Codierungstheorie von Bucci und bringt unter anderem zwei Beispiele zur Illustration möglicher dissoziativer Phänomene:

> »[1.] Ein rationalisierender Patient mit atopischer Dermatitis, dessen Wut sich in seiner Haut darzustellen scheint. Auf subsymbolischer Ebene ist sich der Patient – in Form des Juckreizes – seines Körpers sehr bewusst. *Gleichzeitig* sind seine Darlegungen zu den ›Lebensereignissen‹ zum Zeitpunkt des Ausbruchs der Erkrankung auf symbolisch-verbaler Ebene aber hochgradig rational und emotionslos, *und* er scheint sich seiner Wut, also dem affektiven Erleben zwischen Juckreiz und rationaler Beschreibung, überhaupt nicht bewusst zu sein. Die beiden Ebenen sind voneinander dissoziiert.

19 Über diesen Aspekt der Förderung der Symbolisierungsfähigkeit hinaus geht es bei den kreativen Medien zusätzlich um ein Ansprechen und um die Würdigung des kreativ-schöpferischen Potenzials ganz allgemein, um die Möglichkeit der Externalisierung und Distanzierung von z.B. traumatischem Erleben und um eine Kommunikationsmöglichkeit für Bereiche, die sprachlich nur schlecht oder gar nicht ausgedrückt und kommuniziert werden können.

20 Andere derartige »Sollbruchstellen« für dissoziative Phänomene bzw. Prozesse werden in der Theorie der strukturellen Dissoziation von Onno van der Hart und KollegInnen (2008) beschrieben, von denen die wichtigste – im Rahmen der »primären strukturellen Dissoziation« – zwischen den Handlungssystemen des Alltags und den defensiven Handlungssystemen verläuft.

[2.] Eine andere Patientin wiederum ist voller Emotionen. Sie weint und hadert mit ihrem Schicksal, ist frustriert, zornig *und* leidet an verschiedensten markanten körperlichen Symptomen. *Gleichzeitig* sind sprachlicher Ausdruck und Symbolisierungsfähigkeit sehr eingeschränkt, d. h., sie verwendet nicht die verbal-symbolische Repräsentationsebene« (Broom, 2015, S. 372 [kursive Hervorheb. im Orig.).

Broom zufolge ist die Multiple Codierungstheorie in der dargestellten Form eher eine »Bottom-up«-Theorie, die sich von einer subsymbolischen, körpernahen Ebene ausgehend hin zur symbolisch-bildhaften und schließlich symbolisch-verbalen Ebene ausdehnt; eine Theorie, die dadurch auch die normale Entwicklungspsychologe widerspiegeln würde. An dieser Stelle schlägt er eine leichte Modifikation in der Form vor, dass »primär« vom »Menschen als Ganzheit« auszugehen sei und nicht von einer der Sub-Ebenen, um – unter Bezug auf Maxwell Richard Bennett und Peter Michael Stephan Hacker (2003) – der Versuchung zu widerstehen, »›einem Teil eines Lebewesens Attribute zuzuschreiben, die sinnvollerweise nur dem Lebewesen als Ganzem zugeschrieben werden sollten‹« (Broom, 2015, S. 375), eine Vorstellung vom Menschen also, die – wie bereits in Abschnitt 2.2 »Das Leib-Seele-Problem« dargelegt –, der Integrativen Sichtweise und der Position von Fuchs voll entspricht. Vor dem Hintergrund dieser modifizierten Multiplen Codierungstheorie ließen sich dann Broom zufolge auch Phänomene, die er unter dem Begriff »somatische Metaphern« zusammenfasst, konzeptionell gut beschreiben und verstehen. Diese Überlegungen werden im achten Kapitel über die »Psychosomatische Perspektive« noch näher ausgeführt.

Wieder haben wir es hier in Form der Multiplen Codierungstheorie mit einem »spezifisch« strukturierten Vorgehen zu tun, das die unterschiedlichen Dimensionen des »personalen Leibsubjektes« in einen Veränderungsprozess einbezieht und wo es gleichzeitig darum geht, die Ganzheitlichkeit des Menschen nicht aus dem Blick zu verlieren. Im »Focusing-Ansatz«, der nachfolgend kurz dargestellt wird, geht es um das gleiche Grundprinzip in einer wiederum etwas anderen spezifischen Ausformung.

5.5 Der Focusing-Ansatz

Eine elegante Umsetzung der Multiplen Codierungstheorie im Sinne eines ständigen Oszillierens zwischen »Bauchgefühl«, »somatischen Markern« und »eigenleiblichem Spüren« einerseits und einer *bildhaft*-symbolischen Ebene andererseits mit anschließendem Wechsel auf die *narrativ*-symbolische Ebene stellt das Vorgehen in der »Focusing-orientierten Psychotherapie« – kurz »Focusing« genannt – nach dem Philosophen und Psychotherapeuten Eugene T. Gendlin dar (Renn, 2011; Wiltschko, 2010a, 2011). Gleichzeitig wird in diesem achtsamkeitsbasierten Ansatz das Konzept des situativen Leibes ganz konsequent als führende Leitidee in die Praxis umgesetzt[21].

Das zentrale Element von Focusing ist der große Stellenwert, welcher der Arbeit mit dem leiblich »schon-vage-geahnten«, »schon-vage-gespürten« aber »noch-nicht-sagbaren«, »noch-nicht-begrifflich-fassbaren«, »noch-nicht-symbolisierbaren« Erleben als »*Gesamt*-Resonanz auf ein bestimmtes Problem, ein bestimmtes Thema« im Sinne von »All das fühlt sich vielleicht an wie (...)«, dem sogenannten »Felt Sense«, beigemessen wird. »In diesem noch nicht sagbaren (impliziten, körperlichen) Erleben sind unzählige Aspekte implizit wirksam *(implicit functioning)*, sie bilden miteinander eine ›ungeteilte Vielheit‹ *(pre-seperate multiplicity)* und ›enthalten‹ Bedeutung *(implizit meaning)*« (Wiltschko, 2011, S. 136 [kursive Hervorheb. im Orig.]). Und Johannes Wiltschko schreibt außerdem: Dieser

> »Felt Sense ist neben dem Denken und dem Fühlen eine *dritte Erlebenskategorie*, die vor den beiden liegt, eine Erlebenskategorie, aus der sich Denken und Fühlen erst entwickeln. [...] Die Erlebenskategorie des Felt Sense hat immer folgende Merkmale: Sie ist
>
> ➢ eine [gerichtete; Anm. d. A.] Empfindung, die sich immer auf etwas (z. B. eine bestimmte Situation, ein bestimmtes Thema) bezieht,
>
> ➢ eine *ganzheitliche* Empfindung, ein Empfinden über das ›Ganze‹ einer Situation, eines Themas/Problems, in ihr ist mehr ›enthalten‹ als man schon weiß, sagen und tun kann,
>
> ➢ eine *körperliche* Empfindung, die meist im Brust- oder Bauchraum wahrnehmbar wird,
>
> ➢ eine *vage*, unklare, unbestimmte, diffuse Empfindung, die noch keine Worte hat ...,

21 Ingrid Lesiak hat in ihrer sehr lesenswerten Master-Thesis (Masterarbeit) *Der Weg vom eigenleiblichen Spüren zu den Worten. Integrative Therapie und Focusing-orientierte Therapie im Vergleich* (2015) diesen Ansatz mit jenem der IT verglichen. Sie konnte in ihrer Arbeit nicht nur einige Ähnlichkeiten zwischen den beiden Ansätzen vor allem im praktischen Vorgehen aufzeigen, sondern sie hat auch einige sehr hilfreiche praxisrelevante Anregungen durch den Vergleich herausarbeiten können.

- häufig eine *unbehagliche*, leicht unangenehme Empfindung,
- eine *unscheinbare* Empfindung, die ›nichts verspricht‹ (weshalb man es meist auch nicht der Mühe wert findet, ihr Aufmerksamkeit zu schenken)« (Wiltschko, 2010a, S. 96f. [kursive Hervorheb. im Orig.]).

Um dieses Besondere am Konzept des »Felt Sense« zu unterstreichen, sollte man Gendlin zufolge auf eine Übersetzung des Begriffes ins Deutsche verzichten, am ehesten kämen seiner Meinung nach dafür Formulierungen wie »gefühlte Bedeutung« oder »gespürter Sinn« infrage. Aus Integrativer Sicht handelt es sich dabei – wie beim Konzept des »Krankheitsgefühls« auch – um eine »spezifische Form« des eigenleiblichen Spürbewusstseins, nämlich um jenes, das sich vor allem aus dem Bezug zum *situativen* und *memorativen Leib* »entfalten« bzw. »entwickeln« kann.

Ist eine erste Benennung des Felt Sense geglückt, dann wird geduldig und achtsam nach einem halbwegs stimmigen Wort, einem Symbol oder einer Metapher dafür gesucht, bevor dieses dann mit der gegenwärtigen Lebenssituation in Verbindung gebracht wird.

Focusing bedient sich prototypisch eines mehrstufigen Vorgehens, das jedoch in der Praxis sehr flexibel und prozessual gehandhabt wird. Im Folgenden werden die fünf wichtigsten Stufen beschrieben:

1. Freiraum schaffen

Bei diesem ersten Schritt geht es darum, zum aktuellen Problem ausreichend inneren Abstand zu gewinnen, um sich davon nicht überfluten zu lassen. In der Regel reicht dafür eine kurze Atem-Zentrierung aus, zum Beispiel in der Form: »Wenn Sie nun – gegen Ende dieser ersten Schilderung Ihres Problems bzw. Themas – sich zunächst etwas Zeit nehmen, um sich ein wenig zu zentrieren und auf den Atemfluss zu achten (...) einfach darauf achten, dass Ihr Atem frei fließen kann. (...)«

2. Einen Felt Sense zu einem Thema/Problem entstehen bzw. sich entfalten lassen

»Und wenn Sie sich zum Thema X, zum Problem Y jetzt die wichtigsten Aspekte nochmals vergegenwärtigen (an dieser Stelle ist es oft hilfreich, die emotional besetzten Schlüsselbegriffe der bisherigen Schilderung langsam gesprochen mit kleinen Pausen dazwischen zu wiederholen) und sich dann fragen: ›Wie fühlt sich meine Resonanz zu all dem vom Bauch her, vom Inneren Gewahrsein her, von meiner Inneren Mitte her an?‹ (...), lassen Sie sich Zeit, dieses Gespür zu entwickeln. (...) Wenn Sie wieder zu sehr ins Denken vom Kopf her geraten, dann bemerken Sie dies einfach, ohne es zu bewerten, vielleicht im Sinne von: ›Aha, ich denke wieder‹ und kehren zurück zur Frage: ›Wie fühlt sich all das an?‹ (...) Also, immer wieder nach innen spüren, nach innen horchen, nach innen schauen, (...) und geduldig, vielleicht sogar neugierig offen warten, was da innen (TherapeutIn zeigt vielleicht auf den Nabelbereich) zu spüren ist, sich regt, sich zeigen möchte als Resonanz bzw. Antwort auf Ihre Frage. (...)«

Es ist wichtig, der Patientin, dem Patienten ausreichend Zeit für diesen Spür-Prozess zu geben, ihn im Ablauf zu verlangsamen, zum Beispiel über ein eigenes langsames Sprechtempo mit immer wieder kleinen Pausen dazwischen. Es geht darum, immer wieder geduldig zum eigenleiblichen Spüren anzuleiten bzw. dazu zurückzukehren, auch wenn – was die Regel ist – alle möglichen Gedanken durch den Kopf schwirren. Es gilt, die Patientin, den Patienten immer wieder einzuladen, »eine kleine Weile« einfach bei diesem »Bauchgefühl« zu bleiben, das halt noch unklar und diffus ist, vielleicht sogar leicht unangenehm, das noch nicht mit Worten benannt werden kann, dessen Bedeutung zwar geahnt und leiblich gespürt wird, aber eben begrifflich noch nicht erfasst werden kann. Mit den Worten Wiltschkos ausgedrückt:

> »Bleiben Sie ein bisschen bei dem, was Sie da in sich spüren. ... Lassen Sie sich ein wenig Zeit. ... Sie müssen nicht gleich etwas sagen. ...Wo im Körper, im Leib fühlen Sie es? ... Wie ist es? Welche Qualität hat es? ... Sie brauchen es nicht gleich in Worte zu packen ... einfach nur dabeibleiben und wahrnehmen, was da ist und was geschieht« (2011, S. 144).

Für diesen zweiten Schritt muss auch die Therapeutin, der Therapeut viel Geduld und Gelassenheit aufbringen in der Gewissheit, dass sich der Felt Sense schon mit der Zeit einstellen wird. In dieser »zeitlich gedehnten, verlangsamten Form« ist das für die meisten Integrativen TherapeutInnen noch ziemlich ungewohnt. Das muss – am besten auch in entsprechender Selbsterfahrung – ausreichend eingeübt werden.

3. Einen »Griff« dafür finden

In diesem Stadium des Prozesses geht es darum, nach ausreichend langem Verweilen mit dem Felt Sense – in der Regel sind das einige wenige, manchmal jedoch auch bis zu zehn Minuten und mehr – innerlich achtsam offen zu sein »für erste Symbolbildungen«, die sich im Erlebensraum »entfalten«. Mit der Frage »*All das* fühlt sich jetzt vielleicht an wie? (...)« versucht man die Patientin, den Patienten darin zu unterstützen, ein Wort, einen Begriff, ein Symbol, ein Bild, ein Gefühl, einen Bewegungsimpuls, eine Haltung oder eine Geste zum Felt Sense zu finden.

Häufig ist diese erste Symbolisierung ein Wort, das die »leibliche Qualität«, das »körperliche Empfinden« des Felt Sense bezeichnet, zum Beispiel »irgendwie kribbelig«, »blubbernd«, »zäh«, »köchelnd«, »lodernd«, »drückend«, aber auch »warm und weit«, »hell und ruhig« etc. Das Finden eines solchen Wortes kann man fördern mit der Frage: »Welche Qualität hat diese diffuse unklare Empfindung im inneren Gewahrsein? (…)« bzw. »Welches Eigenschaftswort passt am besten dazu? (…)« Eine Patientin findet nach der anfänglichen Schilderung von jahrelangen Beziehungsproblemen auf die Frage nach ihrer Gesamtresonanz auf die Qualität ihrer Partnerschaft dafür zum Beispiel die Worte »schwer und etwas krämpfig«.

Kommt dann so ein erstes Wort, ein erster Begriff, eine erste Metapher, dann kann man es der Patientin, dem Patienten »zurück sagen«: »Ah, es fühlt sich also ›irgendwie kribbelig‹ oder ›warm und weit‹ im Bauch an. Wenn Sie das nochmals auf sich wirken lassen, dieses ›irgendwie kribbelig‹ bzw. dieses ›so warm und weit im Bauch‹ und nach innen fragen, passt das? Ist das stimmig? Was kommt dann? (…)« Manchmal wird die Bezeichnung dann nochmals verändert und manchmal braucht es Angebote seitens der Therapeutin, des Therapeuten, um eine solch stimmige Benennung zu finden: »Ist diese ›Unruhe im Bauch‹ vielleicht wie ein ›Brodeln‹ oder eher ein ›dahin köcheln‹ oder einfach ›nur kribbelig‹? (…)«

Die weitere Ausdifferenzierung des Symbols fördert man nun, indem man zum Beispiel anschließt mit: »Aha, das fühlt sich irgendwie ›köchelnd‹ an, also ›köchelnd *wie vielleicht was*?‹ (…)« Die Antwort könnte dann sein: »Köchelnd wie Lava im Inneren eines Vulkans vor dem Ausbruch« oder »Köchelnd, wie ein vor sich hin köchelnder Druckkochtopf« oder »Warm und weit im Bauch, wie ein sonnenbeschienener Stein« und die Patientin des letzten Beispiels setzt die Symbolisierung spontan fort mit: »Ja, es fühlt sich an, wie ein sonnenbeschienener Stein, so wie die Männer sind, die ich mag, die mir Sicherheit vermitteln« etc.

4. *Vergleichen bzw. den Griff überprüfen*

In dieser Phase pendelt man zwischen dem Griff und dem Felt Sense hin und her über die Fragen: »Passt das Wort (das Symbol, das Gefühl, die Geste etc.) so oder gibt es vielleicht noch etwas Stimmigeres? (…)« Oder »Gehen Sie hin und her zwischen diesem Wort, Symbol, Bild etc. und dem Felt Sense. Passen beide ausreichend gut zusammen? (...)« Oder man ermutigt die Patientin, den Patienten: »Wenn es da von innen her noch Zweifel gibt, verweilen Sie noch ein wenig mit Ihrer Achtsamkeit beim körperlichen Spüren und dieser Benennung des Spürens und warten Sie auf eine eventuell neue, stimmigere Bezeichnung! (...)« Oder »Wenn sie ausreichend zusammenpassen, lassen Sie dieses Gefühl des Zusammenpassens mehrmals in sich aufkommen. (...)«

Bei der Patientin mit den Beziehungsproblemen kommt zunächst die Aussage »schwer und etwas krämpfig ›wie ein Stein‹«. Auf meinen Einwurf, ob sich denn ein Stein »krämpfig« anfühlen könne und erneutem Nachspüren sagt sie: »Eigentlich ist es eher wie eine ›zähe, schwere, gärende Masse im Magen‹«. Diese Symbolisierung passt dann auch nach dem neuerlichen Überprüfen.

An dieser Stelle wird in der Regel eine erste, »leiblich spürbare« Erleichterung empfunden, zum Beispiel ein besseres Durchatmen oder ein Gefühl der Entlastung. Dieses Erleben der Veränderung des eigenleiblichen Spürens wird im Focusing »Felt Shift« (gefühlte Bewegung, gespürter Schritt) genannt.

Mit dieser nun ausreichend stimmigen, zweistufigen Symbolisierung hat man sozusagen einen »greifbaren« Zugang zum Thema, zum Problem gefunden, auf den man immer wieder zurückkommen kann. Daher könnte man sich und der Patientin, dem Patienten an dieser Stelle auch eine kleine Verschnaufpause gönnen, bevor man im Prozess voranschreitet.

5. *»Explizieren« bzw. »Fragen stellen«*

Zur weiteren Förderung des Focusing-Prozesses in Bezug auf das gewählte Problem X, das heißt, um den weiteren inneren Selbstheilungsprozess, das – in der Focusing-Terminologie – sogenannte »carrying forward« anzuregen, sind folgende Fragen hilfreich:

»Was in Ihrer momentanen Lebenssituation ist es eigentlich, das sich so X-ig (Griff nennen) anfühlt, (...) das mit diesem Wort, diesem Symbol etc. ausgedrückt wird? (...)« Zum Beispiel: »Was ist daran so ›kribbelig, wie ein Sack voller Flöhe‹ oder ›so zäh wie durch Schlamm waten‹ oder ›so explosiv brodelnd wie ein Vulkan‹?« Bei letzterem Beispiel war es dann möglich, eine bisher unterdrückte Wut nicht nur erstmals zu spüren und zu benennen, sondern sie auch in einen gegenwärtigen und biografischen Kontext zu stellen.

Für die Patientin mit den Beziehungsproblemen steht »zäh« in diesem Sinne dafür, dass es für sie in der Beziehung sehr mühsam ist, dem Partner ihre Bedürfnisse näherzubringen und sich von ihm gesehen bzw. verstanden zu fühlen. Die daraus resultierende Trauer erzeugt dann eine große »Schwere«. Das »Gärende« steht für all das, was sie über ihren Partner nicht weiß, wo er ihr – trotz fünf

Jahren Beziehung – noch fremd geblieben ist. Aus diesem gefühlten und symbolisierten Erleben ihrer gegenwärtigen Beziehungsqualität heraus lassen sich dann mögliche sinnvolle Vorgehensweisen zur Verbesserung der Partnerbeziehung ableiten.

> »[Zusammenfassend] kann man den *Focusing-Prozess* [auch] in vier Phasen [die eigentliche erste Phase – das Freiraum schaffen – wird hier schon vorausgesetzt; Anm. d. A.] beschreiben: *unmittelbares Bezugnehmen (direct reference)* auf eine *gefühlte Bedeutung*, die begrifflich vage, aber eindeutig gefühlt wird; das *Entfalten (unfolding)* und die *Symbolisierung* einiger *impliziter* Aspekte dieser *gefühlten Bedeutung*; die weitere Zufuhr von *Symbolisierungen* in der *umfassenden Anwendung (global application)* und die *Veränderung des inneren Bezugspunktes (referent movement)*« (Gendlin, zit. nach Wiltschko, 2010a, S. 168 [kursive Hervorheb. im Orig.]).

Ergänzender Kommentar aus Sicht der IT

Auch dieses Focusing-spezifische Arbeiten mit den Symbolisierungen und der Sprache ist – analog zum Embodiment – in der IT nicht wirklich neu. Neu ist vielleicht dieses fast »zeitlupenhafte« und stufenweise Vorgehen aus dem Leiblichen heraus hin zur sprachlich-symbolischen Ebene, ein Vorgehen, das als konsequente Umsetzung der Multiplen Codierungstheorie verstanden werden kann.

Grob schematisch (vgl. dazu auch Wiltschko, 2010a, S. 148ff. und sein »Modell der Erlebens- und Handlungsmodalitäten«) gibt es da zunächst im *Erlebensbereich* den Bereich des Felt Sense, den Bereich des leiblichen Vorbewussten, des »Vage-Gespürten« und der »Geahnten-Bedeutung«. Aus diesem »entwickeln/entfalten« sich erste Symbolisierungen im Sinne von auftauchenden Bildern/Imaginationen oder Wortmetaphern als Qualitätsbeschreibungen (z. B. »kribbelig«) oder auch als Bewegungs*impulse*, die mehr oder weniger rasch eine gerichtete Bewegungs*gestalt* annehmen können (z. B. »sich würdevoll aufrichten«). Über Fragen in der Art von: »Also kribbelig wie (…)?« oder »Würdevoll aufgerichtet, vielleicht wie (…)?« werden weitere Symbolisierungsschritte angeregt. Diese beiden genannten Erlebensbereiche, der des *Felt Sense* und jener der *ersten Symbolisierungen*, beschreiben ein »unmittelbares« Gewahr-Werden von spezifischen Empfindungen und dazugehörigen Symbolbildungen.

All das kann in unterschiedlicher Weise in den *Handlungsraum* übergehen: In ein Malen der Bild- und Wort-Symbole, in ein bewusst erprobendes Einnehmen von Haltungs- oder Bewegungs-Gestalten, in einen unmittelbaren Gefühls*ausdruck* als Lächeln, Weinen, Stirnrunzeln etc. Und schließlich mündet dieser

Entwicklungsprozess in eine »nachträgliche« narrative, mehr oder weniger metareflexive Einordnung dieses Geschehens in den betreffenden Lebensbereich ein: »Also das ›Kribbelige‹ an meiner momentanen Lebenssituation ist vor allem das Folgende (...)« oder »Wo es eindeutig um mehr ›Würde‹ in meinem Leben geht, ist Folgendes (...)« etc.

Ein Praxisbeispiel soll abschließend verdeutlichen, wie man gerade über den Focusing-Ansatz manchmal die »Ent-Wicklung«, die »Ent-Faltung« eines stimmigen allgemeinen Haltungszieles, seiner Verdichtung in einer griffigen Metapher und die dazugehörige Verleiblichung auf eine spontanere, schnellere und prozessorientiertere Weise fördern kann, als mit dem sorgfältig strukturierten, aber oft etwas langwierigen Ansatz des Zürcher Ressourcen Modells. In diesem Beispiel werden zudem alle wichtigen Inhalte des fünften Kapitels über »Embodiment« weitgehend umgesetzt:

> Ein Patient, der als sehr pflichtbewusster Lehrer an einer Hauptschule unterrichtet, entwickelt vor dem Hintergrund einer komplexen Trauma-Folgestörung zwei Jahre vor der Pensionierung eine Erschöpfungsdepression. Als gegenwärtige Trigger wirken von der Direktion geplante Umstrukturierungen auch in der Unterrichtsmethodik, deren geforderte Aneignung über Seminare vom Patienten so erlebt wird, als habe er bisher alles falsch gemacht. Während seiner Tätigkeit als Lehrer ist er in seiner Leistungsbereitschaft und natürlich auch im eigenen Anspruch, den SchülerInnen Bestmögliches zu bieten, über seine Grenzen gegangen, die angepeilten neuen Kontextbedingungen haben dann letztlich zur gegenwärtigen Dekompensation mit Schlafstörungen und Angst- und Panikzuständen schon beim bloßen Gedanken an die Schule geführt. Unter therapeutischer Begleitung entschloss er sich nach längerem inneren Ringen (»Wenn ich mich nur genügend zusammenreiße, dann schaffe ich das schon« und »Was werden wohl die Leute sagen?«) doch, die Frühpensionierung zu beantragen. Nach einigen Monaten im Krankenstand wurde er dann zu einem Gespräch mit dem Chefarzt des Krankenhauses bestellt, das er als sehr demütigend und eben nicht auf gleicher Augenhöhe geführt erlebte. Er sei sich dabei ganz plötzlich wieder »klein und schuldig« vorgekommen; ein kindlicher Ego-State, der schon bisher immer wieder Thema in der Therapie gewesen war, hatte sich konstelliert. Das begleitende Gefühl der Beschämung, als sei er ein »Tachinierer«[22], war so groß, dass er nicht einmal in der Lage

22 »Tachinierer« ist ein österreichischer Dialektausdruck für jemanden, der sich bewusst vor Arbeit drückt.

war, seiner Frau von diesem Gespräch zu erzählen. In der folgenden Therapiestunde war diese durchaus bekannte Selbstwertproblematik natürlich Thema und letztlich konnte er sich, mithilfe eines imaginierten Tigers als »innere Helfergestalt« an seiner rechten Seite, einen Verlauf dieses Gespräches vorstellen, in welchem er ein respektvolles Verhalten seines Gegenüber einfordern und so seine Würde bewahren konnte. An dieser Stelle erwies sich die folgende Intervention als zusätzlich hilfreich:

»Wenn Sie nun, nach all dem, was wir jetzt durchgespielt und besprochen haben, sich ein wenig zentrieren, vielleicht auf Ihr Ein- und Ausatmen achten (…) und dann ganz nach innen spüren, auf Ihre innere Resonanz, auf das Ganze achten, sind da vielleicht auch irgendwelche Bewegungsimpulse bzw. Haltungsänderungsimpulse wahrnehmbar? (…) In Ordnung, zunächst einfach nur wahrnehmen, ihnen nachspüren und vielleicht deutlich werden lassen. (…) Und ihnen dann achtsam folgen, (…) ausprobieren, was sich stimmig anfühlt (…) (der Patient findet eine selbstbewusst-aufgerichtete Haltung), und vielleicht in dieser neuen Haltung auch einmal aufstehen und ein wenig damit im Gehen experimentieren (…) und sich dann fragen: ›Und diese neue Haltung fühlt sich an wie? (…) Vielleicht finden Sie einen passenden Begriff, ein Symbol, eine Metapher dafür?‹ (…)«

Es kristallisierte sich die Metapher des »erhobenen Hauptes« heraus, die dann als allgemeines Haltungsziel zum Motto verdichtet wurde: »Ab jetzt werde ich erhobenen Hauptes durchs Leben gehen mit dem Tiger an meiner rechten Seite«, gefolgt von der Besprechung, wie der Patient dieses Motto übend in seinen Alltag einbauen könne.

6. Das Prinzip Achtsamkeit

Explizite Entspannungsübungen wie die klassische Progressive Muskelrelaxation (PMR) und vor allem das klassische Autogene Training (AT), können bei *manchen* Menschen Panikzustände triggern! Das gilt besonders für PatientInnen mit Posttraumatischen Belastungsstörungen (PTBS) bzw. solchen mit Angst- und Panikstörungen, da von diesen Personen *jeglicher mögliche Kontrollverlust* als höchst bedrohlich erlebt werden kann. Aus diesen Erfahrungen heraus und aufgrund der Erkenntnisse der modernen Traumatherapie in Verbindung mit dem rasch anwachsenden neurobiologischen Wissen, haben auch bei uns in Europa etwa seit 1990 die ursprünglich aus der buddhistischen Tradition stammenden sogenannten achtsamkeitsbasierten Zugänge eine rasche Verbreitung gefunden, wie zum Beispiel die Mindfulness Based Stress Reduction (MBSR) nach Jon Kabat-Zinn als strukturierter achtwöchiger Kurs bei Burnout-Erkrankungen und Schmerzstörungen, die Mindfulness Based Cognitive Therapy (MBCT) nach Zindel Segal, Mark Williams und John Teasdale als Rückfallprophylaxe bei Depressionen, die Dialektisch-Behaviorale Therapie (DBT), auch dialektische Verhaltenstherapie genannt, nach Marsha M. Linehan für Menschen mit Borderline-Störung sowie der Traumaansatz von Luise Reddemann (z.B. 2011, 2016a, 2016b), um einige der bekanntesten Methoden zu nennen.

Neben der modernen Säuglingsforschung, der modernen Traumatherapie vor dem Hintergrund neurobiologischer Forschungen und der evolutionsbiologischen Perspektive stellt der achtsamkeitsbasierte Ansatz die vierte große Säule integrativer Entwicklungen in der Psychotherapie dar. Valide Wirksamkeitsnachweise für diesen Ansatz gibt es inzwischen sowohl auf neurobiologischer Basis (z.B. Singer & Ricard, 2008) als auch im klinischen Bereich (z.B. Librowicz, 2015; Hölzel & Brähler, 2015). »Der nächste Schritt wird vermutlich sein, Achtsamkeit im Rahmen einer *Kultur des Bewusstseins* als ein allgemeingültiges Prinzip einer guten und glücklichen Lebensführung zu begreifen«, wie Stefan Schmidt (2015, S. 21 [kursive Hervorheb. im Orig.]) anmerkt. Und vielleicht kann die Popularität der Achtsamkeitsansätze in unserer hektischen Zeit sogar »auch als eine kollektive Selbstregulation unserer Gesellschaft interpretiert« (ebd., S. 38) werden.

Eine wichtige Inspirationsquelle für die IT war übrigens die Gestalttherapie mit ihrem Konzept der »awareness«. Und so hat sich Petzold schon viel früher als die gerade genannten AutorInnen mit dem Thema Psychotherapie, Achtsamkeit und Meditation beschäftigt und zum Beispiel bereits 1983 als Herausgeber und Mitautor das Buch *Psychotherapie. Meditation. Gestalt* (1983a) veröffentlicht.

6.1 Zum allgemeinen Verständnis von Achtsamkeit

Unter dem Begriff »Achtsamkeit« versteht man sowohl einen *Zustand* des »achtsamen Gewahrseins« als auch die *Praxis* »von Achtsamkeit« selbst. Nach Halko Weiss, Michael E. Harrer und Thomas Dietz geht es bei Achtsamkeit »in ihrer Grundessenz« um vier Bausteine: »(1) Die bewusste *Lenkung der Aufmerksamkeit* auf die, (2) sich von Augenblick zu Augenblick entfaltende *gegenwärtige Erfahrung*. (3) Das *teilhabende Beobachten* aus einer, (4) nicht bewertenden, sondern wohlwollend *akzeptierenden Haltung*« (2012, S. 10 [kursive Hervorheb. im Orig.]).

Ad 1: Der erste dieser vier Punkte, »Lenkung der Aufmerksamkeit«, bedarf in dieser kurzen Einführung keiner weiteren Erklärung, ist er doch auch ein zentrales Merkmal jeder Form von Psychotherapie.

Ad 2: Zur Verdeutlichung des Aspektes »Gegenwärtigkeit im Alltag« mag folgende bekannte Zen-Geschichte dienen:

> Ein in der Meditation erfahrener Mann wurde einmal gefragt, warum er trotz seiner vielen Beschäftigungen immer so glücklich sein könne.
>
> Er sagte: »Wenn ich stehe, dann stehe ich, wenn ich gehe, dann gehe ich, wenn ich sitze, dann sitze ich, wenn ich esse, dann esse ich, wenn ich spreche, dann spreche ich ...«.
>
> Dann fielen ihm die Fragesteller ins Wort und sagten: »Das tun wir auch, aber was machst du darüber hinaus?«
>
> Er sagte wiederum: »Wenn ich stehe, dann stehe ich, wenn ich gehe, dann gehe ich, wenn ich sitze, dann sitze ich, wenn ich esse, dann esse ich, wenn ich spreche, dann spreche ich ...«.

> Wieder sagten die Leute: »Aber das tun wir doch auch!«
> Er aber sagte zu ihnen: »Nein, wenn ihr sitzt, dann steht ihr schon, wenn ihr steht, dann lauft ihr schon, wenn ihr lauft, dann seid ihr schon am Ziel.«

Dieses »nichtkonzeptionelle Gewahrsein« der »gegenwärtigen Erfahrung« bedarf des »Einübens einer Pause in unserem unaufhörlichen Selbstgespräch«, mit dem wir in der Regel diese gegenwärtige Erfahrung innerlich laufend analysieren, bewerten und kommentieren. Das ist an und für sich ein ganz natürlicher und auch sinnvoller Vorgang, im Übermaß betrieben mindert er jedoch unsere Fähigkeit, Unmittelbarkeit zu erfahren und Lebendigkeit zu spüren.

Ad 3: Beim »teilhabenden Beobachten« geht es vor allem um die Entwicklung der Fähigkeit, innerlich »einen kleinen Schritt zurück« machen zu können und unsere allgemein menschliche Fähigkeit, unsere *Um*welt neugierig-forschend beobachten und verstehen zu wollen auch auf die *Innen*welt, das heißt auf unsere Kognitions-, Emotions-, Fühl-, und Verhaltensmuster, anzuwenden, deren »Automatismen« dadurch ein wenig »aufzuweichen« und so neue Freiräume im Denken, Fühlen und Handeln zu gewinnen. Um die Entwicklung dieses inneren, primär nicht wertenden, wohlwollend akzeptierenden »Beobachter-States« zu fördern, ist es unter anderem hilfreich, die auftauchenden verschiedenen »mentalen Konstrukte« auf der »Inneren Bühne des Geistes« absichtsvoll zu etikettieren, das heißt sie im »inneren Sprechen« genau zu benennen, zum Beispiel auf der Empfindungsebene als *Anspannung*, als *Kribbeln*, als *Unruhe* etc., auf der Gefühlsebene als *Ärger,* als *Langeweile*, als *Angst* etc., auf der Gedankenebene als *Denken,* als *Grübeln*, als *Planen,* als *Bewerten* etc. (vgl. Kornfield, 2005).

Hilfreich kann manchmal auch folgender innerer Kommentar sein: »Ich kann meine Gedanken (meine Gefühle, meine Körperempfindungen, meine Handlungsimpulse) beobachten, also bin ich mehr als meine Gedanken (meine Gefühle etc.)!« (vgl. Reddemann, 2016a).

Wie schon erwähnt, fördert dieses Handeln ein Aussteigen aus Denk-, Fühl- und Verhaltensautomatismen. Es kann helfen, eine innere Distanz zu quälendem Gedankenkreisen oder überflutenden Gefühlen zu gewinnen. Dieses Vorgehen wird daher auch als »Distanzierungs-Technik«, zum Beispiel in der Stabilisierungsphase der Behandlung posttraumatischer Symptomatik, angewendet.

Es geht also einerseits darum, alles auftauchen zu lassen, was an die »Oberfläche des Bewusstseins« kommt, es vielleicht sogar freundlich zu begrüßen, aber es andererseits vorbei- bzw. durchziehen zu lassen und nicht »zum Verweilen einzuladen«. Das tibetische Wort für Meditation bedeutet übrigens »Vertraut-werden«. Durch geduldiges Üben wird man damit vertraut, die verschiedenen Geistes-Tätigkeiten in dieser Weise kommen und gehen zu lassen, sie als »eigene mentale Konstrukte« zu begreifen und sich so immer weniger mit ihnen zu identifizieren. Man wird also weder versuchen, besonders angenehme Zustände krampfhaft festzuhalten, noch schmerzhafte Zustände angestrengt abzuwehren und fernzuhalten. Vor diesem buddhistischen Hintergrund bringt es der Neuropsychologe Rick Hanson (2013) mit der Formel »Leid ist Schmerz mal Widerstand« (zit. nach Librowicz, 2015, S. 16) auf den Punkt.

Ad 4: Unter einer nicht bewertenden, sondern wohlwollend »akzeptierenden Haltung« schließlich ist in der Regel nicht ein »neutrales bis sogar total distanziertes« Beobachten gemeint, sondern vielmehr ein »offen neugieriges, freundliches, teilnehmendes bis mitfühlendes« Beobachten (Wasner, 2014; Germer, 2015).

Beachte: Eine bedeutsame Ausnahme von dieser Regel ist die »Beobachtertechnik« in der Traumatherapie (vgl. Reddemann, 2016a), in der es gerade auf eine ausreichend große emotionale Distanz zum potenziell überflutenden Erleben ankommt.

Manchmal wird aus buddhistischer Perspektive im Zusammenhang mit diesem »nicht wertenden Beobachten« auch von »radikaler Akzeptanz« gesprochen. Diese

> »Akzeptanz bedeutet [jedoch] nicht, einfach alles gut zu finden oder mit allem zufrieden zu sein. Es bedeutet auch nicht, destruktiven Gewohnheiten freien Lauf zu lassen oder den Wunsch nach Veränderung aufzugeben, Ungerechtigkeit zu tolerieren, in Passivität oder gar Fatalismus zu verfallen« (Kabat-Zinn, 2011, S. 53).

Eine besondere Form der Akzeptanz ist das »Selbstmitgefühl«. »Normalerweise bezieht sich Akzeptanz auf das, *was* wir erleben – das Akzeptieren eines Gefühls oder eines Gedankens. Selbstmitgefühl bedeutet, dass wir die *Person* akzeptieren, die diese Dinge erlebt. Wir nehmen uns in unserem Schmerz an« (Germer, 2015, S. 48 [kursive Hervorheb. im Orig.]).

Letztlich geht es darum, durch eine regelmäßige Übungspraxis von Achtsamkeit als »state« – als einem »temporären, prozessualen Selbstzustand« – zu Achtsamkeit als »trait«, also zu einem »konstitutiven Persönlichkeitsmerkmal« zu kommen (Librowicz, 2015).

Noch einmal anders zusammengefasst: Der achtsame Geist ist wach, klar, neugierig-offen und nicht wertend, er ist akzeptierend und gelassen, teilnehmend bis mitfühlend auf das gegenwärtige Erleben zentriert, anstatt sich im Grübeln über die Vergangenheit, im Planen oder Sorgen um die Zukunft oder sich in Fantasiewelten und Tagträumen zu verlieren.

Der Begriff »Achtsamkeit« ist also nicht identisch mit dem Begriff »Aufmerksamkeit« und – aus klinischer Sicht häufig vernachlässigt, übersehen oder verdrängt – er umfasst zwei sich gegenseitig bedingende Bedeutungen:

> »Aufmerksamkeit bezeichnet die Fähigkeit, bewusst wahrzunehmen. Der Begriff Achtsamkeit (Pali: *sati*) hat jedoch zwei Bedeutungen: bemerken, was gerade geschieht *und* sich dessen erinnern, was heilsam ist. Diese zweite Bedeutung ist sehr wichtig; denn die ethische Dimension der Achtsamkeit ist es, anderen [und sich selbst; Anm. d. A.] zu nützen und nicht zu schaden. In dieser Hinsicht ist Achtsamkeit keine Meditationstechnik, sondern [auch; Anm. d. A.] eine ethische Geisteshaltung« (Doepke, 2015, S. 309 [kursive Hervorheb. im Orig.]).

Diesen unverzichtbaren »ethischen Aspekt« streicht auch Paul Grossman, Forschungsdirektor der Abteilung für Psychosomatische Medizin der Universitätsklinik in Basel und Direktor des Europäischen Instituts für Achtsamkeit in Freiburg im Breisgau ganz stark heraus. In einem ZEIT-online-Interview (2013) betont er, dass die psychologische Achtsamkeitsforschung häufig Achtsamkeit auf ihre kognitiven Aspekte – wahrnehmen, was gerade geschieht – reduziert, bis hin zur zeitgeistigen Verkürzung von Achtsamkeitstraining auf ein reines, mentales »Konzentrationstraining« zur Selbstoptimierung im Sinne von Stressresistenz und Leistungssteigerung. Diese Aspekte sind zudem viel leichter operationalisierbar und damit der Forschung zugänglicher, als Forschungsprojekte, welche die Entwicklung ethischer Grundhaltungen – im diskutierten buddhistischen Kontext sind dies vor allem Freundlichkeit, Akzeptanz, Mitgefühl, Gleichmut und Mut – und deren Auswirkungen auf die kognitiven Prozesse mitzuberücksichtigen versuchen. In diesem Sinne ist »Mindfulness: Awareness Informed by an Embodied Ethic« der bezeichnende Titel einer seiner Beiträge, in dem Grossman zum Beispiel schreibt:

> »Thus, there is an emphasis upon a personally experienced process, in which we examine how our awareness is influenced by ›trying out‹ the possibility of eliciting kindness, openness and patience toward immediate experience, be the experience pleasant, unpleasant or neutral. There is no moral imperative or expectation of success, just a gentle invitation to give it a try« (2015, S. 20).

Achtsamkeit bedeutet also fast nie »neutrale« Achtsamkeit bzw. »rein kognitive« Achtsamkeit, die zudem gerne auf Management-Ebene eingesetzt wird, um die Effizienz im Sinne einer Funktionalisierung von sich selbst und von MitarbeiterInnen zu steigern, sondern meint – buddhistisch gesprochen – eine »rechte« Achtsamkeit im Sinne einer mit sich und anderen »mitfühlenden« Achtsamkeit, wie zum Beispiel auch Reddemann betont. Unter Bezugnahme auf John R. Suler gibt sie zudem kritisch zu bedenken,

> »dass Achtsamkeitspraxis auch dazu führen kann, Themen zu vermeiden, oder sie kann zu Abwehrzwecken verwendet werden, vor allem: narzisstische Perfektion und Unverwundbarkeit zu verfolgen, Ängste vor Individuation zu umgehen, Verantwortlichkeit und Verfügbarkeit zu meiden, Ängste vor Nähe zu rationalisieren, unerwünschte Gefühle zu unterdrücken, Ärger zu vermeiden, Über-Ich-Bedürfnisse nach Selbstbestrafung zu erfüllen, innere Erfahrung zu vermeiden, Vernunft, Intellekt und Nachdenken über eigene Motive zu vermeiden und Meditation als Ersatz für Trauerprozesse angesichts von Verlusten einzusetzen und Kummer aus dem Weg zu gehen« (Reddemann, 2016b, S. 51).

Ähnliches meint auch Petzold, wenn er bereits 1983 (im Vorwort als Herausgeber) zum sich ergänzenden Verhältnis zwischen Psychotherapie und Meditation schreibt:

> »Durcharbeiten der eigenen Biographie, die Auseinandersetzung mit der eigenen Dynamik, Emotionalität und Beziehungsfähigkeit, wie sie die Psychotherapie ermöglicht, bietet eine gute Voraussetzung dafür, daß Meditation nicht als Vermeidung konkreter Realität mißverstanden und zur Kompensation narzißtischer Defizite mißbraucht wird, daß sie nicht zu sektiererischen Subkulturen und persönlichen Abhängigkeiten von zweifelhaften Gurus führt, was ihrem eigentlichen Wesen entgegensteht: Transzendenz und Immanenz, Ekstase und Nüchternheit in wahrhafter Alltäglichkeit und praktischer Liebe zu verbinden« (1983a, S. 8).

6.2 Der Stellenwert von Achtsamkeit in der Integrativen Therapie

Wenn man die vorangegangenen Ausführungen zum Verständnis von Achtsamkeit mit den bisherigen Ausführungen über die Leibtherapie in der IT in dieser Einführung in Beziehung setzt, dann wird offensichtlich, dass es da sehr viele

Übereinstimmungen gibt. Das gilt sowohl für die allgemeine, respektvolle, primär nicht wertende, achtsam intersubjektiv ausgerichtete TherapeutInnen*haltung* als auch für viele ganz *konkrete Interventionsschritte* im Sinne von Innehalten und achtsamem Gewahr-Werden dessen, was gerade ist und ebenso für die Arbeit an und mit dem eigenleiblichen Spürbewusstsein und dem Sich-bewusst-Machen von Haltungs-, Ausdrucks- und Bewegungsmustern im Allgemeinen sowie im nonverbalen Kommunikationsverhalten im Speziellen. Dieses in der Ausbildung in der IT so selbstverständlich vermittelte mehrperspektivische »Prinzip Achtsamkeit« ist vermutlich ein Grund, warum – im Gegensatz zu anderen Psychotherapieschulen – in der IT diese »Achtsamkeitswelle« bisher kaum explizit über ausführliche Veröffentlichungen aufgegriffen worden ist. Ein zweiter Grund mag auch darin liegen, dass Petzold keine Notwendigkeit dafür gesehen hat, da diese Ansätze in Form seiner »komplexen Achtsamkeit«, in welcher der individuumzentrierte Ansatz in altruistischer und melioristischer Absicht in Richtung Intersubjektivität, Lebenswelt und Kontext-Bewusstheit, in Richtung einer Weisheits- und Gewissenstherapie und auch in Richtung einer »Nootherapie und säkularen Mystik« (Petzold, 1983b) überschritten wird, seiner Meinung nach schon von Anbeginn an relativ breit verwirklicht waren. So muss mit seinen Worten

> »›*[k]omplexe Achtsamkeit*‹ [...] auf den ›*Leib*‹ und auf die ›*Lebenswelt*‹ gerichtet sein. Das eine ist nicht ohne das andere zu begreifen, zu haben oder interventiv zu beeinflussen. Zielrichtung soll dabei die Entwicklung einer ›*euthymen Achtsamkeit*‹ sein, einer Sensibilität für das ›eigene Wohlsein‹ und das ›Wohlergehen Anderer‹« (Petzold & Sieper, 2012b, S. 35 [Hervorheb. im Orig. v. A. geänd. in kursive Hervorheb.]).

Und zum Verständnis von »Nootherapie« schreibt Petzold, dass

> »auch der Bereich des Geistigen integraler Bestandteil der Ganzheit Mensch-Welt ist. [Und dieser dürfe eben; Anm. d. A.] nicht psychistisch reduziert werden, wie in den meisten Psychotherapien. Er erfordert [vielmehr; Anm. d. A.] einen eigenen Zugang, [nämlich; Anm. d. A.] den der *Nootherapie*. [Dieser; Anm. d. A.] ist auf Fragen nach den Werten, dem Sinn, den Lebenszielen, nach Anfang und Ende, Leben und Sterben, nach der Wahrheit und der Liebe, nach dem Schönen, der Transzendenz, nach Gott gerichtet« (Petzold, 1983b, S. 57 [kursive Hervorheb. im Orig.]).

Diese Aspekte des Verhältnisses von Psychotherapie und Nootherapie auf das Wesentliche reduziert formuliert Petzold so: »*Psychotherapie* zielt auf Verändern,

Nootherapie zielt auf Verwandeln« (ebd., S. 68 [kursive Hervorheb. im Orig.]), wobei er unter »Verwandeln« einen

> »qualitativen Umschlag in der Beziehung eines Menschen zu sich selbst, zur Welt, zu seinen Mitmenschen [versteht; Anm. d. A.], der ein beständiges Begegnen, Erkennen, Lieben beinhaltet. *Verwandeln ist Prozeß*, kein Übergang von einem Zustand in den anderen. Der Weg selbst wird zum Ziel« (ebd. [kursive Hervorheb. im Orig.]).

Dass eine Auseinandersetzung mit diesen neuen, aktuellen Konzepten von Achtsamkeit für die IT vor allem auf der Ebene der konkreten Achtsamkeitspraxis trotzdem – über solche Grundpositionierungen hinaus – sehr befruchtend sein kann, hat Stefan Librowicz in seiner Master-Thesis (Masterarbeit) (2015) eindrücklich bewiesen, in der er sehr differenziert den großen expliziten und impliziten Stellenwert von Achtsamkeit in der IT herausarbeitet. Bei seiner Literaturrecherche zum Thema »komplexe Achtsamkeit« bei Petzold kommt er zu dem Schluss, dass dieser in seinen Beiträgen mit einer Ausnahme (Petzold, Moser & Orth, 2012) durchaus den buddhistischen Ansatz würdigt, selbst jedoch eher ein komplexes »Metakonzept« zu Achtsamkeit im Sinne eines »kritischen Bewusstseins« entwirft, als ganz konkrete Ansätze für den (Therapie-)Alltag anzuführen.

Als besonders hilfreich für die Zielsetzung in seiner Arbeit erweisen sich die von Librowicz (2015) über seine umfangreiche Literaturrecherche herausgearbeiteten fünf Kategorien von »Wirkfaktoren« einer säkularen Achtsamkeitspraxis, nämlich:

1. Aufmerksamkeitsregulation
2. Körpergewahrsein
3. Emotionsregulation
4. Selbstwahrnehmung/Perspektivenwechsel
5. Entspannung/Stressmangement

Und so geht es in dieser neu aktualisierten Auseinandersetzung mit Aspekten des Buddhismus einfach darum, ganz pragmatisch den jahrhundertelang angewachsenen buddhistischen Erfahrungsschatz in der »Schulung des Geistes«, um einerseits individuelles Leid zu lindern bzw. zu überwinden und anderseits – über Formen von Mitgefühls-Mediationen – zu einem melioristischen, sozialen Engagement zu gelangen, unter psychotherapiewissenschaftlichen und vor allem auch neurobiologischen Gesichtspunkten (vgl. Harrer & Weiss, 2016; Ott, 2010; Siegel, 2007; Singer & Ricard, 2008), im schulenübergreifenden Dialog zu sichten und sich davon entsprechend neu anregen zu lassen[23].

6.3 Die Praxis von Achtsamkeit

Dieser Abschnitt beschreibt, wie denn die »Schulung des Geistes in Achtsamkeit« bzw. die »Schulung des Leibsubjektes, sich seines Status als *Leibsubjekt in Kontext/Kontinuum* bewusster zu werden«, ganz konkret im Alltag stattfinden kann.

Dazu bedarf es einerseits einer konsequenten »formal-*rituellen* Praxis« des Meditierens. Das bedeutet zum Beispiel jeden Tag zur selben Zeit zehn bis 30 Minuten Achtsamkeitsmeditation am selben Ort mit entsprechender Einstimmung (achtsame Vorbereitung des Sitzkissens, Handy ausschalten, Ungestörtheit sicherstellen, eventuell Aromalämpchen oder Räucherstäbchen benutzen etc.) zu praktizieren und so als »neue mentale Gewohnheit« zu etablieren. Als sehr empfehlenswerte Einführung in eine solche Praxis, und zwar für PatientInnen und TherapeutInnen gleichermaßen, sei an erster Stelle das Buch mit Begleit-CD von Jack Kornfield genannt. Es zeichnet sich durch einen einfachen, verständlichen und doch das essenziell Wesentliche von Meditation erfassenden Aufbau aus. Außerdem empfiehlt sich – aus psychotherapeutischer Perspektive differenzierter – *Das Achtsamkeitsübungsbuch* (2012) von Weiss, Harrer und Dietz mit zwei CDs.

Daneben geht es andererseits darum, die sich dabei entwickelnden neuen Grundhaltungen und mentalen Fähigkeiten von Beginn an auch in den Alltag zu integrieren. Um diesen Transfer zu erleichtern, kann man

1. auf eine »formale Praxis als Mini-Achtsamkeitsübung im Alltag« zurückgreifen. Darunter versteht man zum Beispiel die »bewusste Entscheidung«, eine Woche hindurch »achtsames Zähneputzen zu praktizieren«, die Woche darauf kann es um »achtsames Geschirrspülen« gehen etc. So lernt man, den »Anfängergeist«, also Achtsamkeit für möglichst viele Lebensbe-

23 In diesem Zusammenhang möchte ich auch auf die Master-Thesis (Masterarbeit) von Wasner (2014) hinweisen, der sich darin mit den positiven Auswirkungen einer regelmäßigen »Achtsamkeitspraxis von PsychotherapeutInnen« auf die therapeutische Beziehung beschäftigt. Beide Arbeiten, die von Librowicz und die von Wasner, zeichnet unter anderem die nötige kritisch-reflektierende Distanz zu möglichen Gefahren sogenannter »spiritueller Interventionen« aus.

reiche zu kultivieren, wobei der Anfängergeist »eine Haltung [beschreibt], die Dinge so zu betrachten, als ob sie zum ersten Mal wahrgenommen [bzw. ausgeführt werden; Anm. d. A.] würden« (Weiss et al., 2012, S. 158). Darüber hinaus bedarf es

2. einer »Informellen Praxis« im Sinne kurzer Momente von Achtsamkeit inmitten des Alltagstrubels. Dabei gilt: »Jede momentane Erfahrung ist ein lohnendes Objekt für Achtsamkeit« (Germer, 2015, S. 76), ob es sich um Aspekte der Natur handelt, um Kinder, die man gerade bemerkt, um Momente der Achtsamkeit für guten Bodenkontakt beim Warten an der Supermarktkasse oder in Bezug auf eine gute Sitzhaltung bei der Arbeit vor dem Computer. »Bewusstes Atmen [jedoch; Anm. d. A.] ist die einfachste und beliebteste [formale *und* informelle; Anm. d. A.] Achtsamkeitstechnik. Die Herausforderung besteht darin, sich inmitten des oft hektischen Alltags *daran zu erinnern*« (ebd., S. 79 [kursive Hervorheb. im Orig.]).

6.3.1 Integrative meditative Praxis im Sinne von Nootherapie

Bevor nun näher auf die Konzepte von Achtsamkeit und meditativer Praxis im therapeutischen Kontext eingegangen wird, wie sie im gegenwärtigen schulenübergreifenden Diskurs vor allem aus buddhistischer Perspektive diskutiert werden, soll ein solches Konzept als »zusätzliche Reflexionsfolie« vorgestellt werden, wie es Petzold bereits 1983 aus Integrativer Sicht und in Integrativen Begrifflichkeiten skizziert hat. Es beginnt mit »Besinnung« und »Sammlung« und schreitet über »Betrachtung« zur »Versenkung« voran.

Unter *Besinnung* versteht Petzold in diesem Konzept zweierlei: Es geht ihm einerseits darum, den »äußeren sinnlichen Erfahrungen« in einer als hektisch und besinnungslos erlebten Zeit ganz allgemein wieder mehr Aufmerksamkeit zu schenken und Bedeutung zuzumessen und so über ein achtsames Eintauchen in diesen Strom der sinnlichen Eindrücke unter gleichzeitiger Vertiefung der Fähigkeit zum eigenleiblichen Spürbewusstsein ein Gefühl der Verbundenheit mit sich selbst als Leib und mit der sozialen und ökologischen Lebenswelt zu kultivieren. Das ist also »Leibtherapie durch und durch« in dem in diesem Buch dargestellten Verständnis! Und gleichzeitig erwächst Petzold zufolge aus dem Sich-Einlassen auf diese »sinnliche« Erfahrung andererseits auch »individueller und kollektiver Sinn«. »Sinn ruht in den Sinnen; denn sie selbst gehören diesem Gewebe von Bezogenheiten, von Sehen und Gesehen-werden, von Berühren und Berührt-werden an« (Petzold, 1983b, S. 73).

Zentriert sich nun diese sinnliche Tätigkeit auf einen bestimmten Gegenstand, auf ein bestimmtes Thema, dann spricht Petzold von *Sammlung*, die sich über ein achtsames Verweilen bei dem Gegenstand, bei dem Thema zur »Betrachtung« verdichten kann.

Betrachtung »stellt sich ein, wenn die Sammlung die nötige Dichte erreicht hat, und sie entfaltet sich in unterschiedlichen Tiefen« (ebd., S. 74). Ein anderes Wort für Betrachtung ist übrigens »contemplatio«. In diesem Bewusstseins-Modus wirken alle Sinnesqualitäten »synergetisch« und »synästhetisch« zusammen und die Erfahrung wird zu einer Erfahrung des »totalen Sinnesorganes Leib« (Petzold & Sieper, 2012a, S. 39), in der wir ganz gegenwärtig – im Sinne des Kairos – vom »Wesen der Dinge« berührt werden bzw. uns von ihnen berühren, anrühren lassen und gleichzeitig in tieferen Kontakt zum eigenen Wesen treten.

In einer neuen Überschreitung, nach ausreichender Übung oder auch einmal als Gnade des Augenblicks, kann sich die Betrachtung zur *Versenkung* hin nochmals weiter vertiefen. Versenkung

> »bedeutet, sich in den Grund sinken zu lassen und zur Höhe aufzusteigen in einem. Tiefe und Höhe fallen in eins, ohne sich zu vermischen. Die Fülle der Anschauung in der Betrachtung und die Einfachheit, die die Versunkenheit freisetzt, entziehen sich der Worte. Sie verlieren sich in der Stille. Über die Erfahrung der Versenkung zu schreiben, heißt, das Unbenennbare benennen zu wollen« (Petzold, 1983b, S. 75).

Petzold weist zum Abschluss seines metaphernreichen Konzeptes von »Nootherapie als meditativer Praxis« ausdrücklich darauf hin, wie wichtig es sei, »Menschen auf den Weg der Übung zu bringen« (ebd., S. 77) und dabei mit für sie zugänglichen, das heißt individuell angepassten Wegen zu beginnen, die sich möglichst organisch in den Lebensvollzug einpassen. Und so könne dann in Anlehnung an das Motto von Karlfried Graf Dürckheim (z. B. 1966) vom »Alltag als Übung« dieses unermüdliche Üben »die häuslichen Verrichtungen genauso umgreifen wie geistige oder therapeutische Arbeit« (Petzold, 1983b, S. 77).

An dieser Stelle möchte ich noch einmal auf die Schwierigkeit bzw. sogar die Unmöglichkeit zurückkommen, bestimmte Aspekte meditativer Erfahrung auch in Worte fassen zu können, und zwar als Anregung, die Themen »Verbalisieren von Erfahrungen« im Allgemeinen und »Erfahrungen innerhalb der Therapie« im Speziellen zumindest kurz zu streifen.

In der Regel wird im therapeutischen Prozess der Förderung der Fähigkeit, unterschiedliche Erfahrungen auch verbal-symbolisch ausdrücken zu können und so in den Dialog zu bringen, in wohl allen Psychotherapierichtungen eine große bis sehr große Bedeutung beigemessen. Das gilt zunächst besonders im Kontext von traumatischen Erfahrungen, in dem das »in Worte fassen« des »namenlosen Schreckens« einen wichtigen Teil des Heilungsprozesses darstellt, bei dem fragmentiertes, implizites, jederzeit triggerbares Traumaerleben in eine halbwegs stabile kohärente biografische Erinnerung überführt werden soll. Dies gilt jedoch auch ganz allgemein für das therapeutische Geschehen, in dem co-kreativ im therapeutischen Dialog versucht wird, eine kohärentere, sinnerfülltere Geschichte über das Leben der Patientin, des Patienten als die bisher wirksame zu erzählen bzw. sogar eine solche neu zu (er)finden, die es ihr oder ihm erlaubt, *sich selbst im Lebensganzen zunehmend besser zu verstehen*. Die hier vertretene These lautet: *Nicht alles muss* und *nicht alles kann* mit Worten und Begriffen angemessen ausgedrückt und beschrieben werden.

In der Relationalen Psychotherapie, einer modernen Variante der Psychoanalyse (vgl. Sassenfeld, 2015), wird zum Beispiel – ähnlich den Integrativen Annahmen – der Veränderung des »impliziten Beziehungswissens« (Stern et al., 2012) über die »unmittelbare« Erfahrung von bedeutsamen und emotional berührenden Begegnungserfahrungen in der therapeutischen Beziehung – den sogenannten »now moments« (Stern, 2005) – ein großer Stellenwert beigemessen und diese unmittelbare Erfahrung muss eben nicht »nachträglich« besprochen, analysiert und gedeutet werden. Letzteres könnte sogar kontraproduktiv sein! Und ähnliches gilt für viele, existenziell tief gehende Erfahrungen, die vielleicht im Sinne von Nootherapie nicht so sehr »Veränderungen« als vielmehr »Verwandlungen« zu bewirken vermögen. Diese Erfahrungen lassen sich unter Umständen besser kreativ-künstlerisch, poetisch, musikalisch, tänzerisch etc., durchaus im Sinne »intermedialer Quergänge« ausdrücken, symbolisieren und kommunizieren, sie dürfen aber auch als »reine«, tief bewegende, vielleicht sogar »verwandelnde« Erfahrung »für sich selbst« stehen, bei der die Therapeutin, der Therapeut in erster Linie eine mitfühlende und mitschwingende »Zeugenposition« innehat und nicht in deren »Inneres« vordringen muss oder darf.

Und so kann man mit Petzold pointiert zusammenfassen: »Die Besessenheit, Erfahrenes zu benennen, raubt dem Erlebten seine Unmittelbarkeit. Oft ist die Namensgebung [daher; Anm. d. A.] nicht Aneignung sondern Verlust, weil die Reinheit des Erlebens getrübt wurde und das Benannte etwas anderes ist als das Erlebte« (1983b, S. 64f.). Denn Letzteres ist das »Ursprüngliche« und es ist dem »Leib als der Natur, die wir selbst sind« (Böhme, 2003) viel näher, als die »nachträgliche« verbal-symbolische Dimension, deren eigenständige große Bedeutung durch diese Feststellung jedoch nicht gemindert werden soll. Es braucht beide Dimensionen, aber jeweils zur richtigen Zeit! Die therapeutische Kunst besteht unter anderem darin, dies prozessual zu erkennen und beidem zur gegebenen Zeit einen »förderlichen Rahmen« zur Verfügung stellen zu können.

Mit diesen Konzepten und den speziellen Sprachbildern Petzolds im Hintergrund eröffnet sich der Leserin, dem Leser vielleicht nochmals ein reichhaltigerer Einstieg zu den im Folgenden vorgestellten Konzepten und Zugängen zu einer mehr buddhistisch ausgerichteten meditativen Praxis.

6.3.2 Mediationsformen mit buddhistischem Hintergrund

Zu den Mediationsformen mit buddhistischem Hintergrund zählen die Konzentrationsmeditation, die eigentliche Achtsamkeitsmeditation und die Mitgefühlsmeditation, die alle jeweils mit unterschiedlichen neurobiologischen Aktivitätsmustern einhergehen (Ricard et al., 2015).

6.3.2.1 Die Konzentrationsmeditation

Bei dieser auch »Einsgerichtete Konzentration« (Dalai Lama, 2005) genannten Meditationsform geht es darum, überhaupt einmal zu lernen, über längere Zeit die Aufmerksamkeit auf einem bestimmten äußeren oder inneren Fokus, zum Beispiel auf den Kontakt der Fußsohlen zum Boden oder auf einem Aspekt der Atmung, zu halten. Es geht darum zu lernen, unseren »Affengeist zu zähmen«, die »herumstreunende« Aufmerksamkeit fokussiert zu halten, die »Oberfläche« des Bewusstseins zu beruhigen, es geht – nochmals in anderen Worten – um »mentale Zentriertheit« bzw. – subjektiv poetisch ausgedrückt – um »innere Sammlung«.

Dieser Lernprozess spielt sich in der Regel immer wieder in folgenden vier Phasen ab, die sich gleichzeitig in unterschiedlichen neurobiologischen Aktivitätsmustern widerspiegeln: »[1.] Die Gedanken schweifen ab, [2.] man wird sich dessen bewusst, [3. man] orientiert sich zurück und [4. man] fokussiert die Aufmerksamkeit erneut« (Ricard et al, 2015, S. 42 [Ergänzungen d. A.]). Als »Fokus« bzw. »Anker« für die Konzentration kann dabei Verschiedenes dienen:

1. Die Konzentration auf »Aspekte der Atmung« wird am häufigsten gewählt. Ulrich Ott schreibt dazu:

   »Ein wesentliches Argument, das für die Atmung als Meditationsobjekt spricht, stützt sich auf den engen Zusammenhang zwischen Atmung, vegetativer Erregung und Emotionen. Eine gleichmäßige, vertiefte Atmung ist eine effektive Methode, innere Ruhe und Entspannung herbeizuführen. Aus diesem Grund betonen klinische Standardverfahren wie das autogene Training oder die progressive Muskelentspannung die wichtige Rolle der Atmung für eine effektive Entspannung, und auch bei der Behandlung von Angststörungen werden in akuten Stresssituation langsame Atemzüge als natürliches Beruhigungsmittel eingesetzt« (2010, S. 48).

2. Die Konzentration auf die »Kontaktflächen« zum Boden, zum Sessel, zur Unterlage, oft verbunden mit dem Sich-bewusst-Machen, »dass diese Unterlage verlässlich trägt«.
3. Die Konzentration auf eine bestimmte »Haltung« oder gestalthafte »Bewegungsmuster« (z. B. spezifische Mediationshaltungen, Geh-Meditationen, Qigong-Übungen etc.).
4. Die Konzentration auf einen »Laut« (z. B. Amen, Jesum, Om [Yoga], Mu [Zen], Allahm, Shalom, Joshua etc.).
5. Die Konzentration auf bestimmte, innerlich gesprochene »Worte, Sätze oder Begriffe« (z. B. »ein« bei der Einatmung und »aus« bei der Ausatmung; die formelhaften Vorsatzbildungen im Autogenen Training, z. B. »ich bin ganz ruhig«; rituelle Gebete, z. B. Rosenkranzbeten; in der Mitgefühlsmeditation das buddhistische Mantra »mögen alle Wesen frei von Leid und glücklich sein« etc.).

Der Anfang eines solchen Übungsweges ist für die allermeisten von uns in der Regel ziemlich beschwerlich bis entmutigend. Alois Burkhard schreibt dazu:

> »Der Anfänger wird merken, dass das gar nicht so einfach ist. Gedanke auf Gedanke prasselt auf uns ein, ein Gefühl jagt das nächste. Die Tibeter nennen diese erste Auseinandersetzung mit sich selbst bezeichnenderweise ›Wasserfall‹. Nicht zu unterbrechen scheint dieser Wasserfall der Gefühle und Gedanken zu sein. Aber jeder, der eine Entscheidung für einen neuen Weg trifft, muss da durch. Es geht allen so, auch wenn manche behaupten, eine tiefe innere Ruhe würde sie gleich am Anfang durchströmen. Das mag manchmal so sein. Aber aus eigener Erfahrung weiß ich,

dass es den ›Wasserfall‹ nicht nur am Anfang der Meditationspraxis gibt, sondern immer auch mal wieder zwischendurch« (2011, S. VIII).

Diese unsere *ganz natürliche* »Umtriebigkeit« des Geistes, also die mentale Tätigkeit, die einsetzt, wenn wir nicht mit einer »zielgerichteten« körperlichen und/oder geistigen Tätigkeit beschäftigt sind, ist inzwischen auch recht gut neurobiologisch erforscht worden und wird als »Default-Mode« bezeichnet. Das ist sozusagen eine Art »Leerlauf-Modus« des Gehirns.

> »Immer dann, wenn uns eine Situation keine Reaktionen abverlangt oder nur Routinehandlungen erfordert, so dass geistige Ressourcen zur Verfügung stehen, nutzen wir diese zum Erinnern, Nachdenken, Planen.
>
> [...] Der biologische Nutzen dieser Fähigkeit zur Simulation von Szenarien liegt auf der Hand: Wir können vergangene Situationen auswerten und daraus für zukünftige Situationen lernen, mit welchem Verhalten wir vermutlich am ehesten unsere Ziele erreichen. [...].
>
> Für erfolgreiches Handeln ist diese Fähigkeit zur Simulation möglicher Konstellationen ein so großer Vorteil, dass wir sehr viel Zeit damit verbringen. Wenn wir in Gedanken unterwegs sind (Engl. *mind wandering*), sind wir jedoch nicht vollständig präsent. [...].
>
> [...] Problematisch wird diese Art der Geistestätigkeit erst dann, wenn sie sich verselbständigt und die Lebensqualität darunter leidet; wenn wir nicht abschalten können, obwohl wir dies gerne möchten; wenn wir nie bei der Sache sind, die wir gerade tun, sondern im Geiste schon den nächsten Schritt planen und so den Kontakt zur lebendigen Gegenwart verlieren.
>
> Achtsamkeitsmeditation zielt darauf ab, die gesamte Aufmerksamkeit auf das zu richten, was gerade in diesem Augenblick an Erfahrungen gegeben ist. Alle Prozesse des Default-Modus, die uns von der Gegenwart in eine vorgestellte, projizierte, ›simulierte‹ Wirklichkeit entführen, müssen dazu unterbunden werden. Somit kann Meditation als eine Hemmung des Default-Modus konzipiert werden, deren Erfolg objektiv daran festgemacht werden kann, dass die Aktivität in den entsprechenden Hirnregionen reduziert wird« (Ott, 2010, S. 98ff.).

Dass unsere Aufmerksamkeit vor allem – aber nicht nur – am Beginn einer Schulung in Konzentrationsmeditation immer wieder den gewählten Fokus nicht halten kann und die Gedanken immer wieder auf Wanderschaft gehen, ist also ganz natürlich. Es gilt einfach, dies immer früher zu bemerken, und die Aufmerksamkeit über den Beobachter-State »sanft und doch bestimmt« wieder in den

Fokus oder ins offene Gewahrsein zurückzuführen, ohne sich durch diese Absicht unter Druck zu setzen. Die folgende Anleitung von Britta Hölzel mag dafür beispielgebend sein:

> »Von Zeit zu Zeit werden Sie [vielleicht; Anm. d. A.] bemerken, dass die Aufmerksamkeit weggewandert ist, dass Sie in Gedanken ganz woanders sind – vielleicht bei Erinnerungen oder bei Gedanken an die Zukunft. Das ist ganz normal, und es wird zwischendurch immer wieder passieren. Wann immer Sie es bemerken, geleiten Sie die Aufmerksamkeit ganz freundlich und zugleich bestimmt zurück zum gegenwärtigen Moment. Damit stärken Sie Ihre Konzentrationsfähigkeit und die Fähigkeit, mit dem Bewusstsein wieder im gegenwärtigen Moment anzukommen. Und gleichzeitig treten Sie in einen ganz freundlichen und liebevollen Kontakt mit sich selbst, wenn Sie ganz geduldig wieder und wieder Ihre Aufmerksamkeit wie bei der Hand nehmen und Sie zurück ins Hier und Jetzt, zu diesem Moment geleiten« (2015, S. 45f.).

Eine weitere Möglichkeit, den Default-Mode zu hemmen und ganz im Hier und Jetzt zu verweilen, besteht im »sich vollständigen Hingeben an eine Tätigkeit« bzw. »im Aufgehen in einer Tätigkeit« (z. B. Malen, Bildhauern, Musizieren, eine Tee-Zeremonie durchführen, Gartenarbeit verrichten etc.). Dieser Zustand ist also grundsätzlich auch in jeder Alltagshandlung erreichbar, »der Alltag als Übung«, was seit Mihaly Csikszentmihalyi (2006) auch als »Flow-Gefühl« bezeichnet wird. Aus der Bewusstseinsperspektive kann diese Tätigkeit »selbstvergessen« (wie Kinder im selbstvergessenen Spiel) oder aber »mit hoher Präsenz« (wie bei der Tee-Zeremonie als Zen-Praxis) ablaufen. Gerade bei Menschen mit Trauma-Folgestörungen, die immer wieder von unterschiedlichen Flashback-Phänomenen bedrängt werden, kann das bewusste und konzentrierte Ausführen einer »mäßig« anspruchsvollen Tätigkeit (wie Stricken, Basteln, im Garten arbeiten etc.) die »Gegenwartsverankerung« spürbar verstärken.

Natürlich ist der Default-Mode auch bei Tätigkeiten wie Extremklettern oder Marathonlaufen geradezu maximal gehemmt, was von den SportlerInnen durchaus auch als Ziel genannt wird (endlich den Alltag und das ständige Gedankenkreisen für eine Weile ganz »hinter mir« bzw. »unter mir« zu lassen), die Hauptmotivation ist dabei aber eher das Erreichen eines besonderen »High-Gefühls«, das auf eine massive Endorphinausschüttung zurückgeht und das dann durchaus als Suchtverhalten klassifiziert werden kann.. Der »Normalbürger« greift in einer ähnlichen Motivation, aber mit dem »vordergründigen« Ziel, sich nach einem stressigen Arbeitsalltag zu entspannen, zu den unterschiedlichsten und auch reichlich vom Markt angebotenen und beworbenen Formen der »Ablenkung«, der »Unterhaltung« und der »Zerstreuung«.

Mit der Zeit bewirkt nun die regelmäßige Praxis von *Konzentrationsmeditationen*, also einer mentalen Tätigkeit, die polar zu jener steht, die mit der Metapher »Zerstreuung« belegt wird, eine »Bewusstseins-Vereinheitlichung« bzw. eine »Bewusstseins-Beruhigung«, was dann den Zugang zu den eigentlichen *Achtsamkeitsmeditationen* erleichtert, beide Mediationsformen bedingen und fördern einander jedoch.

> »Die Achtsamkeitsmeditation ist eigentlich ein ›Tanz‹ zwischen der Konzentration auf ein einziges Objekt und dem nicht zielgerichteten [›reinen‹; Anm. d. A.] Gewahrsein. Wenn wir unsere Aufmerksamkeit zu stark auf den Atem [oder einen anderen Fokus; Anm. d. A.] konzentrieren und dadurch in Stress geraten, können wir uns entspannen, indem wir uns auch für andere Wahrnehmungen öffnen. Wird unsere Aufmerksamkeit andererseits durch die unablässig auftauchenden Gedanken oder Körperempfindungen [oder Bildfolgen, Gefühle und Bewegungsimpulse] hin und her gewirbelt, können wir in der zielgerichteten Konzentration auf den Atem Zuflucht vor dem Sturm finden« (Germer, 2015, S. 69f.).

Als Beispiele für Konzentrationsmeditationen finden sich im Anhang die »Basale Achtsamkeitsübung« in der Kurz- und Normalversion und die »Atem-Achtsamkeitsübung«.

6.3.2.2 Die Achtsamkeitsmeditation

Jede Form der Konzentrationsmeditation wird gleichzeitig zu einer Achtsamkeitsübung im Sinne von »offenem Gewahrsein«, wenn sie in der »bewussten« Absicht betrieben wird, in der beschriebenen »offen akzeptierenden Beobachterhaltung« den Inhalten des Bewusstseinsstromes zu begegnen. »Sich mit Achtsamkeit dem Erleben zuzuwenden bedeutet nicht nur, dass wir uns dessen bewusst werden, *was* wir spüren, sondern auch der Tatsache, *dass* wir spüren« (Gard & Hölzel, 2015, S. 85 [Hervorheb. im Orig.]). Das fördert – wie schon betont – die Entwicklung der Fähigkeit zu einer ausreichenden De-Identifikation mit diesen mentalen Inhalten, indem man sie zunehmend als »eigene mentale Konstrukte« begreifen lernt und ihnen dadurch – buddhistisch gesprochen – weniger »anhaftet«. Für den psychotherapeutischen Kontext relevant ist dabei gerade diese Entwicklung der Fähigkeit zur »Metakognition«, die diesem »Beobachter-State« eigen ist, was mit der Entwicklung der Fähigkeit zu einem

Perspektivenwechsel bzw. – buddhistisch formuliert – zu Offenheit, Gelassenheit und Gleichmut einhergeht. »Gleichmut ist [dabei] weder Passivität noch Gleichgültigkeit, die im buddhistischen Denken als ›nahe Feinde‹ des Gleichmuts gelten« (Coleman, 2013, S. 124). In Stresssituationen werden dadurch weniger Stresshormone ausgeschüttet, der Umgang mit Ängsten und Depressionen nachweislich erleichtert (Ricard et al., 2015) und das Immunsystem gestärkt (Rüegg, 2010). Für weit fortgeschritten Meditierende kann es darüber hinaus das Ziel sein, letztlich nicht nur eine gute Bewusstseins-*Beruhigung* zu erreichen, sondern sogar eine Bewusstseins-*Entleerung* im Sinne eines nahezu vollständigen Versiegens des »Wasserfalls der Gedanken«, was einem Verweilen in »reiner Präsenz«, in »reiner Bewusstheit« entspricht.

Als konkreter Übungsvorschlag zu einer einfachen Achtsamkeitsmeditation findet sich im Anhang die »Achtsamkeitsübung für Leibempfindungen«, die auch als vorbereitende Übung zu den verschiedenen komplexeren Formen eines »Leibpanoramas« und »Bodyscans« eingesetzt werden kann.

6.3.2.3 Die Mitgefühlsmeditation

Diese spezifisch buddhistisch-tibetische Meditationsform zur Entwicklung einer ethischen, prosozialen Grundhaltung hat erst in den letzten Jahren auch im psychotherapeutischen Kontext an Bedeutung gewonnen. Sie heißt »Metta-Meditation« oder »Liebende-Güte-Meditation«. Der Begriff »Metta« stammt aus der mittelindischen Sprache Pali und bedeutet übersetzt »liebende Güte«. Das leitende Mantra ist dabei der Satz »Mögen alle fühlenden Wesen frei von Leid und glücklich sein!«, wobei zu beachten ist, dass »frei von Leid« nicht bedeutet »frei von Schmerz« zu sein. Dem Dalai Lama zufolge »besteht das höchste spirituelle Ziel des Buddhismus darin, Mitgefühl für alle fühlenden Wesen zu entwickeln und umfassend für ihr Wohlergehen zu arbeiten« (2005, S. 16). Tania Singer und Olga Klimecki (2014) vom Max-Planck-Institut für Kognitions- und Neurowissenschaften in Leipzig konnten nachweisen, dass diese Entwicklung von Mitgefühl (engl.: compassion) als »aktives« Mitgefühl mit positiven Emotionen verbunden ist im Gegensatz zur rein »passiven« Empathie, dem resonanten, vermutlich unter anderem über Spiegelneurone vermittelten emotionalen Nachempfinden des Leidens anderer (Ricard et al., 2015). Letzteres kann nicht nur rasch in einen Zustand von großem »Empathie-Stress« kippen, sondern auch – wie Paul Bloom (2015), Professor für Psychologie an der Yale University in New Haven (Connecticut) in den USA, in einem Interview in der Wochenzeitschrift *DIE ZEIT* mit dem Titel »Empathie blendet uns« ausführt – zur Bevorzugung uns ähnlicher Menschen und sogar, aus dem mitempfundenen Schmerz heraus, zu unreflektierten Rachegefühlen verleiten.

Im Alltag wird zwischen Empathie und Mitgefühl in der Regel nicht unterschieden. Diesen Erkenntnissen zufolge erscheint es jedoch sinnvoll, die Unterscheidung durchaus nach dem Vorbild buddhistischer Mönche bewusst zu erlernen, indem man versucht, zum unmittelbaren Betroffen-Sein innerlich etwas Abstand zu gewinnen, zum Beispiel über die Frage »Wie kann ich da am besten helfen?«, was den Fokus der Aufmerksamkeit vom passiven Mitleiden zum aktiven prosozialen Verhalten verschieben kann.

Darüber hinaus ist es auch sinnvoll, Mitgefühl und Mitleid zu unterscheiden. Mitgefühl entspricht dabei weitgehend einer »intersubjektiven« Grundhaltung, Mitleid eher der Einnahme einer »überlegenen« Position, zum Beispiel – pointiert formuliert – im Sinne von »Ach, du armes Würstchen!«

Vom konkreten Vorgehen her visualisiert man bei der Mitgefühlsmeditation zum Beispiel zunächst innerlich eine Person, zu der man eine sehr positive Beziehung hat und daher sich der Wunsch, sie möge glücklich sein, leicht entwickeln und im Geist präsent halten lässt. Dann nimmt man schrittweise in der Vorstellung Menschen hinzu, bei denen sich dieser Wunsch nicht mehr ganz so selbstverständlich entfaltet bis hin zu solchen, zu denen man auf unterschiedliche Weise negativ eingestellt ist.

Beim Erleiden von zu großem Empathie-Stress kann folgende »Einsichtsmeditation« entlastend sein:

> »Jeder Mensch ist auf seiner oder ihrer eigenen Lebensreise.
>
> Ich bin weder der Grund für das Leid des anderen, noch steht es allein in meiner Macht, es zu beenden – auch wenn ich mir wünschte, ich könnte das. Momente wie diese sind schwer auszuhalten, [...]« (Brähler, 2015, S. 144)

und ich darf mir das eingestehen. So fühlen in solchen Situationen die meisten Menschen. Ich werde dennoch versuchen, zu helfen, »soweit es in meinen Kräften steht«.

Paul Gilbert hat auf buddhistischem Hintergrund unter Einbeziehung neurobiologischer und evolutionsbiologischer Konzepte seine *Compassion Focused Therapy* (2013) in seinem gleichnamigen Buch entwickelt, die vor allem Menschen mit komplexen Trauma-Folgestörungen helfen soll, mit ihren oft vorherrschenden Gefühlen von Scham, Demütigung und Schuld besser umzugehen. Einen ähnlichen Ansatz entwirft Christopher Germer in seinem Buch *Der achtsame Weg zum*

Selbstmitgefühl. Wie man sich von destruktiven Gedanken und Gefühlen befreit (2015), das zu Beginn eine gute allgemeine Einführung in das Prinzip Achtsamkeit vermittelt und dann sehr strukturiert – ebenfalls auf buddhistischem Hintergrund – Wege zur Entwicklung von Selbstmitgefühl und zur »liebenden Güte« aufzeigt. Dieses Selbst*mitgefühl* ist wiederum nicht zu verwechseln mit einem egozentrischen »Baden« im Selbst*mitleid*, verbunden mit der Überzeugung, alle anderen seien an meinem Leid schuld, im Gegenteil:

> »Selbstmitgefühl umfasst nach der Definition von Kristin Neff drei Komponenten: 1. *Gleichmütiges Gewahrsein:* Anstatt unser Leid zu verdrängen oder uns darin zu verstricken, spüren wir die Belastung im Körper und erkennen an, dass wir gerade leiden. 2. *Gemeinsames Menschsein:* Anstatt uns innerlich oder äußerlich zurückzuziehen, erinnern wir uns daran, das Leid wie Krankheit, Altwerden, Verluste, Versagen und Verletzungen zum Leben dazugehören und dass alle Menschen schwierige Zeiten durchleben. Dies kann helfen, uns wieder verbunden zu fühlen. 3. *Selbstfreundlichkeit:* Anstatt uns selbst zu verurteilen, begegnen wir uns mit Freundlichkeit« (Brähler, 2015, S. 129 [kursive Hervorheb. im Orig.]).

Bei diesen beschriebenen Zugängen zu Mitgefühl ist vielleicht noch am ehesten eine gewisse Nähe zum »ideologischen Konzept« des Buddhismus bzw. zumindest zu einem für uns relativ kulturfremden Teil festzustellen, da bedarf es meiner Meinung nach in der Regel einiger Modifikationen der konkreten Übungen bzw. Formulierungen, um Irritationen zu vermeiden oder um nicht – auch unbeabsichtigt – in die Nähe »spiritueller Interventionen« zu geraten. Das Motiv selbst, eine altruistische Haltung inklusive Selbstmitgefühl und ein Gefühl menschlicher Verbundenheit zu fördern und als »State« zu etablieren, ist psychotherapeutisch sehr sinnvoll und seine biopsychosozioökologisch stabilisierende Wirkung ist – wie schon erwähnt – nachgewiesen.

Aus gängiger psychotherapeutischer Perspektive wird dieses Ziel aber wohl in erster Linie über die Arbeit am Selbstwertgefühl, die Entwicklung von Verständnis für das eigene Geworden-Sein durch einfühlsame Biografie-Arbeit und über die »Förderung einer guten Freundschaft zu sich selbst« angestrebt. Die einfühlsame Arbeit an und mit dem »Inneren Dialog« bzw. mit dem »Inneren Polylog« in dem Sinne, dass man nicht nur auf dessen inhaltliche Komponenten, sondern vor allem auf dessen »emotionale Tönung« achtet, macht deren zentralen Aspekt aus. Individuell zugepasste Formen von Mitgefühls- bzw. Selbstmitgefühlsmeditationen können jedoch darüber hinaus zusätzlich hilfreich und heilsam sein.

6.3.3 Leib und Natur

Der Blumengarten[24]

Am See, tief zwischen Tann und Silberpappel
Beschirmt von Mauer und Gesträuch ein Garten
So weise angelegt mit monatlichen Blumen
Daß er von März bis zum Oktober blüht.
Hier, in der Früh, nicht allzu häufig, sitz ich
Und wünsche mir, auch ich mög allezeit
In den verschiedenen Wettern, guten, schlechten
Dies oder jenes Angenehme zeigen.

Bertolt Brecht (1953)

Das Verhältnis des modernen Menschen zur Natur lässt sich gut nach dem Modell der Doppelnatur des Leibes im Sinne des Plessner'schen Konzeptes von »*Körper haben* und *Leib sein*« (1981) konzipieren. So steht der Mensch einerseits auch der »Natur als lokaler und globaler Ökologie«, die er bewohnt, benutzt und allzu oft auch ausbeutet und zerstört, wie einem äußeren Objekt gegenüber, andererseits kann er sich ihr zutiefst verbunden fühlen im Sinne von »Natur als erweiterter Leib«, der sich jeweils im »situativen Leib« aktualisiert und konkretisiert. Die Ähnlichkeiten der beiden Modell-Beschreibungen sind dabei weniger als Analogie zu verstehen, sondern vielmehr als eine Wesensgleichheit auf unterschiedlichen Systemebenen.

Zu den unterschiedlichen Entfremdungsphänomenen der Gegenwart gehört ganz wesentlich nicht nur die Entfremdung zum »Leib als der Natur, die man selbst ist« (Böhme, 2003), sondern auch die Entfremdung zur äußeren uns umgebenden Natur. Wie sich dieser Entfremdungsprozess »kulturhistorisch« vor allem über die Entwicklung des abstrakten Schriftsystems bei den Griechen sukzessive entwickelt hat, lässt sich sehr spannend, aber auch anspruchsvoll, in Anlehnung an die Philosophie Merleau-Pontys bei dem amerikanischen Philosophen David Abram in seinem Buch *Im Bann der sinnlichen Natur. Die Kunst der Wahrnehmung und die Mehr-Als-Menschliche Welt* (2012) nachlesen. Auch der Philosoph und Biologe Andreas Weber greift in seinem Buch *Alles fühlt.*

24 »Der Blumengarten«, aus: Bertold Brecht, *Werke. Große kommentierte Berliner und Frankfurter Ausgabe, Band 12: Gedichte 2.* © Bertholt-Brecht-Erben/Suhrkamp Verlag 1988.

Mensch, Natur und die Revolution der Lebenswissenschaften (2014) diese Entfremdung des – je nach Lesart – modernen, spätmodernen oder postmodernen Menschen auf, indem er der naturwissenschaftlich ausgerichteten Biologie ihre vergessene bis verleugnete »subjektive« Seite klar argumentierend und auf durchaus auch »poetisch-naturmystische« Weise zur Seite stellt und so das Modell einer »schöpferischen Ökologie« entwirft. Relativ kurz zusammengefasst und sozialkritisch unterlegt lassen sich Webers Thesen und sein Weltbild in dem Büchlein *Enlivenment. Eine Kultur des Lebens. Versuch einer Poetik für das Anthropozän* (2016) gut nachlesen. Sein Weltbild wiederum passt stimmig zu dem Konzept der »Aspektdualität der Wirklichkeit« (2010) von Fuchs und auch zu den Vorstellungen Viktor von Weizsäckers, der seine Grundüberzeugungen – wie schon zitiert – in der Aussage verdichtet: »Um Lebendes zu erforschen, muss man sich am Leben beteiligen« (1940).

Weber führt uns unter anderem auch vor Augen, welch wichtigen Beitrag die Begegnung und Auseinandersetzung mit Tieren entwicklungspsychologisch für unsere »psychoemotionale« Entwicklung zu leisten vermag. Die Bilderbücher für unsere Kleinsten seien durchwegs *Tier*bilderbücher, wie er dazu anmerkt. Eine Sonderstellung unter den Tieren nimmt sicherlich der Hund ein (vgl. Jung & Pörtl, 2016; Kotrschal, 2016), der offensichtlich in der Lage ist, die Emotionen »seines« Menschen ähnlich gut, wenn nicht sogar besser zu erfassen, als diesem nahestehende Mitmenschen. Ein langer Blickkontakt zum Beispiel vermag bei beiden den Oxytocin-Spiegel nachweislich zu erhöhen. Christoph Jung und Daniela Pörtl zeichnen in ihrem Buch *Tierisch beste Freunde. Mensch und Hund – von Streicheln, Stress und Oxytocin* (2016) die inzwischen etwa 30.000 Jahre andauernde Beziehung zwischen Mensch und Hund mit sehr schlüssigen, evolutionsbiologisch ausgerichteten und neurobiologisch fundierten Hypothesen nach. Im Mittelpunkt ihrer Überlegungen steht die Hypothese, dass nicht nur der Mensch zunächst den Wolf gezähmt und dann gezielt domestiziert habe, sondern dass man letztlich von einer »Co-Domestikation« ausgehen sollte. Dadurch, dass der Hund dem Menschen als Gefährte bei der Jagd und vor allem als Wachhund seine viel feineren Sinne zur Verfügung gestellt habe, hätten sich diese Sinne beim Menschen etwas zurückbilden können. Durch die Zunahme an äußerer Sicherheit durch die Wachhund-Tätigkeit und durch die hundassistierte erfolgreichere Jagd sei zusätzlicher Freiraum für kulturelle Tätigkeiten entstanden. Das gemeinsame Spiel beim Herumbalgen von Hundewelpen und Menschenkindern habe zusätzlich bei beiden Spezies die Entwicklung prosozialer Fähigkeiten gefördert.

Dass Aufenthalte in der Natur, sofern diese einigermaßen intakt ist, mit ihrem »multiplen multisensorischen« und »multiexpressiven Stimulierungspotenzial« – zum Beispiel auch im sich bewussten Aussetzen unterschiedlicher Witterungsverhältnisse[25] – körperliches und seelisches Wohlbefinden bis hin zu einem ganzheitlich verstandenen Heil-Sein zu fördern vermag, muss an dieser Stelle nicht extra betont werden und ist inzwischen vielfach wissenschaftlich belegt (vgl. Arvay, 2015, 2016). Gerade in den letzten Jahren haben sich aus dieser Erkenntnis heraus verschiedene psychotherapeutische Zugänge mit Naturbezug entwickelt, von der tiergestützten Therapie (vgl. Olbrich & Otterstedt, 2003) (z. B. in Seniorenwohnheimen), über Garten-, Wald- und Landschaftstherapie bis hin zu der von Petzold so griffig bezeichneten »Green Mediation« (Petzold, 2015a). Die Zeitschrift *Integrative Therapie* widmet sich in ihrem Novemberheft 2011 (37. Jahrgang, Nr. 3) unter dem Titel »GOING GREEN. Die heilende Kraft der Landschaft. Integrative Naturtherapie« ausschließlich diesem Thema[26].

Auch ohne eine solche Spezialisierung sollte man jedoch gerade unter dem Aspekt der »Leibtherapie« und einer »Ökopsychosomatik« mögliche positive Natur- und Tierbezüge unserer PatientInnen im Auge behalten und entsprechend fördern (vgl. Petzold, 2018). Das reicht von der Anregung zu ausreichender Bewegung in der freien Natur bis hin zu Anleitungen zu verschiedenen achtsamkeitsbasierten Zugängen zur Natur, und sei es einfach nur die Anregung zu einem gemächlichen Spaziergang, bei dem man sich immer wieder achtsam auf die unterschiedlichen Sinnesmodalitäten fokussiert, auf das Sehen, Hören, Riechen, Schmecken und Spüren naturhafter Gegebenheiten. Dazu kann auch die Diskussion gehören, ob das Halten eines Tieres und wenn ja, welchen Tieres (Hund, Katze, Kaninchen, Hamster, Kanarienvogel etc.) das Leben sinnvoll bereichern würde. Es kann auch hilfreich sein, einmal – als Setting-Variante – eine Therapiestunde im Gehen in der Natur zu gestalten, wie es Jürgen Lesky, Psychotherapeut in der Rehabilitationsklinik der Allgemeinen Unfallversicherungsanstalt (AUVA) in Tobelbad, in seinem Artikel »Walk and Talk in der Psychotherapie« in der Zeitschrift *Psychologische Medizin* (2015) anschaulich darstellt. Und es gibt auch eine therapeutische Lauftherapie als »Integratives Laufen«, wie Monika Burtscher-Wäger (2013b) ausführt.

Gerade das meditative Gewahr-Werden einer tiefen Verbundenheit mit der Natur bzw. mit unterschiedlichen Aspekten der Natur als »personale Gegenüber-

---

25 Zum Phänomen der Wetterfühligkeit, das bisher in der empirisch-wissenschaftlichen Forschung weitgehend vernachlässigt worden ist, gibt es von Josef W. Egger und Gerhild Steiner (2017) einen sehr fundierten und lesenswerten Übersichtsartikel.

26 Um die Bedeutung der »Neuen Naturtherapien« zu unterstreichen, hat Petzold eine neue Internetzeitschrift begründet: *Grüne Texte* (http://www.fpi-publikation.de/artikel/gruene-texte/index.php).

Erfahrung«, zum Beispiel in einem an den Heiligen Franz von Assisi und seinen »Sonnengesang« angelehnten »personifizierenden Dialog« wie »Hallo, Bruder Wind, hallo, Schwester Wasser. Danke, Bruder Sonne« (zit. nach Papst Franziskus, 2015, S. 84), vermag darüber hinaus auf besondere Weise heilsame Prozesse zu fördern. Das reicht von zumindest momenthaften »apersonalen bzw. transpersonalen Erfahrungen des Eins-Seins« mit diesen Aspekten der Natur (vgl. das Gedicht von Galsan Tschinag im Anhang), bis eventuell hin zu einer Einheitserfahrung mit dem ganzen Kosmos im Sinne einer »säkularen Unio Mystica« (zu spiritueller Mystik vgl. Jäger, 2000; Steindl-Rast, 2016). So kommen zu unserer ursprünglichen kindlichen Neugier und Entdeckerfreude im Umgang mit der Natur ein erwachsenes, vielleicht sogar ehrfürchtiges Staunen und eine große Dankbarkeit ob dieser Verbundenheit hinzu. Auf diese Weise können wir unser Verständnis der Beziehung von »Leib und Natur« wohl zwischen der »Vorstellung von Natur als Ressource« – und zwar auf materieller, emotionaler, geistiger und spiritueller Ebene, die es entsprechend zu schützen und nicht nur auszubeuten gilt – und dem »Erleben von Natur als Urgrund menschlichen Seins«, auf den wir existenziell angewiesen sind und dem wir uns zutiefst verbunden fühlen, auf einem Kontinuum ansiedeln. Diese zunehmende Verbundenheit mit der »äußeren Natur« vermag nun auch direkt und indirekt das zunehmende Vertraut-Werden mit unserem »Leib als der Natur, die wir selbst sind« (Böhme, 2003), und zwar auch dort, wo sie uns in Widerfahrnissen begegnet, zu erleichtern und zu fördern.

Gemäß seines Verständnisses von »komplexer Achtsamkeit« hat Petzold in seinem sehr lesenswerten, kompakten Artikel »GREEN CARE – Plädoyer für eine ökologisch fundierte Gesundheit« in der Zeitschrift *Psychologische Medizin* (2015b) diese existenzielle Bedeutung eines intakten planetaren Ökosystems gewohnt differenziert herausgearbeitet. In der Art eines Manifestes mahnt er darin unsere Verantwortung für »ein *›proaktives ökologisches Empowerment‹* für Bewahrung, Schutz, Pflege, ja *›Rettung von gefährdeter Natur/Ökologie‹*« (ebd., S. 56 [halbfette Hervorheb. im Orig. v. A. geänd. in kursive Hervorheb.]) an. In diesem Sinne zitiert auch Mark Coleman ein altes Sprichwort der amerikanischen Ureinwohner: »Behandelt die Erde gut: Sie wurde euch nicht von euren Eltern geschenkt, sondern von euren Kindern geliehen« (2013, S. 110). Und es macht zusätzlich Hoffnung, dass Papst Franziskus sich in seiner Umwelt-Enzyklika *Laudato si'. Über die Sorge für das gemeinsame Haus* (2015) für das Verständnis des Verhältnisses zwischen Mensch und Natur ausdrücklich auf den Heiligen Franziskus von Assisi und auch auf dessen berühmten »Sonnengesang« beruft, ja dass er die Verwendung dieses Namens für sein Papsttum als bewusstes Zeichen einer tiefen inneren Verbundenheit und nicht nur einer äußeren Abhängigkeit von Mensch und Natur und einer daraus resultierenden großen Verantwortung für deren Intaktheit verstanden wissen will. Franziskus ist, soviel ich weiß, auch der erste Papst, der eher davon spricht, dass wir im Umgang mit der Natur und unserer sozialen Organisiertheit von indigenen Völkern lernen können und lernen müssen und weniger von der Notwendigkeit, sie christlich zu missionieren! Eine universelle Verantwortung für unseren Planeten mahnt in einem ähnlichen Sinne auch der Dalai Lama (z. B. 2016) immer wieder an.

Dieser vielschichtigen Bedeutung menschlichen Naturbezuges entsprechend werden in diesem Buch daher Meditationsformen, in deren Fokus in unterschiedlicher Intensität und Qualität Natur*verbundenheit* steht, von den drei schon angeführten Konzentrations-, Achtsamkeits-, und Mitgefühlsmeditationen als »Naturverbundenheitsmeditationen« explizit abgegrenzt. Das Prinzip Achtsamkeit im Sinne des Oszillierens zwischen »Zielgerichtetheit« (jetzt eben Aspekten der Natur) einerseits und »offenem Gewahrsein« andererseits bleibt das gleiche. In Colemans Buch *Die Weisheit der Wildnis. Selbsterkenntnis durch Achtsamkeit in der Natur* (2013) finden sich dafür zahlreiche hilfreiche Anregungen, eine mögliche prototypische Übungsanleitung ist hier im Anhang angeführt.

Die Imaginationsübung zum »Guten Inneren Ort« (vgl. Anhang) greift dieses Thema als eine bewährte Ressourcenübung auf. Das Gefühl der Verbundenheit mit der Natur lässt sich bei dieser Übung gegebenenfalls noch verstärken, wenn man die »personifizierende« Vorstellung hinzunimmt, dass dieser ganz persönliche, einzigartige *»Ort selbst Freude daran hat, dass [man] dort [ist]«* (Gilbert, 2013, S. 164 [kursive Hervorheb. im Orig.]) und achtsam erkundet, was diese Vorstellung im Inneren bewirkt.

Eine andere bekannte Ressourcenübung aus der Traumatherapie mit ähnlicher Zielsetzung stellt die »Baumübung« in der Reddemann'schen Version dar (vgl. Anhang), der noch eine »verkörpernde« Variante angefügt wurde.

Und natürlich vermag vor allem auch die Poesie uns solche Naturbezüge zu erschließen. Im Anhang finden sich dazu noch drei ganz unterschiedlich ausgerichtete Gedichte von Ute Latendorf (»Leben lernen«), Galsan Tschinag, Schriftsteller und Schamane aus der Westmongolei, (»Ich«) und Rainer Maria Rilke (»Herbst«) als Beispiele und Anregungen.

6.3.4 Qigong-Übungen

Neben der *Progressiven Muskelrelaxation* gewinnen an den psychosomatischen Abteilungen der Krankenhäuser und der Rehabilitationseinrichtungen auch *Qi-*

gong-Übungen zunehmend an Bedeutung, da sie neben ihrer dynamischen, Spannung regulierenden Wirkung einen ganzheitlichen, multimodalen Ansatz darstellen.

Qigong dient zusammen mit der »chinesischen Ernährungslehre nach den fünf Elementen« dem Erhalt der Gesundheit und der Pflege der »Lebenskraft Qi«. Gemeinsam mit der *Akupunktur*, die bevorzugt bei manifesten Erkrankungen angewendet wird, stellen sie die drei Eckpfeiler der *Traditionellen Chinesischen Medizin* (TCM) dar. Der Begriff »Gong« bezeichnet in etwa »die durch Übung erlangte Kunstfertigkeit im Umgang mit Qi«. Die Grundannahme der TCM ist die »dreifache Ganzheitsauffassung«. Sie bildet die Grundlage der im Verlaufe der mehrtausendjährigen Geschichte der TCM in ganz unterschiedlichen Schulen entstandenen Konzepte: das »Yinyang-Konzept«, das »Konzept der Leitungsbahnen und Funktionskreise« sowie das »Konzept der Wandlungsphasen« und deren zyklische Vernetzung. Die erste Ganzheit ist die von »Natur und Mensch«, die zweite die von »Geist und Körper« und die dritte die von »Körper außen und Körper innen«.

Im Wesentlichen handelt es sich bei Qigong um von bildhaften Vorstellungen geleitete Achtsamkeitsübungen in Ruhe und Bewegung, wobei »Köperhaltung« und »Köperbewegung«, »Atmung« und »geistige Tätigkeit« unterschiedlich zusammenwirken und sich gegenseitig fördern. Das Qi soll so eine hohe Qualität erlangen und den ganzen Körper durchdringen können.

Die drei, allen unterschiedlichen Qigong-Methoden gemeinsamen, Hauptaspekte sind:

1. die Regulierung des Geistes
2. die Regulierung der Atmung
3. die Regulierung des Körpers

Der spezifische Zustand in der Qigong-Praxis ist durch eine »gelassene, zuversichtliche und freundliche Grundhaltung« gekennzeichnet. Die Bündelung der Vorstellungskraft geschieht nicht durch eine angestrengte Konzentration, sondern durch eine »sanfte« Lenkung der Wahrnehmung und des Spürvermögens. Während der Geist die Aktion führt, sorgt die Atmung für das Herauslassen von altem Qi und damit für die Möglichkeit, frisches Qi aufzunehmen, wobei auch über die Haut, und zwar über spezielle Akupunkturpunkte, altes Qi abgestoßen und neues aufgenommen werden kann.

In Bezug auf Traumatherapien helfen Qigong-Übungen, die Aufmerksamkeit auf das »Hier und Jetzt« zu zentrieren. Implizit werden darüber hinaus Aspekte der Körperwahrnehmung und das Gefühl von Handlungsfähigkeit übend vertieft. Über häufig der Natur entlehnte Metaphern (z. B. »Stehen wie eine Kiefer«, »Zerteile die Wolken, halte den Mond«, »Der Kondor breitet seine Schwingen aus«, »Das Spiel der fünf Tiere« – Bär, Kranich, Tiger, Hirsch und Affe) werden auch Ressourcen aus dem Naturerleben bzw. aus der Naturverbundenheit aktiviert. Auf diese Weise vereinen Qigong-Übungen in jeweils unterschiedlicher, hochkreativer Weise Konzentrations-, Achtsamkeits- und Naturverbundenheitsmeditationen.

Johann Bölts (2004) und Hans-Peter Sibler (2007) stellen diesen Zugang anschaulich und verständlich in Buchform dar. Am besten lernt man Qigong aber bei einem erfahrenen und einfühlsamen Lehrer in Gruppenkursen, bei denen der soziale Aspekt des gemeinsamen Lernens und Handelns zusätzlich zum Tragen kommt.

6.3.5 Problemzentrierte bifokale Achtsamkeit

Explizite »ausführliche« Konzentrations-, Achtsamkeits-, Mitgefühls- oder Naturverbundenheitsmeditationen werden ebenso wie Anleitungen zu Qigong-Übungen im normalen psychotherapeutischen Alltag der Einzeltherapien eher nur fallweise zur Anwendung kommen. Das »Prinzip« Achtsamkeit hingegen – wie schon ausführlich belegt – sollte aber zumindest »implizit« immer gegenwärtig sein, verbunden mit dem Ziel, PatientInnen schrittweise zu einer alle Sinne einbeziehenden, achtsamen Lebensführung auch »explizit« anzuregen und anzuleiten. Die nachfolgend beschriebenen Interventionsformen unterschiedlicher – von mir sogenannten – »problemzentrierter bifokaler Achtsamkeit« nehmen nun insofern eine Sonderstellung ein, als sie zwar achtsamkeitsbasiert ausgerichtet sind, gleichzeitig aber eine »strukturierte psychotherapeutische Interventionsform« mit dem expliziten Ziel der Problem- und Emotionsverarbeitung darstellen und eben nicht auf einen »absichtslosen« Modus abzielen.

Wann immer vorwiegend verbal-narrativ gehaltene Therapiesequenzen thematisch einen vorläufigen Abschluss finden, kann man die Patientin, den Patienten dazu einladen, ein wenig innezuhalten und dieser Sequenz nachzuspüren bzw. – genauer – neugierig offen beobachtend auf verschiedene innere Regungen und Resonanzen auf der Ebene der Empfindungen, Gefühle, Bilder, Gedanken und Impulse zu achten. Das ist die Einleitung zur Interventionsmöglichkeit 1 aus dem ersten Kapitel, die nun – nach all den Ausführungen über das »Prinzip Achtsamkeit« – leicht nachvollziehbar als »angeleitete Mini-Achtsamkeitsmeditation im therapeutischen Prozess« interpretiert werden kann. Gleichzeitig ist diese Anleitung das einfachste Beispiel für eine »therapeutische Arbeit mit einem doppelten Aufmerksamkeitsfokus«, die im Halten einer inneren Beobachterposition einerseits und im nicht wertenden Beobachten der »vorbeiziehenden« mentalen Inhalte andererseits besteht.

6.3.5.1 Das Phänomen des »Prozessierens«

Der Einsatz eines doppelten Aufmerksamkeitsfokus fördert ganz allgemein eine relativ rasche, innere, emotional entlastende Reorganisation auf und zwischen allen Ebenen – Kognition, Imagination, Gefühl, Körperempfindung – inklusive assoziativer Verknüpfung mit vorhandenen Ressourcen. Dieser Prozess fördert und beschleunigt offensichtlich eine adaptive Verarbeitung relevanter Informationen, ein Phänomen, das beim EMDR (Eye Movement Desensitization and Reprocessing nach Francine Shapiro, 2003) als »Modell der adaptiven Informationsverarbeitung« (AIP-Modell) konzeptionalisiert wird. Prozessiert bzw. reprozessiert werden dabei sogenannte »pathogene Erinnerungen«, die nach neueren Überlegungen (Hofmann, 2014) nicht nur bei der einfachen und komplexen PTBS, sondern auch bei Anpassungsstörungen, komplizierter Trauer und Suchterkrankungen eine große Rolle spielen dürften und die daher gut auf eine Behandlung mit EMDR oder – wie hier dargestellt – mit anderen, sanfteren Formen des Prozessierens ansprechen sollten.

Der Begriff »Prozessieren« bzw. »Reprozessieren« wurde also ursprünglich beim EMDR (vgl. z.B. Shapiro, 2003; A. Hofmann, 2006) für die Sequenzen der schnellen bilateralen Stimulierungen über die Augenbewegungen oder über bilaterales Tapping verwendet, er kann meines Erachtens jedoch von daher im hier beschriebenen Sinne »verallgemeinert« werden. Unter anderem legt eine Studie von Martin Sack und KollegInnen (2016) die Annahme nahe, dass es gerade der von mir als »problemzentrierte bifokale Achtsamkeit« bezeichnete Faktor ist, der in erster Linie die Wirksamkeit von EMDR ausmacht und nicht die bilaterale Stimulierung über die Augenbewegungen. »Exposure in combination with an explicit external focus of attention leads to larger PTSD symptom reduction than exposure alone. Eye movements have no advantage compared to visually fixating on a nonmoving hand« (Sack et al., 2016, S. 357). Das Prozessieren nach dem EMDR-Protokoll verläuft vom Erleben her nicht selten ziemlich intensiv bis dramatisch ab und braucht von daher viel Erfahrung seitens der Therapeutin, des Therapeuten, um gegebenenfalls retraumatisierende Entgleisungen zu verhindern. Es wurden daher Zugänge gesucht, die dieses Risiko deutlich verringern können, die also eine schonende Form der Arbeit mit posttraumatischer Symptomatik (Sack, 2013) ermöglichen und trotzdem einen ähnlich guten therapeutischen Effekt erreichen können. Dieser schonende Ansatz ist über die verschiedenen Formen des Einsatzes von bifokaler Achtsamkeit realisiert. Als Bezeichnung für dieses Vorgehen haben sich die Begriffe »duale Achtsamkeit« (Sack et al., 2016), »Arbeit mit doppeltem Aufmerksamkeitsfokus« (Sack, 2013) oder eben auch »bifokale Achtsamkeit« (Aalberse & Geßner-van Kersbergen, 2012) etabliert.

Nachdem diese angeleitete Achtsamkeitssequenz hier eben nicht aus einem »Alltags-State« heraus geschieht, wie normalerweise bei einer Achtsamkeitsmeditation mit dem Ziel, in der übungszentriert-funktionalen Modalität die mentalen Tätigkeiten *ganz allgemein* zu beruhigen, sondern einer Problemaktivierung bzw. Problemaktualisierung in einem therapeutischen Prozess *nachfolgt*, mit dem Ziel, mentale Verarbeitungsprozesse beschleunigt ablaufen zu lassen, ist vielleicht die Bezeichnung »problemzentrierte bifokale Achtsamkeit« angebrachter als die Bezeichnung »bifokale Achtsamkeit« alleine. Die »problemzentrierte bifokale Achtsamkeit« kann man vielleicht sogar neben der »konservativ-stützenden«, der »palliativen«, der »erlebniszentriert-stimulierenden«, der »übungszentriert-funktionalen« und der »netzwerkaktivierenden Modalität« (Leitner, 2010, S. 217f.) als eine weitere Form der Modalitäten ansehen.

Das Prozessieren selbst ist ein »ganzleiblicher Prozess« – er bezieht alle Dimensionen der Leiblichkeit mit ein –, der von einer ganz eigenen Erlebnisqualität begleitet ist. Um mit diesem Phänomen vertraut zu werden, um diesen Vorgang bei sich selbst und dann natürlich auch bei der Patientin, beim Patienten besser wahrnehmen bzw. identifizieren zu können, ist es hilfreich, als TherapeutIn zunächst einmal ein paar Einheiten des Prozessierens nach dem EMDR-Protokoll als Selbsterfahrung zu durchlaufen, weil dabei das Prozessieren als besonderes Erleben klar abgegrenzt und mit relativ großer Intensität stattfindet. Im Anschluss daran kann man andere Zugänge bifokaler Achtsamkeit ausprobieren, bei denen dieses Prozessieren in der Regel deutlich weniger spektakulär bis fast unbemerkt sowohl aus der Beobachter- als auch aus der Erlebensperspektive abläuft.

6.3.5.2 Grundprinzip »bifokale« Achtsamkeit

Das Grundprinzip der bifokalen Achtsamkeit besteht darin, einen Aufmerksamkeitsfokus auf das »aktualisierte Problemerleben« bzw. auf das »aktualisierte Thema« mit den jeweiligen relevanten kognitiven, imaginativen, emotionalen und physiologischen Aspekten und den zweiten Fokus »gleichzeitig« bzw.

»rasch wechselnd« auf einen »Anker des sicheren Gegenwartsbezuges« zu legen. Als solche Anker können dienen:

1. das Aufrechterhalten des inneren Beobachter-States an sich
2. der vordergründige Aspekt der Atmung
3. derjenige Körperbereich, in dem die emotionale Belastung während der Problemaktualisierung am deutlichsten spürbar ist (MBEP: Mindfulness Based Emotional Processing)
4. verschiedene Formen der Selbstberührung (vgl. Gallo, 2009; Aalberse & Geßner-van Kersbergen, 2012)
5. das systematische Beklopfen von bestimmten Akupunkturpunkten (Gallo, 2009; Bohne, 2010a, 2010b)
6. der ruhende (Brainspotting [Grand, 2014]) oder der sich bewegende (EMDR) Finger bzw. der Endpunkt des Zeigestabes der Therapeutin, des Therapeuten

Das Einstimmen bzw. das ausreichende Fokussieren auf das ausgewählte, mehr oder weniger belastende Thema wird vielleicht am besten ähnlich dem Vorgehen beim EMDR-Protokoll (vgl. A. Hofmann, 2006) durchgeführt. Das bedeutet, man lässt die Patientin, den Patienten über das belastende Problem erzählen, verbunden mit einfühlsamen Nachfragen, bis die wesentlichen Aspekte des Themas, des Problems ausreichend »kognitiv prägnant«, »emotional zugänglich« und »leiblich fühlbar« werden, ohne die Betroffene, den Betroffenen zu überschwemmen. Es gilt, Hilfestellung zu geben, damit sich die »emotional gefühlte« Belastung auf der zehnteiligen SUD-Skala (SUD: Subjective Units of Distress), wobei null gar keine Belastung und zehn die maximal vorstellbare Belastung bedeutet, innerhalb des Toleranzfensters zwischen einem SUD-Wert von vier bis maximal acht bewegt. Aus neurobiologischer Perspektive gilt: Liegt der SUD-Wert unter vier, dann findet unter Umständen keine ausreichende Problem*aktivierung* im Sinne einer ausreichenden Aktivierung der betreffenden neuronalen Netzwerke statt, wodurch deren Beeinflussbarkeit durch den gegenwärtigen Kontext nur bedingt bis gar nicht gegeben ist. Steigt der SUD-Wert über acht, dann kann das unter Umständen eine Re-Traumatisierung bewirken.

Diese solcherart aus neurobiologischer Perspektive beschriebene Problem*aktivierung*, der auf subjektiver Ebene die Problem*aktualisierung* entspricht, ist nun eine Therapiesequenz, wie sie wohl in jeder Psychotherapie so oder ähnlich gestaltet wird, die also weder EMDR- noch IT-spezifisch ist. Spezifisch ist jedoch, wie mit dieser Sequenz im Anschluss daran umgegangen wird. Bevor man allerdings in die Problemaktualisierung tiefer einsteigt, ist es in der Regel sinnvoll, der Patientin, dem Patienten zuvor gegenwärtige Ressourcen besser zugänglich zu machen und sei es einfach mit der aus authentischem Interesse gestellten Frage, was derzeit in ihrem Leben, im Alltag gut läuft oder was derzeit halbwegs gut oder auch sehr gut gelingt, um so dieses Selbstwirksamkeitserleben auch intersubjektiv zu validieren. Auch die vorangehende, verständliche Psychoedukation über den Sinn und Ablauf der vorgesehenen Intervention ist als eine notwendige und in der Regel sehr hilfreiche Ressourcenetablierung anzusehen, nämlich im Sinne einer Stärkung der kognitiven Orientierungsfähigkeit und der Stimulierung einer positiven Veränderungserwartung.

6.3.5.3 Variationen problemzentrierter bifokaler Achtsamkeit: Beobachter-State, MBEP, BSP, Haltetechniken, Klopftechniken, EMDR

Beim Arbeiten mit problemzentrierter bifokaler Achtsamkeit folgt nach der Problemaktualisierung die Anleitung, in den achtsamen »Beobachter-State« zu wechseln. Das bedeutet, die aktualisierten mentalen Inhalte im Sinne von »alles, was auftaucht, was sich innerlich zeigt, wahrzunehmen und dann einfach vorbeiziehen zu lassen, wie wenn bei einer Zugfahrt beim Blick aus dem Fenster die Landschaft außen vorbeizieht (Zug-Metapher aus dem EMDR)« und dabei weitgehend *gleichzeitig* (daher der Begriff »dual«) bzw. *rasch wechselnd* (da passt dann besser der Begriff »bifokal«) achtsam auf einen der angeführten sicheren Fokusse in der Gegenwart zentriert zu bleiben.

Nach ausreichender Aufklärung über den Ablauf und über das Ziel dieser Intervention, kann diese in ihrer Grundform wie folgt angeleitet werden:

Interventionsmöglichkeit 11:
»Nehmen Sie sich zunächst einen kleinen Moment Zeit, eine für Sie stimmige Sitzposition einzunehmen, in der Ihr Atem ganz natürlich fließen kann. (...) Und lenken Sie nun, nachdem Ihr Problem Ihnen jetzt durch unser Gespräch klarer und vor allem auch leiblich spürbarer geworden ist, Ihre Aufmerksamkeit nach innen, auf Ihren inneren Prozess. Beobachten Sie einfach – ohne zu bewerten oder verändern zu wollen –, welche Gedanken, Bilder, Erinnerungen, Ängste, Gefühle, Empfindungen, Bewegungsimpulse auf Ihrer »Inneren Bühne« auftauchen und vorbeiziehen. Nehmen Sie diesen Prozess einfach offen neugierig wahr, ohne etwas davon festzuhalten oder dabei in die Tiefe zu gehen, vielleicht wie wenn Sie bei einer Zugfahrt neugierig beobachtend aus dem Fenster

schauen und die Landschaft vorbeiziehen sehen. Was immer innerlich auftaucht oder sich zeigen möchte ist in Ordnung, ist willkommen, halten Sie es jedoch nicht fest, sondern lassen Sie es einfach durchziehen, vorbeiziehen! (...)

Wenn Sie möchten, können Sie mir zwischendurch von diesen Inhalten erzählen, Sie müssen es aber nicht, ganz so, wie es sich für Sie stimmig anfühlt. Und zwischendurch kann es auch sein, dass ich Sie frage, was gerade ist oder was Sie gerade in ihrem Leib empfinden oder wie stark Sie gerade im Moment die Belastung wahrnehmen; all das, um Sie besser begleiten zu können.

Wenn dieser Prozess zu anstrengend oder zu belastend wird, dann führen Sie Ihre Aufmerksamkeit für eine kleine Weile zurück zu Ihrem Atem, zu jenem Aspekt Ihrer Atemtätigkeit, der für Sie am deutlichsten wahrnehmbar ist, bevor Sie wieder zum neugierig offenen, akzeptierenden, ja vielleicht sogar freundlich mitfühlenden Beobachten des inneren Geschehens zurückkehren. Sie können auch in rascher Folge zwischen beiden Aspekten – dem Beobachten der inneren Bühne und der Fokussierung auf den vordergründigen Atemaspekt hin- und herpendeln. Oder – wenn Sie möchten – können Sie versuchen, beide Aspekte zugleich in Ihrer Achtsamkeit zu halten.«

Diese Phase der »themen- bzw. problemzentrierten bifokalen/dualen Achtsamkeit« kann zwischen fünf und 40 Minuten dauern, je nach Verlauf. Manche PatientInnen brauchen dabei sehr wenig Führung und nur eine achtsam zugewandte Präsenz der Therapeutin, des Therapeuten, manche benötigen jedoch sehr viel Unterstützung, um ihren Beobachter-State tatsächlich aufrechterhalten zu können. Strukturierende, bestätigende, kontakthaltende, haltgebende und sicherheitsvermittelnde Sätze können sein: »Einfach alles was auftaucht, wahrnehmen und weiterziehen lassen, einfach beobachten (...)« oder »Und immer wieder einmal gut durchatmen und Ihren Atemfluss wahrnehmen, und vielleicht auch spüren, dass Sie die Unterlage verlässlich trägt«.

Kommentar: Für viele IT-TherapeutInnen ist dieses Vorgehen zunächst ungewohnt. Sie bewerten es unter Umständen sogar als ein »aus dem dialogischen Kontakt gehen und alleine lassen der PatientInnen« und fühlen sich aus diesem Grunde damit unbehaglich. Aus neurobiologischer Perspektive hilft dieses Vorgehen jedoch, erstens den nicht wertenden und teilnehmend akzeptierenden Beobachter-State zu etablieren und zu stabilisieren, zweitens das Selbstwirksamkeitserleben der PatientInnen zu erhöhen (im Sinne von »Ich kann meine Gefühle und Impulse selbst regulieren«) und drittens entspricht dieses Vorgehen – wie schon erwähnt – einer sanften Form des Prozessierens.

Eine andere gute Möglichkeit, um vor allem die emotionale Belastung bei diesem Prozess möglichst gering zu halten, besteht darin, die Aufmerksamkeit der PatientInnen immer wieder auf jenen Bereich der Körper*empfindung* zu lenken, in dem sich die emotionale Belastung zu Beginn am stärksten manifestiert hatte. Robert Weisz, der auch im Brainspotting-Ansatz nach David Grand (2014) ausgebildet ist, hat diesen Zugang weiter ausdifferenziert und ihn in Anlehnung an »Mindfulness Based Stress Reduction« (MBSR) als »Mindfulness Based Emotional Processing« (MBEP) bezeichnet. Ganz zentral ist dabei, dass die auf den betroffenen Leibbereich gerichtete Aufmerksamkeit eine offen neugierige, nicht wertende, nicht verändern wollende, ja mitfühlende bis liebevolle Qualität hat. Auch dafür brauchen die PatientInnen in der Regel viel einfühlsame und prozesshaft abgestimmte therapeutische Regulationsunterstützung. Die Anleitung zu einer »Meditation zum Umgang mit belastenden Gefühlen« (vgl. Anhang) aus der achtsamkeitsbasierten kognitiven Therapie geht in manchen Bereichen sehr ähnlich vor. Unter dem Metapher-Aspekt der »vertikalen« Dimension der Leiblichkeit entspricht dieses Vorgehen einer Distanzierung von den belastendenden Inhalten »nach unten« in den Bereich der Empfindungen, das sprachsymbolische Ausdifferenzieren (z. B.: »Also, um welche Gefühle geht es gerade *genau*? Ist es eine heiße oder kalte Wut, ist es Zorn, ist es vielleicht sogar Hass?«) hingegen entspricht einer Distanzierung »nach oben« in den Bereich der Kognitionen.

Vielen Menschen, die in achtsamkeitsbasierten inneren Haltungen noch ungeübt und/oder gerade stark belastenden Gefühlen ausgesetzt sind, fällt es oft schwer, ihre Aufmerksamkeit auf den Beobachter-State, auf den vordergründigen Atemaspekt oder auf den betroffenen Körperbereich gerichtet zu halten. Das ist ihnen möglicherweise »zu wenig konkret fassbar«. Dann kann es hilfreich sein, auf verschiedene Formen der »Selbstberührung« als zweiten Achtsamkeitsfokus zurückzugreifen. Natürliche Formen solcher Selbstberührung sind die Berührung mit den Zeige- und Mittelfingerkuppen an beiden Schläfen und zwar dort, wo sich eine kleine Grube befindet. Viele Menschen berühren sich an dieser Stelle unter leichtem Massieren bei Kopfschmerzen ganz intuitiv, andere greifen sich mit Daumen und Zeigefinger in derselben Intention an die Nasenwurzel und üben dort einen mehr oder weniger starken Druck aus. Letztere Form kann als TAT-Haltung (TAT: Tapas Acupuncture Technique [vgl. Aalberse & Geßner-van Kersbergen, 2012]) ritualisiert werden, wobei nun Daumen und Mittelfinger sanften Druck an der Nasenwurzel ausüben, die Zeigefingerkuppe gleichzeitig auf dem »dritten Auge« knapp über der Nasenwurzel zu liegen kommt und einen ähnlich starken Druck ausübt, während die andere Hand horizontal den Nacken umfasst. Das kann in unterschiedlichem Ausmaß ein Gefühl des tröstenden, mitfühlenden »Kopf-Haltens« erzeugen bzw. ein solches aus dem Leibgedächtnis aktualisieren. Man kann nun im Vorfeld PatientInnen alle drei Möglichkeiten anbieten und sie diese ausprobieren lassen, bevor man in die Problemaktualisierung einsteigt. Der dann bei der Selbstberührung ausgeübte Druck soll angenehm und doch fest genug sein, um gegebenenfalls einen »ausreichend gut fassbaren Gegenpol in der sicheren Gegenwart« zu den »vorbeiziehenden«, belastenden, vergangenheits- oder zukunftsbezogenen Inhalten bieten zu können. Fred Gallo beschreibt einige Beispiele dieser »Haltetechniken«, die er als »Emotional Stress Release« (ESR, Emotionale Stressauflösung) (2009, S. 107ff.) bezeichnet und von denen er bereits in den frühen 1990er-Jahren erfahren habe. Im Buch von Maarten Aalberse und Servatia Geßner-van Kersbergen *Die Lösung liegt in deiner Hand! Von der Energetischen Psychologie zur bifokalen Achtsamkeit* (2012) sind eine Reihe weiterer möglicher Haltetechniken angeführt. Den zweiten Fokus der Aufmerksamkeit stellt also bei diesen Zugängen die Berührungsfläche zwischen der Hand bzw. den Fingerkuppen und dem Körper dar. Der ausgeübte Druck soll so gewählt werden, dass der Kontakt gut spürbar, aber nicht unangenehm ist. Solche Haltetechniken können dann bereits selbstständig auch im außertherapeutischen Kontext angewendet werden und fördern so das Selbstwirksamkeitserleben der PatientInnen sowie deren Unabhängigkeit von der Anwesenheit einer Therapeutin, eines Therapeuten.

Bei den sogenannten »Klopftechniken« besteht die Selbstberührung in einem systematisierten (und mit fortschreitender Übung wohl auch als hilfreiches Ritual erlebten) Beklopfen von vorgegebenen Akupunkturpunkten mit Zeige- und/oder Mittelfinger – etwa fünf- bis 25-mal pro Punkt mit einer Frequenz von etwa zwei Klopfeinheiten pro Sekunde –, was den »äußeren« Aufmerksamkeitsfokus noch deutlicher und in einer anderen Qualität spürbar werden lässt, als bei den Haltetechniken. Wurde die »fast kränkend gute« Wirkung – so der bekannte hypno-systemische Therapeut Gunther Schmidt in seinem Vorwort zu Christof T. Eschenröders und Claudia Wilhelm-Gößlings Buch *Energetische Psychotherapie – integrativ. Hintergründe, Praxis, Wirkhypothesen* (2012) – dieses Zuganges ursprünglich (z. B. Gallo, 2009) und auch heute noch von einigen VertreterInnen auf das »energetische« Paradigma des chinesischen Akupunktursystems im Sinne des »Lösens energetischer Blockaden« zurückgeführt, folgen aktuell viele AnwenderInnen in ihrer Erklärung der guten Wirksamkeit der Klopftechniken einem neurobiologischen Ansatz (Bohne, 2010a, 2010b; Hofer-Moser, 2010; Aalberse und Geßner-van Kersbergen, 2012).

Ähnlich gelagert ist die Situation beim »Eye Movement Desensitization and Reprocessing« (EMDR), wenn in der Phase des Prozessierens mit raschem, bilateralen Tapping auf die Oberschenkel oder – in der »Schmetterlingsumarmung« – auf die Oberarme gearbeitet wird. Im klassischen EMDR mit den bilateralen Augenbewegungen hingegen wird der zweite Aufmerksamkeitsfokus sogar vom Körper weg zum Finger der Therapeutin, des Therapeuten verlegt, was vielleicht durchaus als eine hilfreiche größere Distanz zu den innerlich vorbeiziehenden, belastenden Inhalten erlebt wird. Grand (2014) hat bereits die Entdeckung gemacht, dass es nicht die bilateralen Augenbewegungen an sich sind, die in erster Linie wirksam werden, sondern eine bestimmte Blickrichtung, die während der Phase der bifokalen Achtsamkeit beibehalten wird. Daraus hat er seinen Zugang des »Brainspottings« (BSP) entwickelt, in dem er sich vor allem auf die seiner Meinung nach wirksamen Elemente des EMDR beschränkt. Über die Wirksamkeit des dualen Ansatzes hinaus wird im BSP unter Verwendung eines Zeigestabes jene Blickrichtung bestimmt, bei der die Belastungs*empfindung* des Körper-States am größten (Aktivierungspunkt) bzw. am geringsten (Ressourcenpunkt) ist. Das ist ein Aspekt, den die Studie von Sack und KollegInnen (2016) nicht berücksichtigt, da diese nur auf den Unterschied zwischen ruhenden und bewegten Fingern der Therapeutin, des Therapeuten abzielt ohne die Blickrichtung selbst mit einzubeziehen. Nachdem viele Traumata als Einzelereignisse szenisch derart abgespeichert sind, dass es auch eine bevorzugte räumliche Richtung gibt, aus der die Bedrohung gekommen ist, macht dieser Zusatzaspekt bzw. diese »Zusatzannahme einer wirksamen Blickrichtung« durchaus Sinn. Dadurch kann man beim BSP zwischen Aktivierungs- und Ressourcenpunkt im Sinne der »Pendeltechnik« hin- und herwechseln und auf diese Art die emotionale Belastung bedeutend besser als beim EMDR regulieren helfen. Wenn man übrigens bereits in der Phase der Problemaktualisierung bemerkt, dass die Patientin, der Patient »spontan« ihre oder seine Augen in einer bestimmten Position weitgehend fixiert hält bzw. auf einen bestimmten Punkt im Raum zu starren scheint, dann kann man das aufgreifen, indem man sie oder ihn bittet, »genau diese Blickrichtung« – auch ohne Zuhilfenahme eines Zeigestabes – während des problemfokussierten Achtsamkeitsprozesses beizubehalten. Das nennt sich in der BSP-Terminologie »Gaze-Spotting«.

Der Vollständigkeit halber sei noch eine »Überblendungstechnik« als besondere Form dualer Achtsamkeit (vgl. Sack, 2013, S. 146) angeführt. Man lässt die Patientin, den Patienten sich zunächst auf eine gegenwärtige Ressource der Sicherheit fokussieren, zum Beispiel auf die momentane Sicherheit in der aktuellen therapeutischen Situation oder auf den »inneren Ort der Geborgenheit« (vgl. Reddemann, 2016a, 2016b). Gegebenenfalls kann man den Aktualisierungsgrad der Sicherheitsressource noch durch eine »Verankerungstechnik« (vgl. Rost, 2008) erhöhen, indem man auf das dazugehörige prägnante Bild, auf die dazu passende positive Kognition (z. B. »Ich bin in Sicherheit«) und auf den Körperbereich, in dem dieser »Aspekt Sicherheit« am deutlichsten spürbar ist (also dem Körper-State) gleichzeitig oder im raschen Wechsel fokussieren und dabei ein »langsames« bilaterales Tapping auf die Oberschenkel ausführen lässt. (Beachte: Langsames Tapping fördert im Allgemeinen die Ressourcenverankerung, schnelles Tapping hingegen das Prozessieren.) Dann folgt die Anleitung, mit dem gegenwärtigen Sicherheitsgefühl im Hintergrund sich nur so weit den traumatischen Erinnerungen innerlich »anzunähern«, dass dieses Gefühl der Sicherheit im Wesentlichen nicht verloren geht. Mit diesem Prozess der Annäherung und gegebenenfalls des Wieder-ausreichend-Distanz-Nehmens, um das Gefühl der Sicherheit nicht zu verlieren, lässt man nun experimentieren.

6.3.5.4 Zusammenfassende Darstellung

Um bei der Bearbeitung von mehr oder weniger stark belastenden Themen mit dualer/bifokaler Achtsamkeit eine optimale Wirksamkeit bei einem gleichzeitig schonenden Zugang zu gewährleisten, kann man also zusammenfassend folgende vier Parameter der jeweiligen individuellen Situation angepasst prozessorientiert variieren:

1. *Die Intensität der Belastung bei der Problemaktualisierung:*
   Das erreicht man über die Variation der Intensität und Differenziertheit des Befragens zum gegebenen Problem/Thema. Folgende Fragestellungen sind dazu hilfreich: »Worum geht es bei dem Thema/Problem genau?«, »Welche sind die für Sie relevanten Aspekte?«, »Welcher davon belastet Sie am stärksten?«, »Welche Gefühle löst das genau aus?«, »Welche Bilder/Szenen stellen sich vielleicht dazu ein?«, »Welche begleitenden oder auch dominierenden Gedanken gibt es dazu?«, »Was denken Sie über sich selbst, weil Sie dieses Problem haben?«, »Wie belastend fühlt sich ›all das‹ gerade jetzt auf der SUD-Skala an?«[27], »Wo im Körper ist diese Belastung

27 Das ist bereits wieder ein kleiner Distanzierungsschritt, denn um skalieren zu können, muss man eine Metaposition einnehmen, das heißt, man muss Belastungsempfinden und eine Skala gleichzeitig in den »inneren« Blick nehmen.

für Sie am deutlichsten spürbar?«, »Mit welchen Empfindungen in diesem Bereich geht das einher?« etc. Aus neurobiologischer Perspektive besteht – wie schon erwähnt – das Ziel dieser Sequenz darin, die problemrelevanten neurologischen Netzwerke ausreichend zu aktivieren, das heißt einen SUD zwischen vier und sieben anzustreben, um sie einer Veränderung durch den gegenwärtigen Kontext zugänglich zu machen und gleichzeitig einer möglichen Retraumatisierung entgegenzuwirken.

2. *Die Intensität, mit welcher der zweite Aufmerksamkeitsfokus, der ja für die sichere Gegenwart und relevante Ressourcen steht, in der Achtsamkeit gehalten wird:*
   Das kann über begleitende Hilfestellung in der Aufmerksamkeitsfokussierung geschehen, zum Beispiel über mitfühlend und klar formulierte Sätze wie »Einfach zwischendurch immer wieder den vordergründigen Atemaspekt wahrnehmen«. Das ist ein Vorgehen, welches nicht nur beim Fokussieren selbst hilft, sondern das gleichzeitig an die Präsenz eines haltgebenden und sicherheitsvermittelnden Gegenübers erinnert. Die Dosierung der Intensität kann bei den Haltetechniken über Variation des Druckes der Fingerkuppen geschehen oder über sanftes und eher langsames bis energisch festes und rasches Klopfen bei den Klopftechniken, wobei als Faustregel gilt: je belastender das Thema ist, desto intensiver gilt es, den äußeren Ressourcenfokus (z. B. über rascheres und energischeres Klopfen) in die Aufmerksamkeit zu bringen.
3. *Die Wahl des innerlich, im leiblichen Raum (Schmitz, 2009) empfundenen »Abstandes« zwischen Belastungsfokus und Ressourcenfokus:*
   Für die meisten Menschen wird sich dabei der Abstand zwischen Belastungsfokus und »Innerem Beobachter« innerlich – im eigenleiblichen Spürbewusstsein – als der »kürzeste« der angeführten Zugänge anfühlen, gefolgt vom vordergründigen Atemaspekt und dann dem Körperbereich, in dem die emotionale Belastung am deutlichsten wahrgenommen werden kann. Alle drei angeführten Fokusse werden »innerhalb« des Leibes verortet. Die leiblich gefühlte Distanz zwischen Belastungsfokus und den Berührungspunkten auf der Körperoberfläche bei den Halte- und Klopftechniken ist bereits größer, den diese Berührungspunkte liegen an der Grenze zum »Außen«. Die leiblich gefühlte Distanz zu den sich bewegenden Fingern der Therapeutin, des Therapeuten beim EMDR und zum ruhenden Endpunkt des Zeigestabes beim BSP wird klar dem »Außen« zugerechnet und entsprechend als noch größer erlebt. Beim Gaze-Spotting schließlich ist die Distanz zum außen liegenden Fixationspunkt, der sich an

einer Wand des Therapieraumes befindet, wobei sich seine Lage durch die während der Problemaktualisierung unbewusst eingenommene Blickrichtung ergibt, am größten.

4. *Variation der Frequenz des Wechsels zwischen den beiden Aufmerksamkeitsfokussen:*
   Die Bandbreite reicht da von »Gleichzeitigkeit« bei der Überblendungs-Technik bis weitgehend zur Einnahme der »reinen« Beobachterposition (vgl. Interventionsmöglichkeit 11)[28]. Sie erstreckt sich dann über einen »raschen Wechsel im Minisekunden- bis Sekundenbereich« bei allen anderen angeführten Zugängen bis hin zur bekannten Pendeltechnik – zum Beispiel dem Pendeln zwischen Ressourcen- und Belastungspunkt beim BSP – (zum Pendeln allgemein vgl. auch Sack, 2013, S. 129f.), bei der über »einige Sekunden bis viele Minuten« bewusst jeweils ein Fokus – Belastungspol und gewählter Ressourcenpol – im Zentrum der Aufmerksamkeit gehalten wird.

Die in diesem Abschnitt im Überblick dargestellten Möglichkeiten und Variationen, mit problemzentrierter bifokaler Achtsamkeit psychotherapeutisch zu arbeiten, stellen gute Beispiele dafür dar, wie man das hochkomplex-dynamische therapeutische Geschehen hilfreich prozessorientiert im Sinne eines »synergetischen Prozess-Managements« (Haken & Schiepek, 2006) zu steuern vermag. BSP und Klopftechniken sind meiner Erfahrung nach ähnlich wirksam wie das vor allem im Kontext der einfachen PTBS durch Wirksamkeitsstudien bestens untersuchte und belegte EMDR, denn die vermuteten Wirkfaktoren aus neurobiologischer Perspektive sind ja weitgehend dieselben (vgl. Hofer-Moser, 2010). Allerdings lassen sich die Hilfen mittels BSP und Klopftechniken in der therapeutischen Situation viel besser steuern und dosieren als beim EMDR, weshalb sie zu den schonenden Ansätzen zu zählen sind, die sich auch in der Therapie der komplexen Traumafolgestörungen als sehr hilfreich erweisen. Die Klopftechniken und zum Teil auch die Haltetechniken eignen sich darüber hinaus sehr gut als Selbsthilfe-Techniken für belastende Situationen im Alltag, zum Beispiel bei Panikzuständen und der Flashback-Symptomatik. Das Selbstwirksamkeitserleben der PatientInnen und ihre relative Unabhängigkeit von der Therapeutin, vom

28 Bei Letzterem ist übrigens diese Gleichzeitigkeit wohl nur durch das Etablieren eines »Beobachters des Beobachters«, also eines Beobachters zweiter Ordnung zu erreichen (vgl. Reddemann, 2016a, 2016b), der nicht wertend beobachtet, wie der Beobachter erster Ordnung die belastenden mentalen Inhalte »einfach vorbeiziehen lässt«.

Therapeuten werden dadurch wesentlich gestärkt. Das Arbeiten mit der Grundform bifokaler Achtsamkeit (vgl. Interventionsmöglichkeit 11) begünstigt die unauffälligste Form des Prozessierens. Mit diesem Zugang wird ganz unspektakulär die »psychophysische Reorganisation« auf allen Ebenen erleichtert und es werden dadurch nicht nur eine emotionale Problementlastung bei starken Stresszuständen, sondern auch kognitive Problemlösungen durch eine »angeregte« komplexe Informationsverarbeitung ganz allgemein gefördert.

Abschließend seien noch ein paar Überlegungen zu möglichen Wirkfaktoren der Intervention durch problemzentrierte bifokale Achtsamkeit und zu dem damit verbundenen Phänomen des Prozessierens zur Diskussion gestellt:

1. *Erleichterte assoziative Verbindung mit vorhandenen Ressourcen:*
   Durch die mehr oder weniger gleichzeitige Aktivierung von Belastungs- und Ressourcennetzwerken können sich diese wechselseitig beeinflussen gemäß des neurobiologischen Credos »nerves that fire together wire together« (Hebb'sche Regel). Die wichtigste Ressource dabei ist vielleicht das durch eine tragfähige therapeutische Beziehung (zur Bedeutung der professionellen therapeutischen Beziehung vgl. Gahleitner, 2016) gegebene implizite Sicherheitsgefühl und die damit auch verbundene positive Veränderungs- bzw. Heilungserwartung. Manchmal ist es sinnvoll, diesen Sicherheitsaspekt explizit anzusprechen und gegebenenfalls auch zu »verankern« (vgl. Überblendungstechnik [Sack, 2013]). Manchmal ist es hilfreich – wenn man zum Beispiel im Verlauf der Interventionsmöglichkeit 11 das Gefühl hat, der Prozess stockt irgendwie –, lediglich analog der »Einwebetechnik« beim EMDR (vgl. A. Hofmann, 2006) die einfache Frage »Was könnte da jetzt helfen?« einfließen zu lassen, um einen weitgehend unbewussten Suchprozess verstärkt anzuregen und Verbindungen zu potenziellen Ressourcen herzustellen. Und manchmal ist es notwendig, nach einer ersten Problembenennung und Problemeingrenzung – noch vor der vertiefenden Problemaktualisierung – gezielt und explizit nach »problemrelevanten« spezifischen Ressourcen zu suchen, zum Beispiel mit der Frage »Was hat Ihnen denn früher einmal in einer ähnlichen Situation schon geholfen?«.
2. *Reziproke Hemmung inkompatibler Zustände:*
   Nach dem Verständnis der Verhaltenstherapie (Wolpe, 1972) werden die mit der Problemaktualisierung verbundenen Stressreaktionen durch Aktivierung des Ressourcenzustandes und der damit verbundenen Zentrierung, Achtsamkeit und inneren Gelassenheit gehemmt. Dies gilt besonders für die angeführten Anker des sicheren Gegenwartsbezuges eins

bis vier (vgl. Abschn. 6.3.5.2) sowie das BSP, am wenigsten in der Regel für das EMDR, das »methodenimmanent« eine hohe Prozessdynamik aufweist.

3. *Gefühlsverstörungstechnik* (Bohne, 2010a, 2010b):
   Dabei »konkurriert« mit dem Problem-State nicht so sehr ein innerer State der Gelassenheit, sondern stärkere multisensorische Stimuli, wie das Klopfen, Summen, Zählen bei PEP (Prozess- und embodimentfokussierte Psychologie) (ebd.) bis hin zu ganz starken Stimuli (z. B. ätherische Öle, der Einsatz eines Gummibändchen etc.) als Maßnahmen eines emotionalen Notfallkoffers bei Flashback-Symptomatik.
4. *Effizientere Informationsverarbeitung:*
   Diese ist nicht nur durch die mit diesen Ansätzen verbundene verminderte (Hoch-)Stressreaktion zu erklären – die Hypothese einer gestörten bzw. blockierten Informationsverarbeitung ist ja neben der Hypothese einer Angststörung das zweite Erklärungsmodell für eine posttraumatische Symptomatik (Sack, 2013; Hofmann, 2014) –, sondern sie gilt meines Erachtens auch für eine erhöhte Problemlösungskompetenz »in Alltagssituationen«, indem das Gehirn durch die bifokale Achtsamkeit – aus einer systemtheoretisch-synergetischen Perspektive betrachtet – insgesamt in einen »kohärenteren« Zustand auf und zwischen allen relevanten Ebenen gerät.

Diese angeführten Wirkfaktoren der Intervention sind natürlich wiederum nicht isoliert, sondern nur in ihrem komplex-dynamischen Zusammenspiel zu verstehen. Eine weiterführende Forschung zur Überprüfung und weiteren Ausdifferenzierung dieser Hypothesen ist allerdings noch zu leisten.

6.3.6 Der Sensumotorische Ansatz

Gemeinsam mit dem »Somatic Experience«-Ansatz von Peter A. Levine (z. B. 2012) ist auch der von Pat Ogden, Kekuni Minton und Clare Pain (2010) ausformulierte »Sensumotorische Ansatz« ein achtsamkeitsbasierter und leibzentrierter Weg, um vor allem traumatisierten Menschen psychotherapeutisch zu helfen. Der Sensumotorische Ansatz basiert auf der »Hakomi-Methode« von Ron Kurtz (1985), einer »explizit« achtsamkeitsbasierten Körperpsychotherapie, zusammen mit modernen neurobiologischen Ansätzen zur Traumatherapie, vor allem in Verbindung mit dem »Konzept der strukturellen Dissoziation« von

Onno van der Hart, Ellert R. S. Nijenhuis und Kathy Steele (2008). Der Grundgedanke in beiden Ansätzen ist die Überlegung, dass es vor allem darum geht, im Trauma »eingefrorene« Kampf- und/oder Fluchtbewegungssequenzen achtsam aufzuspüren und dosiert – im Schutz der therapeutischen Beziehung – zu einem »natürlichen« Abschluss zu bringen. Die differenzierte Kenntnis eines Modells der sogenannten »defensiven Handlungssysteme des Menschen« (vgl. Hofer-Moser, 2015b) über die vereinfachte Version des »Modells der Kampf-, Flucht- und Erstarrungsreaktionen« hinaus, vermag diese behutsam aufdeckende, leibzentrierte Arbeit erheblich zu erleichtern. Mit den Worten von Ogden und KollegInnen

> »helfen Therapeuten, die im Sinne der Sensumotorischen Psychotherapie arbeiten, ihren Klienten, zur Ruhe zu kommen, zu aufmerksamen Beobachtern der Komponenten ihrer Orientierungs- und Aufmerksamkeitsprozesse zu werden und sich darüber klar zu werden, wie und auf was sie ihre Aufmerksamkeit fokussieren. Mit Hilfe dieser beobachtenden Haltung können sie ihre Fixierung auf die traumatischen Reize, die ihre Orientierung und Aufmerksamkeit reflexhaft steuern, auflösen und sich stärker auf die Tendenzen ihrer Orientierung und ihrer Aufmerksamkeit selbst konzentrieren. Indem sie die Entfaltung der Phasen der Orientierung in der Therapiesitzung beobachten, lernen sie allmählich, diese Tendenzen zu verstehen, und sie werden geübter darin, sie zu verändern, so dass sie durch die gewandelte Art ihrer Orientierung die Auflösung ihrer Traumata fördern. Dieser Prozess scheint am wirksamsten zu sein, wenn der Klient sich mittels ›dualer Verarbeitung‹ dem Orientierungs- und Aufmerksamkeitsverhalten widmen und gleichzeitig dessen Wirkung auf Geist, Emotionen und Körper beobachten kann« (2010, S. 136f.).

Als Spezifikum der sensumotorischen Therapie wird nun in dieser neugierig offenen, beobachtenden Haltung besonders die »sensumotorische Ebene«, also die Ebene der »Körperimpulse« und »Bewegungsentwürfe« fokussiert. Dies verhilft über die rein beobachtende Haltung hinaus zu einer weiteren Distanzierung von belastenden bis überwältigenden Emotionen, ähnlich dem MBEP.

> »Indem wir mit Klienten daran arbeiten, die Empfindung physiologischen Arousals von der des emotionalen Erregungszustandes zu differenzieren, verringern wir die Menge und Art der Informationen, welche die Betroffenen [zum gegebenen Zeitpunkt; Anm. d. A.] verarbeiten müssen – was sich positiv auf ihre Verarbeitungsfähigkeit auswirkt« (ebd., S. 51).

Und es geht beim Sensumotorischen Ansatz gleichzeitig darum, die Betroffenen darin zu unterstützen, »die vernachlässigten befähigenden [d.h. *die mobilisierenden*; Anm. d. A.] Defensivhandlungen wiederzuentdecken, die zur Zeit des Traumas unwirksam waren« (ebd., S. 141), diesen also achtsam nachzuspüren und sie schließlich – bei laufendem inneren Gewahrsein bzw. laufendem »ganzheitlichen inneren Empfinden«, dem »Felt Sense« im Sinne des Focusing-Ansatzes von Gendlin – zum Abschluss zu bringen, »die ihnen wesenseigenen ›triumphierenden Handlungen‹ zu vollenden« (ebd., S. 259).

Dazu eine kleine Therapievignette:

> Eine ärztliche Kollegin erzählt in der Supervision, dass sie in letzter Zeit, wenn sie unter Stress gerate, häufig so ein komisches »Kribbeln« in ihren Beinen verspüre. Ich lasse sie die letzte Situation vergegenwärtigen, in der sie dieses Kribbeln wahrgenommen hat und leite sie an, diesen Empfindungen achtsam nachzuspüren. Letztlich gelangt sie zu der Einschätzung, dass dieses Kribbeln eigentlich »Bewegungsimpulse« sind, dass »ihre Beine laufen wollen«, und beim noch achtsameren Hin-spüren, dass »sie *weg*laufen wollen«, also nicht einfach laufen des Laufens willen oder auf etwas zulaufen wollen. Wovor sie eigentlich *weg*laufen wollen, ist zunächst nicht klar. Da ermutige ich sie, diesen Laufimpulsen achtsam »und wie in Zeitlupe« nachzugeben. Während dieses achtsamen Tuns stellt sich sehr rasch eine wenige Monate zurückliegende Szene ein, bei der sie als Notärztin zu einer ganz schlimmen Verbrennung eines Kindes gerufen worden war und sich mit der Situation eigentlich völlig überfordert gefühlt habe. Letztlich sei alles halbwegs gut abgelaufen und auch nicht tragisch ausgegangen und daher habe sie dieser Begebenheit keine weitere Bedeutung beigemessen.
>
> Nach dem verbalen, emotionalen *und* sensumotorischen »Durcharbeiten« dieser »spezifischen« Szene in Verbindung mit der Thematisierung des doch nicht so selten auftretenden Gefühls des Überfordert-Seins in verschiedenen Situationen ärztlichen Handelns »ganz allgemein« und fehlenden Gelegenheiten, dieses Gefühl mit jemandem, »der das auch versteht«, besprechen zu können, verschwinden die Kribbelempfindungen nach einiger Zeit vollständig.

Die Unterstützung durch die Therapeutin, den Therapeuten erfordert natürlich auch ein genaues und einfühlsames Beobachten des »Ausdrucksverhaltens« der Patientin, des Patienten, um selbst »winzigste Vorbereitungsbewegungen« wahrnehmen und die Aufmerksamkeit der Patientin, des Patienten darauf richten zu können und ihr oder ihm so zu helfen, »sich von [ihrer oder; Anm. d. A.] seiner

Erzählung zu lösen und die Handlung, ›die geschehen will‹, bewußt langsam und aufmerksam auszuführen« (Ogden et al., 2010, S. 338).

6.3.7 Stressabbau und Entspannung

In einer Arbeit über Integrative Leibtherapie darf der Blick auf »geläufige« Entspannungsmethoden ebenso wenig fehlen wie ein Hinweis auf den Umgang mit Stresszuständen allgemein. Schließlich ist Burnout (vgl. Burisch, 2010) als Folge einer chronischen zeitextendierten Stressüberlastung – bei aller Unschärfe des Begriffes – vielleicht *die* Bezeichnung, die für unsere hektische und auf Effizienz ausgerichtete moderne Lebensweise tatsächlich sehr charakteristisch und dementsprechend auch in aller Munde ist. Das »Pathogenese-Modell der IT« zu einer »zeitextendierten, multifaktoriellen Be- und Überlastung in der Lebenskarriere« (Petzold, 2003) bietet dafür eine gute »praxisrelevante« Reflexionsfolie, die aktuelle Forschung zur »Psychoneuroimmunologie« (Schubert, 2015a) liefert die dazugehörigen wissenschaftlichen Daten (vgl. dazu ausführl. Abschn. 9.1). Dass gerade in psychosozialen Berufen tätige Menschen, inklusive ÄrztInnen und PsychotherapeutInnen, besonders gefährdet sind, mehr oder weniger unbemerkt in eine Burnout-Entwicklung zu geraten (Fazekas, 2005), mutet zumindest auf den ersten Blick etwas paradox an, da man entsprechend ausreichend präventive Kompetenzen gerade bei ihnen aufgrund ihres professionellen Wissens annehmen könnte. Ein solches Wissen für sich selbst tatsächlich nutzen zu können, ist – bei aller sonstigen Professionalität – aber offensichtlich alles andere als selbstverständlich[29]. In der Theorie einer allgemeinen Psychosomatik spielen also das »Konzept der *chronisch gestörten, dysfunktionalen Stressphysiologie*« mit ihren unterschiedlichen biopsychosozialen Auswirkungen und das »Konzept des *gestörten Körperbildes*« eine zentrale Rolle (vgl. dazu ausführl. Kap. 9).

Die einfachste Strategie zur Stressbewältigung, die auch Laien sehr schnell einsichtig ist, lässt sich – neben der »quantitativen« Stressreduktion – in drei Punkten zusammenfassen:

1. moderate körperliche Bewegung: mindestens dreimal wöchentlich 30 Minuten

29 Ein sehr empfehlenswertes Buch zum Thema »Selbstsorge« mit dem programmatischen Titel *Lassen Sie es in Ihrer Praxis. Wie Psychotherapeuten für sich selbst sorgen können* (2010) haben Norcross und Guy Jr. veröffentlicht.

2. kognitive Umstrukturierung: »Wie müsste ich umdenken, um diese Situation als Herausforderung erleben zu können?«
3. Erlernen von Entspannungs- bzw. von Achtsamkeitsübungen

In den meisten Fällen ist chronischer Stress gleichbedeutend mit »chronisch erhöhtem Muskeltonus« und daraus resultierenden unterschiedlichen Schmerzsyndromen des Bewegungsapparates bis hin zur Fibromyalgie einerseits und »chronisch erhöhtem Sympatikustonus« andererseits. Das gilt jedoch nicht immer. Manchmal, zum Beispiel bei chronischer Erschöpfung oder bei bestimmten posttraumatischen Symptomen im »Erstarrungsmodus«, kann auch ein erniedrigter Muskeltonus in Verbindung mit einem erhöhten Parasympatikustonus vorliegen.

Ziel der Therapie ist daher nicht in erster Linie, »Entspannung« zu erreichen, sondern die Fähigkeit zu einer dynamischen, situationsadäquaten Spannungs-Regulation wiederherzustellen und die Rhythmik von Anspannung, Entspannung und guter lebendiger Spannkraft wieder zu ermöglichen.

Es geht also ganz allgemein um den Erwerb bzw. die Erweiterung einer *dynamischen Selbst-Regulationskompetenz auf somato-vegetativer Ebene!*

Dies ist die »Stress-spezifische« Zielformulierung innerhalb des allgemeinen Konzeptes der IT zur »dynamischen Regulation«. Unter Bezugnahme auf die russische Physiologie und Neurobiologie von Pyotr K. Anokhin, Nikolai A. Bernstein und Alexander R. Lurja formuliert dazu Petzold:

> »Als *dynamische Regulation* bezeichnen wir den *Operationsmodus im Regulationsgeschehen von komplexen, lebenden Systemen*, durch den Systemfunktionen auf allen ihren Ebenen optimal wirksam werden können: *intrasystemisch* auf der physiologischen, emotionalen, kognitiven, volitionalen, *intersystemisch* auf der sozialen und ökologischen Ebene in variablen Umwelten mit wechselnden Kontext/Kontinuum-Bedingungen […]. Das schließt auch ihre optimierende Entwicklung, Veränderung, Neuorganisationen ein, die geschehen, wenn z. B. durch *›reafferente Progressionen‹*, durch anregende Rückwirkungen (Reafferenzen) Entwicklungen angestoßen werden oder wenn durch *›multiple Stimulierung‹* aus der Systemumwelt oder durch *›multiple Konnektivierungen‹* (von intra- und intersystemischen Elementen, Prozessen) neue Lösungen, Verhaltensmöglichkeiten, ja, ggf. neue Regulationsprinzipien sich spiralig-progredierend entwickeln oder auch spontan emergieren« (2010, S. 202).

Über gängige und hoffentlich brauchbare Spannungsregulationstechniken Bescheid zu wissen, sollte für jede(n) ärztlich und psychotherapeutisch Tätige(n) selbstverständlich sein, im Wissen darum, dass diese Zugänge in der Regel in ein umfassenderes ärztliches und psychotherapeutisches, biopsychosoziales Behandlungskonzept einzubetten sind. Gerade zu diesem Thema ist es von besonderer Bedeutung, auch als Therapeutin, als Therapeut über eine ausreichende »Eigenerfahrung« zu verfügen, schon aus eigener »Selbstsorge« heraus.

Trotzdem, bei aller Wichtigkeit »spezifischer« Techniken und vielleicht auch der Notwendigkeit einer – vor allem ärztlichen – Alltagsgewohnheit, auf eine Diagnose hin reflexartig *etwas* zu verordnen (also in diesem Fall: »Die Diagnose chronische Stress-Symptomatik bzw. chronischer Muskelschmerz impliziert automatisch die Verordnung von Entspannungstechniken!«) sollte gelten: Man darf nicht vergessen, die Menschen bei ihren bereits vorhandenen Ressourcen abzuholen und diese auch explizit zu würdigen! Das kann zum Beispiel mit einer stressbelasteten Patientin, einem stressbelasteten Patienten folgendermaßen geschehen:

Interventionsmöglichkeit 12:
»In dieser angespannten und auch belastenden Situation und Verfassung, in der Sie sich gegenwärtig befinden, ist es ganz wichtig, Ihre Stress-Systeme sozusagen wieder etwas herunter zu regulieren und so einerseits Ihren Organismus zu entlasten und andererseits klareres Denken, Überlegen und daraus resultierendes konstruktives Handeln (wieder) zu ermöglichen. Denn ausgeprägter Stress kann somatisch krank machen und er beeinträchtigt erheblich unser klares und umsichtiges Denken. Wir wollen (bzw. unser Organismus will) dann nämlich in so einer Stress-Situation nur eines: möglichst rasch heraus aus dem Stress, egal wie!

Daher möchte ich Sie einladen, jetzt einmal kurz innezuhalten und darüber nachzudenken, welche Möglichkeiten der Stressreduktion Ihnen bereits bisher zur Verfügung gestanden haben bzw. welche Ihnen in Ihrer jetzigen schwierigen Situation ganz konkret zur Verfügung stehen. Wenn Sie sich jetzt also überlegen:

1. Auf welche Weise können Sie sich gut entspannen bzw. haben das vielleicht früher einmal gekonnt, aber durch die derzeitigen schwierigen Umstände aus den Augen verloren? (...)
2. Auf welche Weise können Sie gut zu Problemen auf Distanz gehen, einen guten Abstand dazu gewinnen? (...)
3. Auf welche Weise können Sie ›innerlich zur Ruhe kommen‹? (...)
4. Auf welche Weise können Sie ›Kraft bzw. Energie schöpfen‹? (...)

Wenn Sie diese vier Fragen nun ein wenig auf sich wirken lassen: Schauen Sie zunächst einmal, welcher Aspekt davon spricht Sie im Moment am meisten an, welcher löst bei Ihnen innerlich die deutlichste Resonanz aus? (...) Was davon brauchen Sie am ehesten, damit Sie sich in Ihrer jetzigen Situation innerlich besser fühlen könnten? (...)«

Nach ein paar Minuten Reflexionspause fragt man nach, welche persönlichen Zugänge der Patientin, dem Patienten dabei eingefallen sind und geht dann über in einen kurzen präzisierenden und validierenden Dialog. Dann fährt man fort mit:

»Und können Sie sich diese Ihre spezielle Art und Weise, wie Sie in dieser belastenden Situation gut für sich sorgen bzw. sorgen könnten jetzt einmal so lebhaft wie möglich vergegenwärtigen! (...)«

»Und achten Sie darauf, wie sich diese Vorstellung, diese Vergegenwärtigung auf Ihr momentanes Empfinden auswirkt, (...) auf Ihre Atmung, auf Ihre Spannungszustände, Ihr körperliches Empfinden etc. (...)«

Bereits die Sprachmelodie und das Sprechtempo inklusive der Pausensetzungen (vgl. dazu auch Bardach & R. Reichel, 2013, S. 59) sollen bei dieser Anleitung ein Anstoß dafür sein, dass sich für die Patientin, den Patienten ein »innerer Freiraum des Reflektierens und des Nachspürens« eröffnen kann.

Diese Fragen aus dem Interventionsbeispiel klingen sehr banal. Die Kunst besteht jedoch darin, sie entsprechend ernsthaft zu stellen und auch »kleine« Ressourcen-Ansätze aufzuspüren, daran ausreichendes Interesse zu zeigen und sie dadurch zu verstärken! Erst dann ist es sinnvoll zu überprüfen, wie diese Vorerfahrungen am besten an »spezifische, neu zu erlernende« Techniken anschließen könnten (vgl. z. B. die »Achtsamkeitsübung zur Regulierung der somato-vegetativen Gestimmtheit« im Anhang).

Im Folgenden werden nun die klassischen Entspannungszugänge im Überblick dargestellt.

6.3.7.1 Das Autogenes Training (AT)

Die Anfänge des »Autogenen Trainings« gehen etwa auf das Jahr 1909 zurück. Damals fielen Johannes Heinrich Schultz (1932) in Selbstdarstellungen und Protokollen hypnotisierter Versuchspersonen eigenartige körperliche Erscheinungen, nämlich Gefühle von Schwere und Wärme, verbunden mit wohliger Behaglichkeit auf. 1926 von Schultz als »Autogene Organübung« vorgestellt, taucht 1928 erstmals der Terminus »Autogenes Training« und 1932 der Untertitel »Konzentrative Selbstentspannung« auf. Vom dynamischen Prinzip her handelt es sich beim AT um eine »Top-down«-Technik (»from mind to muscle«).

Sie wird entweder im Sitzen in einer »bequemen« Haltung (z. B. im Lehnstuhl mit Kopfstütze) oder in der »Droschkenkutscherhaltung« (auf einem Hocker) bzw. meistens im Liegen (eventuell mit Kopf- und Kniekehlen-Unterstützung) durchgeführt. Eine leicht lesbare Einführung ins AT gibt Günther Krapf (1991).

Die Übung beginnt mit der Zentrierung auf die Kontaktfläche zum Sessel bzw. zur Unterlage, gefolgt von »inneren rituellen Formeln«, zum Beispiel:

- »Ich bin ganz ruhig« (zu Beginn zwei- bis sechsmal, dann jeweils einmal als ›Interpunktion‹ zwischen den anderen Formeln, die jeweils sechsmal in Reihenfolge »gedacht« werden).
- »Mein rechter bzw. linker Arm ist ganz schwer«.
- »Mein rechter bzw. linker Arm ist ganz (angenehm) warm«.
- »Mein Atem geht ruhig und regelmäßig«.
- »Mein Sonnengeflecht ist strömend warm«.
- »Mein Herz schlägt ruhig und regelmäßig«.
- »Meine Stirn ist angenehm kühl«.

Das Training endet – ganz wichtig – mit der Rücknahme am Ende der Übung, das heißt: die Hände jeweils zur Faust schließen, die Unterarme mehrmals kräftig beugen, dabei etwas tiefer und bewusst ein- und ausatmen und bewusst die Augen öffnen.

Die »Blütezeit« des AT ist sicherlich in der Mitte des vergangenen Jahrhunderts anzusiedeln, was damit zu tun hat, dass diese Methode vor allem von psychoanalytisch orientieren PsychosomatikerInnen propagiert wurde. Im selben Ausmaß, in dem die Psychoanalyse zugunsten der Verhaltenstherapie an den psychosomatischen Kliniken an Bedeutung verlor, sank auch die Verbreitung des AT zugunsten der Progressiven Muskelrelaxation.

6.3.7.2 Die Progressive Muskelrelaxation (PMR)

Die Entspannungsmethode der »Progressiven Muskelrelaxation« wurde 1934 von dem amerikanischen Physiologen Edmund Jacobson (2016) entwickelt. Sie ist im angelsächsischen Sprachraum in Kliniken mit psychosomatischer Grundausrichtung, aber auch im ambulanten Bereich sehr verbreitet. Im deutschsprachigen Raum wurde sie erst in den 1970er Jahren mit dem Aufkommen der Verhaltenstherapie bekannt und verbreitet. Ziel des Trainings ist es, die Wahrnehmung für die Anspannung der Muskulatur zu schärfen – Jacobson spricht von einer »Kultivierung der Muskelsinne«. Generell liegt der Schwerpunkt der Übungen am Anfang auf der »realen« muskulären An- und Entspannung. Im weiteren Verlauf des Trainings nimmt dieser Anteil immer mehr ab, der Anteil der Atemübungen und von Imaginationen nimmt in den modernen Versionen (z. B. bei E. Hofmann, 2003) immer mehr zu.

Eine mögliche Variante der PMR besteht aus 14 wöchentlichen Sitzungen, in denen sechs Lernschritte vermittelt werden.

1. Der erste Schritt des Trainings besteht in der reinen muskulären An- und Entspannung, um mit dem Verfahren vertraut zu werden, zum Beispiel in der Form: »Spannen Sie jetzt die rechte Hand an (...) und lassen Sie nun wieder los.«
2. Im zweiten Schritt erfolgt die Entspannung auf ein »Entspannungssignal« hin, das ist bevorzugt ein positiv besetztes Wort wie »Ruhe«, »Loslassen«, »Entspannen« oder eventuell auch eine bildhafte Vorstellung wie »Bergwiese«, »Strand«, »Waldrand«.
3. Im dritten Schritt erfolgt die Kopplung mit der Atmung in der Weise, dass beim Einatmen angespannt und beim Ausatmen entspannt wird, zum Beispiel in der Form: »Spannen Sie jetzt die rechte Hand an und atmen Sie dabei ein, (...) spüren Sie die Spannung. (...) Lassen Sie nun mit Ihrem eigenen Entspannungssignal wieder los und atmen Sie dabei tief aus«.
4. Als vierter Schritt erfolgt nach der Entspannung, die an das Entspannungssignal und die Atmung gekoppelt ist, die Visualisierung einer selbst erlebten oder vorgestellten entspannenden Szene. Diese Visualisierung fällt im Anschluss an eine Entspannung wesentlich einfacher und ist intensiver.
5. Im fünften Schritt erfolgen Verkürzungen der Übungen, zum Teil auch ohne vorherige Anspannung, einfach über die Kopplung von Entspannungssignal und Atmung sowie der Visualisierung.
6. In einem sechsten Schritt geht es um den konkreten Transfer von Entspannungssequenzen in den Alltag, zum Beispiel über Rollenspiele.

Weitere Konditionierungen der Entspannungsreaktionen können über die Umgebung (z. B. mein spezieller Entspannungsort zu Hause, dessen rituelle Vorbereitung, annähernd gleiche Übungszeiten, als entspannend erlebte Musik, Aromatherapie etc.) erfolgen.

Ab der fünften Sitzung wirkt auch die Aufforderung, sich an die zurückliegenden Entspannungssitzungen zu erinnern, weiter konditionierend, zum Beispiel: »Wenn Sie sich an die letzte Entspannungssitzung zurückerinnern: wo haben

Sie die Entspannung am deutlichsten wahrgenommen, (…) wie hat sich die Entspannung dabei angefühlt, (…) wie würde es sich anfühlen, wenn dieses Entspannungsgefühl jetzt wieder da sein kann?« Und natürlich ganz allgemein gefragt: »Welche positiven Nachwirkungen haben Sie nach der letzten Sitzung erfahren und wie fühlt es sich an, sich diese jetzt zu vergegenwärtigen?«

Allgemein gilt:

1. Die Entspannungsphase ist etwa zwei- bis dreimal so lang wie die Anspannungsphase.
2. Die Anspannung der Hände und Arme soll höchstens submaximal sein, also auf keinen Fall unangenehm und vor allem nicht krampfend.
3. Die Anspannung der Beine und Füße soll etwas schwächer sein als die der Arme und Hände.
4. Schmerzende Körperregionen werden nicht angespannt, deren Entspannung erfolgt über die Generalisierung des Entspannungseffektes.

Die PMR ist in der Regel leichter und schneller erlernbar als das AT. Durch die klaren und eindeutig nachvollziehbaren Übungsanleitungen, und damit – zumindest vordergründig – einer gewissen Nähe zu sportlichem Training, ist auch die Angst vor einem Kontrollverlust geringer. PMR ist vornehmlich – von ihrem ursprünglichen Ansatz her – eine »Bottom-up«-Technik (»from muscle to mind«).

6.3.7.3 Weitere Entspannungsmethoden

Die »Integrative Differenzielle Relaxation« (IDR) kann als eine Weiterentwicklung der PMR unter Beachtung einer dynamischen Regulationskompetenz angesehen werden. Einen guten Überblick zur IDR gibt Burtscher-Wäger (2013a), eine mögliche Übungsanleitung findet sich im Anhang.

Als ebenfalls relativ weitverbreitete, sehr elaborierte und in der Regel sehr gute Methoden, die zu Entspannung, Sammlung und Leib-Bewusstheit führen und die absolut mit dem vorgestellten achtsamkeitsbasierten Zugang kompatibel sind, seien der Vollständigkeit halber auch die »Feldenkrais-Methode«, »Eutonie« und »Yoga« genannt.

Unter Berücksichtigung berechtigter Bedenken gegen eine ausufernde Wellness-Industrie, die sich nicht selten als mehr oder weniger esoterisch unterlegter Wellness-*Kult* präsentiert, sollte man auch nicht die seit der Antike bekannten und somit sehr gut sozial verankerten Zugänge zu Entspannung und Stressabbau vergessen, wie sie eine »Bäderkultur« mit verschiedenen »Massageformen« inklusive »Shiatsu« zu bieten vermag.

Im klinischen Bereich sind zusätzlich die »Physiotherapie« und die »Osteopathie« zu nennen, die dezidiert leibzentriert und entspannungsfördernd sind, wenn sie halbwegs achtsam und nicht rein funktionell ausgeübt werden.

Zum Abschluss dieses Kapitels über das »Prinzip Achtsamkeit« werden nochmals »thesenhaft« die möglichen positiven Auswirkungen einer achtsamkeitsbasierten Lebensführung angeführt und eine kleine Geschichte zur »Aufmerksamkeitssteuerung« als Denkanstoß zitiert.

Achtsamkeit

1. stärkt die Konzentrationsfähigkeit und führt zu klarerem Denken;
2. fördert Gelassenheit und Gleichmut;
3. führt zu größerer Zufriedenheit bis Heiterkeit;
4. hilft im gegenwärtigen Erleben zu bleiben und dieses dadurch intensiver, feiner und differenzierter wahrzunehmen;
5. hilft – über die Kultivierung des »Anfängergeistes« – das Leben allgemein interessanter und reicher zu empfinden;
6. hilft, den »Default-Mode«, also zu starkes Grübeln, Planen, sich Sorgen, Tagträumen zu begrenzen;
7. hilft im Umgang mit unterschiedlichen Stresszuständen, mit Ängsten, Depressionen, Schmerzerkrankungen, Traumata etc.;
8. stärkt das Immunsystem;
9. hilft, eine ethische Grundhaltung von Mitgefühl, Selbstmitgefühl, sozialem und ökologischem Engagement zu festigen und dadurch – vielleicht über die Jahre – so etwas wie Weisheit zu entwickeln.

> »Ein alter Indianer sitzt mit seinem Enkel am Lagerfeuer. Nach langem Schweigen berichtet der Alte aus seinem Leben:
>
> ›Weißt du, im Herz von jedem Menschen kämpfen zwei Wölfe. Einer ist selbstsüchtig, nachtragend und wütend, der andere ist liebevoll, sanft und mitfühlend.‹ ›Und welcher der beiden gewinnt?‹ fragt der Enkel besorgt. ›Der, den du mehr fütterst!‹ antwortet der Großvater.«
>
> *Weiss, Harrer &Dietz (2012, S. 25f.)*

7. Das Thema »Berührungen in der Therapie«

Ingrid Wild & Otto Hofer-Moser

Spätestens seit der höchst fälligen öffentlichen Diskussion um den verbreiteten Kindesmissbrauch in der Gesellschaft ist dieses Thema in einem sich unter anderem als leibzentriert verstehenden Therapieverfahren immer wieder neu aufzugreifen. Dabei geht es durchaus auch um entsprechenden Selbstschutz der TherapeutInnen vor möglichen rechtlichen Konsequenzen von Handlungssequenzen, in denen TherapeutInnen PatientInnen »real« berühren, wenn die Berührungen von PatientInnen missinterpretiert werden, wenn sie zu Flashback-Episoden tatsächlichen Missbrauchs oder gar zu kollusiven erotisch-sexuellen Verstrickungen mit den PatientInnen führen. Andererseits gibt es therapeutische Situationen, in denen gerade die Verweigerung einer, zum Beispiel tröstend stützenden, Berührung eine traumatische Re-Inszenierung darstellen kann (vgl. dazu R. Reichel, 2013b, S. 52f.).

Vor diesem aktuellen Hintergrund kann man zwischen drei Formen möglicher Berührungs*interventionen* unterscheiden, nämlich zwischen einem »Non-Touching-Approach«, einem »Self-Touching-Approach« und einem »Touching-Approach«.

Berührungen durch andere, ebenso wie die Selbstberührung, können schmerzhafte Erfahrungen – sowohl ein früheres Zuviel, Übergriffiges bis Missbräuchliches als auch ein frühes Zuwenig – aktualisieren. Anregungen, sich selbst zu berühren oder sich berühren zu lassen sind deshalb immer zunächst als »Vorschläge« zu verstehen. Die geplante Vorgehensweise soll ausreichend in ihrem Ablauf und in ihrer Zielsetzung erklärt und dann das Einverständnis der Klientin, des Klienten im Sinne des »informed consent« dazu eingeholt werden. Dabei ist von der Therapeutin, vom Therapeuten besonders darauf zu achten, ob unter Umständen »auf der Leibebene« ein Nein auftaucht, das eventuell gar nicht »explizit« gesagt werden *kann* bzw. gesagt werden *darf*. Bewährt hat sich auch, eine solche Intervention zunächst *imaginativ* »durchzuspielen«, mit allen dazu auftauchenden Assoziationen, Gefühlen, Empfindungen und Impulsen, bevor man die Aktion selbst tatsächlich *konkret* ausführt.

7.1 Der »Non-Touching-Approach«

Im »Non-Touching-Approach« »berühren« wir den Menschen mit der Qualität unserer Blicke, mit der Prosodie der Stimme und mit unserem non- und paraverbalen Dialogverhalten über Mimik, Gestik und Körperhaltung. Durch einen bloßen »Blick« allein kann ich zum Objekt werden bzw. den anderen zum Objekt machen.

> »Schaue ich ihn aber an als Widerspiegelung seines Blickes und im liebevollen Erfassen seiner Wirklichkeit als Mitsubjekt (Marcel), so verliert mein Blick das Verdinglichende und das Betrachtete seinen Objektcharakter. Der Blick der Sorge, Vorsorge und Fürsorge (caring) ist die Reflexion fürsorglicher Blicke, in denen mein Leib sich selbst, sein Selbst gesehen hat. Diese Qualität des Anschauens und Betrachtens, diese Qualität von Blick kann dann auch weitergegeben werden, kann gegenüber dem eigenen Leib und gegenüber dem leibhaftigen In-der-Welt-Sein anderer eingenommen werden und [...] sie kann auf die Dinge gerichtet werden« (Petzold, 1990, S. 308).

In diesem metaphorischen Sinne geschieht Therapie immer in intersubjektiv abzustimmender, sich mehr oder weniger »berührender« oder auch »verfehlender« Zwischenleiblichkeit und es ist Teil der psychotherapeutischen »Heilkunst«, diese Abstimmung entsprechend »entwicklungsfördernd«, das heißt »wohldosiert« vornehmen zu können. Der Hintergrund der Wirkmächtigkeit dieses Non-Touching-Approaches sind nichtsdestotrotz letztlich ganz *reale*, vor allem *sehr frühe* Lebens- und Beziehungserfahrungen von Berühren und Berührt-Werden in ihren unterschiedlichen Qualitäten.

7.2 Der »Self-Touching-Approach«

Der »Self-Touching-Approach« beschreibt die »eigene leibliche Berührung«. Eine derartige Intervention kann zum Beispiel den Vorschlag beinhalten, sich zur allgemeinen Aktivierung in einer strukturierten Weise »abzuklopfen« oder sie kann ein Vorschlag zur Achtsamkeitslenkung sein, wobei man die Patientin, den Patienten anregt, zum Beispiel die eigenen Hände auf den Bauch zu legen, »um die Atembewegungen besser wahrzunehmen« und »sich so vielleicht auch insgesamt besser zu spüren«. Das sind also Interventionen, die das eigenleibliche Spürbewusstsein auf spezifische Weise fördern. Oder man kann der Patientin, dem Patienten vorschlagen, eine oder beide Hände auf einen schmerzenden oder auf andere Weise subjektiv irritierenden Leibbereich zu legen mit der Intention, eine Selbst-Beruhigung bzw. Selbst-Tröstung zu bewirken. Zusätzlich man kann einen Dialog zwischen der »sanft berührenden Hand« und dem betreffenden »irritierenden« Leibbereich bzw. Organ initiieren, indem man die Patientin, den Patienten bittet, beiden »Dialogpartnern« ihre Stimme zu leihen: »Wenn diese ›sanft berührende Hand‹ reden könnte, was würde sie wohl jetzt diesem so oft schmerzenden Leibbereich sagen? (...) Und wenn Sie sich in diesen Bereich selbst einfühlen, was wäre wohl dessen Antwort? (...)«

Ein Übergang zum »Touching-Approach« kann sich hier manchmal ergeben, wenn man den Vorschlag macht, diese berührende »mitfühlende« Hand dadurch zu »unterstützen«, dass die Therapeutin, der Therapeut ihre oder seine eigene Hand zusätzlich auf diese Hand legt. Das wird in der Regel als weniger »intim« bzw. »nah« erlebt, als wenn die Therapeutin, der Therapeut den irritierenden Leibbereich direkt berührt. Da geht es also um ein sehr behutsames und achtsames Vorgehen »unter laufender intersubjektiver Abstimmung«!

Eine besondere Interventionsmöglichkeit in diesem Kontext des Self-Touching-Approaches betrifft die Förderung der »Entwicklung von Selbstmitgefühl« bzw. die Förderung eines emotionalen Zuganges allgemein über die strukturierte, therapeutisch begleitete Selbstberührung »Hand aufs Herz«. Als eine relativ vertraute *Geste* von Selbstmitgefühl soll diese hier den Zugang zum *Gefühl* Selbstmitgefühl oder etwa auch zum Gefühl der Trauer erleichtern. So kann zum Beispiel bei ungelöster Trauer der Vorschlag, die Hand behutsam auf das Herz zu legen, dieser Berührung ein wenig nachzuspüren und dann einfach auszusprechen, »was das Herz jetzt sagen möchte«, den emotionalen Zugang zu dieser Trauer erleichtern und so einen Trauerprozess ermöglichen.

Bei PatientInnen mit unterschiedlich ausgeprägter Tendenz zu Selbstabwertung und Selbstverurteilung, wie das bei Menschen mit komplexen Trauma-Folgestörungen häufig anzutreffen ist, kann die folgende, an Kristin Neff angelehnte Intervention hilfreich sein, um den Zugang zu Selbstmitgefühl zu erleichtern. Diese Intervention wird man eher nicht zu Beginn, sondern erst im Verlauf eines längeren Therapieprozesses, wenn bereits ausreichend gute Erfahrungen von Verständnis, Mitgefühl und Trost interiorisiert werden konnten, in Erwägung ziehen. Hintergrund dieser Interventionsstrategie ist die Erfahrung, dass sehr viele Menschen emotionalen Schmerz mit ihrem Herzen nicht nur »metaphorisch« in Verbindung bringen, sondern ihn tatsächlich als »Herzschmerz« erleben, bis hin zur inzwischen wissenschaftlich nachgewiesenen Tatsache, dass man an »gebrochenem Herzen« tatsächlich sterben kann[30].

Nach einer Therapiesequenz, die auf konventionelle Art und Weise der Auseinandersetzung mit einer belastenden Situation gewidmet war, kann man das folgende »prototypische«, strukturierte Vorgehen ins Auge fassen, wenn es um die Entwicklung von Selbstmitgefühl gehen soll:

Interventionsmöglichkeit 13:
Der Einstieg kann sein:

»Ich kann ganz gut nachempfinden, wie belastend und schmerzhaft dieses Ereignis, diese Auseinandersetzung für Sie war und auch noch ist. Gleichzeitig habe ich den Eindruck, dass Sie dafür in erster Linie sich selbst die Schuld geben. Liege ich da richtig? (...)«

Die Patientin, der Patient bejaht diese Frage.

»In Ordnung, im Folgenden möchte ich Ihnen einen möglichen Weg aufzeigen, wie man mit dieser Belastung, mit diesem Schmerz auch umgehen kann, um ihn besser annehmen und mit der Zeit besser integrieren zu können. Es geht dabei um die zunehmende Entwicklung der Fähigkeit zu Selbstmitgefühl, also um die Fähigkeit, mit der Zeit mit sich selbst ähnlich verständnisvoll und mitfühlend umzugehen, wie man es mit einem guten Freund täte, der Ihnen gerade eine ähnlich belastende Begebenheit erzählt hat. Den meisten von uns fällt das nämlich gar nicht leicht, da wir uns selbst entweder zu sehr bemitleiden und dabei nur den anderen die Schuld geben oder aber uns abwerten und verurteilen, also nur uns selbst die Schuld geben, oder wir machen sogar beides. Können Sie sich vorstellen, einmal einen solchen Zugang zur Förderung von Selbstmitgefühl zu versuchen? (...)«

Bei neuerlicher Bejahung:

»Gut, dann vergegenwärtigen Sie sich nochmals die belastende Begebenheit bzw. die belastende Szene. (...) Um welche Gefühle geht es dabei genau? (...)«

30 Rüegg hat in seinem Buch *Die Herz-Hirn-Connection. Wie Emotionen, Denken und Stress unser Herz beeinflussen* (2013) viele spannende Forschungsergebnisse zu diesem Thema zusammengetragen.

An dieser Stelle geht es darum, nochmals ausreichend Hilfestellung zu geben beim Wahrnehmen, Differenzieren und Benennen dieser Gefühle:

»Und machen Sie sich jetzt nochmals bewusst, was denn Ihre besonderen Umstände waren, warum sie so reagiert haben bzw. noch reagieren, was denn die spezifischen aktuellen Umstände dieser Situation ausgemacht haben. (...) Im nächsten Schritt machen Sie sich aber auch bewusst, was Ihre speziellen biografischen Vorerfahrungen dazu anbelangt. (...)«

Nachdem man gemeinsam beide Aspekte nochmals ausreichend exploriert hat, kann man dann die Frage stellen, ob es eigentlich nicht doch verständlich sei, wie es zu diesen heftigen emotionalen Reaktionen gekommen ist und ob das denn nicht zutiefst menschlich sei, da doch die meisten Menschen in solchen Situationen ähnlich reagierten. Die Frage könnte also lauten:

»Wenn Sie sich diese sehr glaubhafte Hypothese, dass es vielen Menschen damit ganz ähnlich geht, dass Sie daher mit einer solchen Situation und mit Ihren Reaktionen darauf nicht alleine dastehen, jetzt nochmals ganz bewusst machen. Was löst diese Überlegung in Ihnen aus? (...)«

Hier folgt wieder ein kurzer validierender Dialog über mögliche Einsichten, und man setzt dann fort mit:

»Trotz all dieser Einsichten schmerzt diese Auseinandersetzung, diese Kränkung, diese Begebenheit natürlich trotzdem. Aber vielleicht fällt es Ihnen dadurch leichter, sich diesen Schmerz ein- und vielleicht sogar zugestehen zu können, Verständnis und vielleicht sogar Mitgefühl mit sich selbst dadurch zu entwickeln. (...) Und vielleicht legen Sie als Zeichen für dieses Selbstmitgefühl einmal versuchsweise ganz sanft ihre rechte Hand auf Ihr Herz, auf den Körperbereich, in dem viele von uns auch den seelischen Schmerz wahrnehmen. Geht das? (...) Und kann Ihre rechte Hand vielleicht Ihrem wehen Herzen durch die Qualität ihrer Berührung etwas von dieser Einsicht und sogar von dem Mitgefühl vermitteln? (...)«

Wenn diese Übung zur Förderung von Selbstmitgefühl aus unterschiedlichen Gründen nicht oder noch nicht möglich ist bzw. nicht die Zustimmung der Patientin, des Patienten erhält, kann man vielleicht mit der im Anhang beschriebenen Selbstfürsorge-Übung »Den Berg berühren« zunächst eine implizite und mit der Zeit auch explizite Vorarbeit zu einer direkten Arbeit mit dem Thema Selbstmitgefühl leisten.

7.3 Der »Touching-Approach«

Das direkte Berühren der Patientin, des Patienten durch die Therapeutin, den Therapeuten, der »Touching-Approach«, ist in der Psychotherapie aus unterschiedlichen Gründen in Misskredit geraten, obwohl er als »healing touch« bereits in der Bibel erwähnt wurde. Dazu meint Petzold:

> »Die weit verbreiteten Ängste vor der Arbeit mit direktem Körperkontakt in der Psychotherapie wurzeln zum großen Teil in irrationalen Tabus, unaufgearbeiteten Ängsten der Therapeuten vor ihrer eigenen Leiblichkeit und in psychoanalytischen Theoremen, die in der Praxis niemals verifiziert wurden« (Petzold 1990, S. 406).

Der Touching-Approach umfasst:

1. Das mehr oder weniger rituelle, familiär-kulturell geprägte Händeschütteln bei der Begrüßung und der Verabschiedung. Die Verabschiedung kann in ihrer zwischenmenschlichen Qualität – je nach Verlauf der vorangegangenen Therapieeinheit – stärker variieren als die Begrüßung und unter Umständen auch tröstende oder ermutigende Berührungen an der Schulter oder sogar Umarmungen inkludieren.
2. Mehr oder weniger spontane Berührungen innerhalb der eigentlichen Therapiesequenz aus der inneren Berührtheit der Therapeutin, des Therapeuten heraus. Es sind dies in erster Linie Berührungen des Trostes, der Stütze, des Mitgefühls und der Zuwendung, die als ganz natürliche, evolutionär und kulturell gut begründbare zwischenmenschliche Handlungen des »leiblich real spürbaren« Trostes in der IT angesehen werden und die dadurch auf unserem evolutionsbiologischen Hintergrund aus neurobiologischer Perspektive eine Beruhigung der Stress-Systeme (vgl. Hofer-Moser, 2015b) fördern.
3. Mehr oder weniger genau abgesprochene Berührungen im Rahmen geplanter »szenischer« oder »funktional-übender« Sequenzen. Diese Berührungen reichen von der Unterstützung der Wahrnehmungsfähigkeit und der Aufmerksamkeitsfokussierung, über solche mit der Intention der Konfrontation und Konfliktaktivierung bis hin zur »szenischen Interaktion«. Im Rahmen seines Beitrags »Emotionelle Erste Hilfe. Grundlagen und Praxis bindungsbasierter Eltern-Säugling-Körperpsychotherapie (2016) hat auch Thomas Harms eine sehr hilfreiche Interventionsstrategie mit unterstützender Berührung entwickelt, um Eltern zu ermöglichen, auch in stressreichen Situationen mit ihrem Säugling sowohl mit sich selbst im Sin-

ne seines Konzeptes der »Selbstanbindung« als auch mit ihrem Säugling in ausreichend emotionalem co-regulativen Kontakt zu bleiben. Dazu

> »bitten wir die Betroffenen [uns zunächst; Anm. d. A.] mitzuteilen, an welcher Körperstelle sie eine Körperberührung wünschen, die sie als stabilisierend und stärkend erleben. Diese sogenannten ›Sicherheitsstationen‹ sind Körperorte, an denen sich in der Berührung mit dem Patienten eine maximale Abstimmung und Verbundenheit einstellt« (ebd., S. 165).

Diese berührende, stressreduzierende Unterstützung der Eltern durch die Therapeutin, den Therapeuten kann dann direkt in der klinischen Situation in Gegenwart des Säuglings oder auch bei der Kontaktaufnahme mit dem Säugling eingesetzt werden, oder –wenn die Eltern ohne Säugling zur Beratung kommen – bevor und während diese sich imaginativ stressige Situationen mit dem Säugling vergegenwärtigen. Auf einen allgemeinen psychotherapeutischen Kontext übertragen kann dieses Erarbeiten von sogenannten »Sicherheitsstationen« als Vorbereitung auf die und anschließende Begleitung bei der Vergegenwärtigung von mehr oder weniger stark belastenden Szenen und Situationen als Stabilisierungsressource fungieren und damit gleichzeitig eine wichtige neue, korrektive Beziehungserfahrung ermöglichen.

Innerhalb einer Therapiegruppe kann sowohl im »übungszentriert-funktionalen Modus« als auch im »erlebniszentrierten Modus« berührt werden, zum Beispiel in einer gegenseitigen Rückenbehandlung durch Ausstreichen, Abklopfen etc. Solche Berührungen unter GruppenteilnehmerInnen werden in der Regel als bedeutend unproblematischer erlebt als solche zwischen PatientInnen und TherapeutInnen.

Ist ein direkter Körperkontakt kontraindiziert – vor allem weil die Patientin, der Patient explizit oder implizit das nicht möchte –, dann kann nach Varianten gesucht werden, die gut annehmbar sind, zum Beispiel eine Selbst- oder Fremdmassage mithilfe eines sogenannten »Igelballs« oder bei Umarmungen das Dazwischenschieben einer Decke oder eines Kissens etc.

Gemäß der Maxime eines »prozessual« ausgerichteten Vorgehens in der IT sollen solche Interventionen und Angebote immer »dialogisch« aus dem Prozess heraus entwickelt werden. Daher gibt es dafür auch in der Leibarbeit *im engeren Sinn* kein starres System mit festen Vorgaben. Der Interventionsvorschlag ist vielmehr einerseits »prozessual« und »situativ« auf die Patientin, den Patienten abgestimmt, andererseits richtet er sich aber auch nach den Fähigkeiten, den Fertigkeiten, dem Selbsterfahrungs-Hintergrund und nach strategisch-diagnostischen Überlegungen der Therapeutin, des Therapeuten. Unabdingbar ist jedenfalls eine ausreichende Selbsterfahrung der Therapeutin, des Therapeuten mit solchen Berührungs-Interventionen.

8. Die psychosomatische Perspektive

In einer Einführung zur Leibtherapie darf ein Kapitel über die sogenannten »psychosomatischen Erkrankungen« nicht fehlen. Gerade im somatisch empfundenen Leiden, in der Krankheit, tritt doch der Leib in ganz besonderer Weise, nämlich irritierend, befremdlich bis höchst bedrohlich in seiner Verletzlichkeit und Sterblichkeit in den Vordergrund subjektiven Erlebens und Bewertens. Die Frage nach der Akzeptanz bzw. Integration »des Leibes als der Natur, die wir selbst sind« (Böhme, 2003), wird darin höchst aktuell. Die Verwendung des Begriffes »psychosomatisch« ist allerdings nicht unumstritten (vgl. Egger, 2005), in den neuesten Diagnostikhandbüchern ICD 10 (2017) und DSM-5 (2015) taucht er erst gar nicht mehr auf. Dort entsprechen den psychosomatischen Erkrankungen am ehesten die »somatoformen Störungen« und die »Essstörungen« sowie Schmerzsyndrome, die im Rahmen von Trauma-Folgestörungen als somatische Flashback-Phänomene auftreten. Im Folgenden wird nichtsdestotrotz für die Sinnhaftigkeit der weiteren Verwendung dieses Begriffs sowohl aus pragmatischer als auch aus wissenschafts- und erkenntnistheoretischer Sicht argumentiert und es werden Anregungen zum konkreten Umgang mit psychosomatischen Erkrankungen in der Psychotherapie-Praxis gegeben.

8.1 Allgemeiner Überblick

Gemäß der Gesundheits- und Krankheitslehre der IT (Leitner, 2010) werden grundsätzlich *alle* Erkrankungen bzw. Störungen aus der Perspektive des »Biopsychosozialen Modells« (vgl. auch Egger, 2005, 2015, 2017) mehrperspektivisch und transdisziplinär über eine »Integrative Diagnostik« (Osten, 2011, 2013) zu erfassen und zu verstehen versucht. Unter die soziale Dimension fällt auch die ökologische Perspektive. Nachdem diese allerdings sehr häufig vernachlässigt bzw. ganz ausgeblendet wird, ist es durchaus sinnvoll, immer wieder einmal explizit von einem »Bio-psycho-sozial-ökologischen Modell« einer »Integrativen Humantherapie« (Petzold, 2010) zu sprechen und in Bezug auf die Psychosomatik dementsprechend von einer »Ökopsychosomatik« (Petzold, 2006a, 2018). Dieses biopsychosoziale Modell[31] lässt sich – stark vereinfacht – wie folgt formulieren:

Das Biopsychosoziale Modell (BPS-Modell) beschreibt alle Phänomene von Gesundheit und Krankheit konsequent als ein »komplex-dynamisches In- und Aufeinander-Wirken« von biologischen, psychischen, sozialen und ökologischen Faktoren in ihren pathogenen *und* salutogenen Aspekten. Vor diesem kognitiven Hintergrund versucht die Ärztin, der Arzt bzw. die Therapeutin, der Therapeut diese Aspekte auch im empathischen Mitvollzug »zu erfassen und zu verstehen«, in ihrer jeweiligen aktuellen Relevanz »zu bewerten« und dies alles in einem »dialogischen Abstimmungsprozess« mit der Patientin, dem Patienten für die gemeinsame Entwicklung einer Behandlungsstrategie zu verwenden. Es werden »Außenperspektive« (biologisch-naturwissenschaftlicher Aspekt), »Innenperspektive« (subjektiv-erlebnismäßiger Aspekt) und »Metaperspektive« (sozioökologischer Aspekt) in einem »sowohl als auch« und nicht in einem »Entweder-oder« in Diagnostik *und* Therapie »potenziell« immer mitbedacht und mitberücksichtigt, auch wenn – je nach Patientin oder Patient und deren oder dessen spezifischer Situation mit ihren oder seinen jeweils verfügbaren, individuellen und sozialen Ressourcen und Potenzialen – Einzelaspekte im Vordergrund stehen.

In der Praxis hat sich eine solche Definition und eine daraus abgeleitete differenzielle, mehrperspektivische und unterschiedlich gewichtende Betrachtungs- und Vorgehensweise meines Erachtens sehr bewährt. Einige AutorInnen geben zwar noch einige »theoretische« bzw. »meta-theoretische« Schwierigkeiten zu bedenken und fragen sich,

> »wie diese unterschiedlichen Perspektiven der biologischen, der sozialen und der psychischen Domänen zusammen gedacht und integriert werden können. [Und sie fragen, ob; Anm. d. A.] das biopsychosoziale Modell tatsächlich ein Ganzes zu

31 Die Ausgabe 01/2013 der kostenfreien Internet-Zeitschrift *Resonanzen* (www.resonanzen-journal.org) widmet sich ausschließlich der kritisch-würdigenden Auseinandersetzung mit dem BPS-Modell (vgl. auch Gahleitner et al., 2013b).

> erzeugen [vermag], oder [ob] die Einzelbefunde auf ihren Ebenen ein zusammengewürfeltes Geheimnis aus Puzzlesteinen [bleiben], die (noch) keinen wirklichen Sinn ergeben« (Resch & Westhoff, 2013, S. 35).

Oder sie fragen sich, »ob und wie es verhinderbar ist, dass integrative Konzepte zu eklektischen ›Praxisbauchläden‹ verkommen« (Gahleitner et. al., 2013b, S. 7). Hintergrund dieser Zweifel ist die Tatsache, dass jede dieser Ebenen und auch Subebenen über eigene wissenschaftliche Begriffs- und Sprachsysteme verfügt und Resch und Westhoff (2013) zufolge eine *übergeordnete* Metasprache im Sinne einer biopsychosozialen »Weltformel« dafür (noch) nicht existiere, »auch wenn die einzelnen Wissensdomänen (insbesondere die naturwissenschaftlich-biologische Ebene) diesen Generalanspruch wiederholt erheben« (ebd., S. 35). Meines Erachtens gibt es jedoch diese übergeordnete Metasprache »prinzipiell« nicht, weil – wie in diesem Buch schon öfter aus philosophisch-erkenntnistheoretischer Perspektive hingewiesen wurde – jede sprachlich formulierte Theorie immer nur ein Konzept *über* die biopsychosozialökologische Wirklichkeit sein kann und nicht die Wirklichkeit selbst. Die Integration hin zu dieser angepeilten »Ganzheit« kann nur über eine »lebendige Person selbst erfolgen, die bei Bewusstsein ist«, die sich in eine Situation *unmittelbar* »einfühlt«, dadurch »Teil von ihr wird« und die dann *nachträglich* zu differenzierenden Erkenntnissen gelangt, was voraussetzt, dass sie »ausreichend gut« im Winnicott'schen Sinn mit den Konzepten und Begrifflichkeiten und Handlungsoptionen der jeweiligen unterschiedlichen systemisch-synergetisch konzipierten Systemebenen vertraut ist. Die *komplementäre* »Aspektdualität« der Wirklichkeit nach Fuchs (2010) kann – um es nochmals zu betonen – prinzipiell nicht und muss auch aus pragmatischer Sicht nicht aufgehoben werden.

Im Rahmen dieser nun in obiger Definition des BPS-Modells angeführten, intersubjektiv auszuhandelnden Behandlungsstrategie zur Erreichung eines »realistischen«, ebenfalls gemeinsam zu definierenden, Therapiezieles bedarf es dann vor allem bei den ganz konkreten Interventionsschritten immer wieder eines prozessual erarbeiteten »informed decision making« (Leitner, 2009) bzw. einer »partizipativen Entscheidungsfindung« (vgl. Novotna, 2017) als intersubjektive Ausdifferenzierung der bekannteren Formel des »informed consent«.

Als übergeordnete Metaperspektive zur Krankheits- bzw. Störungsentstehung und damit zum BPS-Modell hat sich – wie schon erwähnt – das »Akkumulationsmodell von Stress« (vgl. Osten, 2013, S. 180ff.) in Theorie und Praxis als sehr hilfreich erwiesen. Nach diesem Modell beeinträchtigt akkumulierter bzw. prolongierter Stress die Fähigkeiten zur »dynamischen Regulation« auf den unterschiedlichen Ebenen – somatisch, psychoemotional und interpersonal-sozial – auf komplex-dynamische Weise vorübergehend oder dauerhaft oder lässt diese sogar zusammenbrechen.

> »Dabei ist [...] viel weniger die Stärke eines [einzelnen; Anm. d. A.] Einflussfaktors ausschlaggebend, [...] als vielmehr der Faktor individuelle *Stressbewertung und -verarbeitung*. Folglich sind mit der Erfahrung von ›Stress‹ unteilbar die Faktoren ›Attribution‹ und ›Kontrollüberzeugung‹ verbunden. Die Effektstärke von Stress hängt vornehmlich von der kognitiven (appraisal) und emotionalen (valiation) Bewertung und Verarbeitung beim Individuum ab (Petzold & van Wijnen, 2010; Försterling & Stiensmeier-Pelster, 1994)« (Osten, 2013, S. 180 [kursive Hervorheb. im Orig.]).

Dass dieser aus der klinischen Erfahrung als evident angesehene Zusammenhang zwischen ausgeprägten und vor allem prolongierten bis chronischen Stresszuständen nicht nur in Bezug auf psychische Erkrankungen (z. B. Anpassungsstörungen, Depressionen und Angstzustände), sondern auch in Bezug auf eine ganze Reihe vorwiegend als somatisch angesehener Krankheiten tatsächlich gegeben ist, haben in den letzten Jahren unter anderem die rasch anwachsenden Forschungsergebnisse aus der Psychoneuroimmunologie (PNI) (Schubert, 2015a) beeindruckend und überzeugend bewiesen. Eigentlich müsste diese Forschungsrichtung ja »Psychoneuro*endokrino*immunologie« heißen, denn sie entdeckt immer neue, ganze enge Zusammenhänge und Überscheidungen von endokrinen, hormonellen und Neurotransmittersystemkomponenten. Dazu gehört zum Beispiel die Erkenntnis, dass auch Lymphknoten innerviert sind (vgl. Niggemann & Zänker, 2015, S. 52), wie übrigens bösartige Tumore auch, und dass es einen über den Vagusnerv laufenden, sogenannten »anti-inflammatorischen Reflex« gibt, der das Ausmaß einer Entzündung kontrolliert (Schubert, 2015b). Des Weiteren hat man gefunden, dass Hormone des Hypothalamus und der Hypophyse von Komponenten des Immunsystems (Lymphknoten, Thymus, Tonsillen, Milz, Monozyten) gebildet werden können (vgl. Malarkey et al., 2015, S. 37) und »dass Prolactin und Wachstumshormon möglicherweise eine wichtige Rolle in der Immunregulation [spielen]« (ebd.). Und Zytokine (z. B. Interleukin-6) können wie Neurotransmitter wirken und das bekannte, schon erwähnte »sickness behavior« erzeugen (Schubert, 2015c).

Zum Zusammenhang zwischen chronischem Stress und unterschiedlichen somatischen Erkrankungen, die sich natürlich nie »rein« somatisch, sondern immer mehr oder weniger auch psychosozial manifestieren, hat diese Forschung unter anderem Folgendes gefunden:

> »Beispielsweise würden Menschen mit stark ausgeprägter Cortisolreaktion auf Stress einen geringeren TH1/TH2-Quotienten [TH1 bzw. TH2 sind die Abkürzungen für jeweils eine Unterart der T-Lymphozyten (T-Zellen, die sich im Thymus entwickeln) als T-Helferzellen (TH-Zellen); Anm. d.A.] aufweisen und hätten dadurch ein höheres Infektionsrisiko (infolge der reduzierten TH1-Reaktion des zellulären Immunsystems). Der stressbedingte TH2-Anstieg des humoralen Immunsystems würde wiederum das Risiko für Allergien oder Asthma erhöhen. Umgekehrt kann eine zu schwach ausfallende Cortisolreaktion auf Stress zu einem Anstieg des TH1/TH2-Quotienten führen, was wiederum das Risiko erhöht, an rheumatoider Arthritis, Multipler Sklerose, Diabetes mellitus Typ 1, autoimmunen Schilddrüsenerkrankungen und Morbus Crohn zu erkranken« (Malarkey et al., 2015, S. 43).

Prolongierter Stress kann über eine zu starke und zu lang andauernde Aktivierung der HPA-Achse (Hypothalamus-Hypophysen-Nebennierenrinden-Achse) zu einer verzögerten Wundheilung führen und die Entstehung von Autoimmunerkrankungen (AIK) (z. B. atopische Erkrankungen und systemischen Lupus erythematodes) fördern (Schubert, 2015b, 2015c). Über die HPA-Achsen-Funktion lässt sich auch eine »melancholische Depression«, die eher mit Unruhe, Schlafstörungen und Gewichtsabnahme einhergeht und bei der eine Überfunktion der HPA-Achse mit entsprechendem Hypercortisolismus vorliegt von einer »atypischen Depression« mit chronisch erniedrigtem Cortisolspiegel unterscheiden. Letztere ist eher mit Erschöpfung – vielleicht durchaus im Sinne einer fortgeschrittenen Burnout-Entwicklung –, gesteigertem Schlafbedürfnis und Gewichtszunahme assoziiert und weist dadurch endokrinoimmunologisch viele Gemeinsamkeiten mit der Posttraumatischen Belastungsstörung auf (Schubert, 2015b).

Dysfunktionaler Stress spielt bereits prä- und postnatal über »epigenetische Dynamiken« (vgl. Spork, 2009) bei der Ausformung und Ausreifung unserer »Stressbewältigungs-Systeme« eine große Rolle. Hans-Peter Edlhaimb und Christiana Maria Edlhaimb-Hrubec zitieren dazu Bruce S. McEwen:

> »Frühe Kindheitsbelastungen wie Vernachlässigung, Misshandlung und Missbrauch ziehen bei noch nicht hinreichend ausgereiftem Stressverarbeitungssystem ›biologische Narben‹ nach sich, ›was sich in einer lebenslangen Dysfunktion des Stressverarbeitungssystems im Sinne einer erhöhten Vulnerabilität für körperliche wie psychosoziale Belastungssituationen niederschlagen kann (McEwen, 1998, 2003)‹« (2015, S. 22).

Diese erhöhte Vulnerabilität durch frühe Stressfaktoren ist »für depressive und Angsterkrankungen, somatoforme Störungen, Essstörungen und auch für Suchterkrankungen sowie einer Reihe von Persönlichkeitsstörungen gut belegt (Egle & Hardt, 2014, S. 110)« (ebd.). Auf somatischer Ebene werden solche Störungsbilder sehr häufig von kardiovaskulären (z. B. Hypertonie, koronare Herzkrankheit) und metabolischen Erkrankungen (z. B. Diabetes mellitus) als Co-Morbiditäten begleitet. Man kann die Co-Morbiditäten aber auch »als direkte Folge« dieser frühen Stressfaktoren und der daraus resultierenden Dysfunktion der Stressbewältigungs-Systeme ansehen. Letzteres ist durch die Adverse-Childhood-Experiences (ACE)-Studie inzwischen wissenschaftlich gut belegt[32], denn diese »machte [...] deutlich, dass frühkindliche Traumatisierung und damit zusammenhängend psychische Belastungsfaktoren [...] die Entstehung späterer koronarer Herzkrankheit (KHK) besser erklären konnten als traditionelle KHK-Risikofaktoren wie Rauchen, Fettleibigkeit und körperliche Inaktivität (Dong et al. 2004)« (Schubert & Exenberger, 2015, S. 119).

Letztlich ziehen Christian Schubert und Silvia Exenberger aus all diesen Forschungsergebnissen den Schluss, dass »diese empirisch klar erwiesene Kohärenz von psychosozialem Lebensstress und körperlicher Erkrankung Psychotherapie [...] somit grundsätzlich die Berechtigung zur Behandlung [auch; Anm. d. A.] körperlicher Erkrankungen [gibt]« (ebd., S. 133). Und in derselben Argumentationslinie muss dann diese »Berechtigung zur Behandlung körperlicher Erkrankungen« auch den Bereich der »Sozialen Arbeit« mit einschließen, wie Silke B. Gahleitner (2017) überzeugend darlegt. Damit schließt sich ein wichtiger Argumentationskreis und wir sind wieder bei der Forderung von Petzold nach einer »Integrativen Humantherapie« (2010) angelangt. Die gegenwärtige klinische Praxis entfernt sich jedoch leider – vornehmlich, aber nicht nur aus kurzfristigen und kurzsichten Effizienzüberlegungen und ökonomischem Druck heraus – wieder ziemlich von diesem Ideal.

Der wissenschaftliche Diskurs ist eben nicht abzukoppeln vom aktuell vorherrschenden gesellschaftspolitischen Machtdiskurs, in dem es weiterhin eine klare Rangfolge zu geben scheint, wie die öffentlichen Bezahlungsverhältnisse ganz banal offenlegen. So verdienen in unserem Gesellschaftssystem PsychiaterInnen immer noch bedeutend mehr als PsychotherapeutInnen und diese wiederum

32 »Die Adverse-Childhood-Experiences-Studie« (ACE-Studie) ist ein groß angelegtes epidemiologisches Projekt der Southern California Permanente Medical Group in San Diego, die den Einfluss einer Reihe von negativen Einflüssen in der Kindheit (z. B. Kindesmissbrauch, gestörtes Elternhaus) auf gesundheitsschädliche Verhaltensweisen und Erkrankungen in der Adoleszenz und im Erwachsenenalter untersucht (Felitti et al. 1998)« (Schubert & Exenberger, 2015, S. 118).

mehr als SozialarbeiterInnen. Es liegt also meines Erachtens nicht an der mangelnden Überzeugungskraft und Ausdifferenziertheit des BPS-Modelles bzw. an dessen noch unzureichender wissenschaftlicher Validität, denn diese ist vor allem über die Forschungsergebnisse der Psychoneuroimmunologie und den philosophisch-erkenntnistheoretischen Überlegungen zur Aspektdualität unserer Wirklichkeit ausreichend gegeben, *sondern alleine am gesellschaftspolitischen Willen zu seiner Umsetzung*. Das Skandalon, dass es in Österreich noch immer nicht gelungen ist, eine flächendeckende, ausreichende psychotherapeutische Versorgung der Bevölkerung auf Krankenkassenbasis zu erreichen, sei als ein Argument für diese These angeführt. Und die gegenwärtigen gesellschaftlichen Entwicklungen, sowohl in Richtung neoliberaler Strukturen mit der zunehmenden sozialen Ungleichheit (Han, 2014; Trojanow, 2013) als auch in Richtung rechtspopulistischer bis rechtsradikaler autoritärer, zumeist völkisch ausgerichteter Strömungen im Sinne von Viktor Orban in Ungarn, Marine Le Pen in Frankreich, Vladimir Putin in Russland, AfD und PEGIDA in Deutschland etc., lassen wenig Hoffnung, dass sich das in naher Zukunft ändern wird, ganz im Gegenteil. »Ein Super-GAU wie der Verlust der Errungenschaften der liberalen Demokratie ist denkbar« (Rauscher, 2017; vgl. auch Weiß, 2017). Natürlich soll die Forschung rund um das BPS-Modell entsprechend differenzierend weitergehen; für die Umsetzung dieses philosophisch wie wissenschaftlich bereits überzeugenden Modells braucht es aber in erster Linie eine entsprechend veränderte Gesellschaftsstruktur, in der die soziale Ungleichheit auf den verschiedensten Ebenen inklusive der Benachteiligungen von Frauen gegenüber Männern deutlich reduziert wird, sodass überhaupt erst eine Chance besteht, dass »die Bedeutung und die Komplexität der sozialen Dimension in Gesundheitskontexten [nicht; Anm. d. A.] immer noch und immer wieder erheblich unterschätzt werden« (Gahleitner, 2017, S. 25).

Nach diesen einführenden Erläuterungen stellt sich die Frage, wozu es denn dann überhaupt noch der Rede von »psychosomatischen Erkrankungen im engeren Sinne« bedarf, man könnte diese ja genauso gut oder vielleicht sogar noch besser vor dem Hintergrund des BPS-Modells, vielleicht in Verbindung mit der Psychoneuroimmunologie, zu erfassen, zu verstehen und zu behandeln versuchen. Dieses Argument ist an und für sich vollkommen richtig, allerdings rechtfertigen sowohl die Sprach*gewohnheiten* in der ärztlichen und psychotherapeutischen Praxis als auch ökonomische Zwänge des Praxisalltags in vielen Fällen eine solche »pragmatische Einengung« auf die psychosomatischen Aspekte. *Prinzipiell* sollte man sich aber bewusst sein, dass eine Weitung des Blickes hin auch auf die »sozioökologischen Aspekte« jederzeit wieder sinnvoll und auch dringend notwendig sein *könnte*.

Zunächst folgt nun ein geraffter historischer Rückblick auf psychosomatisches Denken und Handeln, das sich ursprünglich im ärztlich-medizinischen Kontext entwickelt hat, bevor es auch Eingang in den psychotherapeutischen Kontext gefunden hat.

8.2 Historischer Rückblick

Nachdem bereits Johann Christian Reil 1803 und Johann Christian August Heinroth 1818 den Begriff »Psychosomatik« verwendet hatten, wurde dieser dann 1927 vom Wiener Internisten und Psychoanalytiker Felix Deutsch wieder aufgenommen und theoretisch vor dem Hintergrund psychoanalytischer Konzepte weiter ausformuliert. Als eigentlicher Begründer des psychosomatischen Denkens, ohne dass er den Begriff »psychosomatisch« verwendet hatte, gilt allerdings der Arzt Georg Groddeck, der – ebenfalls unter psychoanalytischem Einfluss – organische Erkrankungen auch als symbolischen Ausdruck seelischer Verfasstheit verstand. Bereits 1917 wurde sein Pionierwerk *Psychische Bedingtheit und psychoanalytische Behandlung organischer Leiden* veröffentlicht. Auf Groddeck gehen auch die klassischen psychosomatischen Fragestellungen zurück: »Warum erkranke gerade ich, warum gerade jetzt und warum gerade an dieser Krankheit« (Stumm et al., 2005, S. 193).

In diesen psychoanalytischen Konzepten zur Psychosomatik war explizit die These enthalten, dass psychische Faktoren krankheitsrelevante somatische Auswirkungen haben können, dass also »Psychosomatik nichts anderes bedeute als die Freilegung der spezifischen psychogenetischen Ursachen bestimmter somatischer Erkrankungen« (Bauer, 2015, S. 5). Von da an gab es einen ziemlich heftigen Paradigmenkrieg zwischen naturwissenschaftlich ausgerichteten Medizinern und diesen ersten »Psychosomatikern«, zu dessen Überwindung erst in den 1970er Jahren »Multifaktorielle Modelle« beitragen sollten. So »konnte die Forderung von George L. Engel (1977) in seinem berühmten Aufsatz in der renommierten *Science*, ein biopsychosoziales Krankheitsmodell zu entwickeln, allgemeine Zustimmung finden. Man war der ideologisch aufgeheizten Kontroversen überdrüssig und eine Integrationsformel war sehr willkommen« (Keupp, 2013, S. 48 [kursive Hervorheb. im Orig.]).

Die »wissenschaftliche« Ausformulierung des BPS-Modells selbst ist aus Studien zur »Allgemeinen Systemtheorie« und seiner Anwendung auf die Biologie hervorgegangen (vgl. Bertalanffy, 1968). Aus einer modernen systemisch-synergetischen Perspektive bedeutet zum Beispiel

> »*Gesundheit* die ausreichende Kompetenz des Systems ›Mensch‹, beliebige Störungen auf beliebigen Systemebenen autoregulativ zu bewältigen. Nicht das Fehlen von pathogenen Keimen […] oder das Nichtvorhandensein von Störungen/Auffälligkeiten auf der psycho-sozialen Ebene bedeuten demnach *Gesundheit*, sondern die Fähigkeit, diese pathogenen Faktoren ausreichend wirksam zu kontrollieren.
>
> *Krankheit* stellt sich dann ein, wenn der Organismus die autoregulative Kompetenz zur Bewältigung von auftretenden Störungen auf beliebigen Ebenen des Systems ›Mensch‹ nicht ausreichend zur Verfügung stellen kann und relevante Regelkreise für die Funktionstüchtigkeit des Individuums überfordert sind bzw. ausfallen. […].
>
> Krankheit und Gesundheit erscheinen hier nicht als ein Zustand, sondern als ein *dynamisches Geschehen*. So gesehen muss *Gesundheit* in jeder Sekunde des Lebens ›geschaffen‹ werden« (Egger, 2005, S. 5ff. [kursive Hervorheb. im Orig., Layout geänd.]).

Eine zusätzliche Vertiefung und Erweiterung erfuhr das BPS-Modell durch die »Semiotik« nach Thure von Uexküll. Die »Semiotik als Zeichenlehre« stellt eine Theorie und Metasprache über den »Informationsaustausch« zwischen einzelnen Systemebenen, insbesondere über den zwischen Menschen und ihren relevanten sozioökologischen Umfeldern zur Verfügung (vgl. von Uexküll & Wesiack, 1991). Welche Aspekte der Lebenswelt aktuell welche Bedeutung für den Organismus bzw. den Menschen annehmen, hängt von seinem momentanen Bedürfnis-Zustand ab. Ein gesättigter Organismus nimmt seine Umwelt mit anderen Augen wahr als ein hungriger! »[S]ubjektive Bedeutung [ist] [somit; Anm. d. A.] ein dynamisches Konstrukt, das als Teil der persönlichen Alltagsrealität ständig emergiert und fluktuiert und in den dynamischen, sich kontinuierlich verändernden Bedingungen der psychosozialen Umwelt eingebettet ist (Deleuze 1992; DeGrandpre 2000)« (Schubert, 2015c, S. 424). Es geht also dabei schwerpunktmäßig um die individuelle und auch gesellschaftlich bestätigte und co-konstruierte Interpretation bzw. »Bedeutungszuweisung« von Zeichen (z. B. in unserem Kontext von Krankheitssymptomen), um aus »individuellen subjektiven Krankheitstheorien« immer wieder ausreichend tragfähige »gemeinsame soziale Wirklichkeitskonstruktionen« zu erarbeiten und auf diese Weise daraus abgeleitete, ausreichend gemeinsam getragene Behandlungsstrategien zu ermöglichen. Das BPS-Modell erweitert sich dadurch zur »Integrierten Medizin« (vgl. dazu das gleichnamige Buch von von Uexküll et al., 2002) als das in »Theorie, Begrifflichkeit und Praxisbezug« zeitgemäße Konzept ärztlichen Denkens, Reflektierens und Handelns. Auf *universitärer Ebene* spricht man allerdings nicht von Integrierter Medizin, sondern weiter vom BPS-Modell, da dieses die *allgemeinere* Formulierung darstellt und dadurch in dieser Formulierung auch für die Psychotherapie und die Sozialwissenschaften als Leitparadigma fungieren kann.

Im Zuge der großen Erfolge der Neurowissenschaften und der Gentechnik in Verbindung mit der Globalisierung der Wirtschaft und ihrer unüberhörbaren Forderung nach Effizienzsteigerung und Flexibilität ist es allerdings Heiner Keupp (2013) zufolge in den letzten Jahren zu einer offensiven Re-Biologisierung in der Psychiatrie und der akademischen Psychologie zuungunsten der Sozialwissenschaften bzw. überhaupt zum Nachteil der psychosozialökologischen Aspekte gekommen, ein neurobiologischer Reduktionismus ist dort zum Leitparadigma mutiert (zu dessen fundierter Kritik vgl. Fuchs, 2010). Diese bedenkliche Entwicklung greift unter den sogenannten ökonomischen Sachzwängen (vgl. Maio, 2014) und wohl auch unter tatkräftiger Mithilfe der global agierenden Pharmaindustrie (Goldacre, 2013; Stolze, 2016) rasant auf den gesamten Medizinbetrieb über, obwohl die *wissenschaftstheoretische* Bestätigung des BPS-Modells bzw. der Integrierten Medizin gerade auch über die Erfolge der Psychoneuroimmunologie (Schubert, 2015a) und deren *erkenntnistheoretische* Bestätigung über die moderne Version der allgemeinen Systemtheorie in Form der Theorie der »Synergetik« (Haken & Schiepek, 2006) in der Medizin inzwischen unumstritten sein sollte. Dieser Ressourcenmangel in der Medizin erschwert in der klinischen Praxis die Etablierung einer auf der Reflexionsfolie des BPS-Modells aufgebauten »Beziehungs- und Sozialmedizin« ganz erheblich. Ein ebensolcher Mangel an Ressourcen in der zugrunde liegenden Forschung behindert gleichzeitig den notwendigen Übergang von einem auf dem biomedizinisch-reduktionistischen Paradigma fußenden Gruppenforschungsdesign mit seinen hochgelobten Doppelblindstudien hin zu aussagekräftigeren sogenannten »Integrativen Einzelfallstudien«. Erst Letztere tragen der zum Teil höchst unterschiedlichen komplexen Dynamik vor dem Hintergrund subjektiver Bedeutungen des *Alltagsgeschehens* des Individuums ausreichend Rechnung, wobei individuelle Reaktionsweisen und Zeitdynamiken nicht im Gruppendesign anonymisiert und ausgemittelt werden, wobei die Untersuchungen weitgehend unter Alltags- und nicht unter künstlichen Laborbedingungen stattfinden und wobei die Verwendung von »Tiefeninterviews und hermeneutischen Analysen von psychosozialen Daten« (Schubert, 2015c, S. 429) anstelle standardisierter Fragebögen nicht in manipulativer Weise vorgeben, »welche Erlebnisse als berichtenswert anzusehen sind und welche nicht« (ebd.).

Vor dem Hintergrund der hier dargestellten Integrierten Medizin bzw. des BPS-Modells lässt sich nun durchaus auch wissenschafts- und erkenntnistheoretisch begründet auf eine neue Weise von »Psychosomatik« reden, die einige Einseitigkeiten des ursprünglich in seiner Konzeption psychoanalytisch ausgerichteten Modells nicht mehr aufweist.

> »Vergleicht man die verschiedenen Definitionen von psychosomatischer Medizin (Altmeyer 2013, 310; Morschitzky 2005, 17), ergibt sich als gemeinsamer Tenor die Auffassung, Psychosomatik sei die Lehre von den psychischen und psychosozialen Ursachen, Auslösern, Begleitphänomen und Folgeerscheinungen körperlicher Krankheiten bzw. Störungen und deren Einfluss auf die interpersonelle Welt des leidenden Menschen« (Bauer, 2015, S. 5).

Die *wechselseitige* Beeinflussung bzw. – besser formuliert – die »Durchdringung« von Leib und Seele wird in diesem Verständnis hervorgehoben, »*Psychosomatik* ist also immer auch gleichzeitig *Somatopsychik*« im Sinne der »Aspektdualität der Wirklichkeit« (Fuchs, 2010).

Nachdem sich aber psychosomatisches Denken vorwiegend im ärztlich-medizinischen Kontext abspielt, in dem normalerweise die somatische Dimension in ihrem naturwissenschaftlichen, biomechanisch-reduktionistischen bzw. bestenfalls kybernetischen Verständnis dominiert, liegt dort der Schwerpunkt bevorzugt auf den sonst in der Regel ausgeblendeten bzw. vernachlässigten »psychosozialökologischen« Aspekten. Deren potenzielle große Relevanz muss man sozusagen den ÄrztInnen vor dem Hintergrund ihrer gewohnheitsmäßigen Beurteilungs- und Entscheidungsalgorithmen immer wieder in Erinnerung rufen. Beim Begriff »Embodiment« verhält es sich gerade umgekehrt: Da hat die Entwicklung ihren Ausgang in den Kognitionswissenschaften genommen, die ursprünglich die somatischen Aspekte kognitiver Prozesse total ausgeblendet hatten. Und daher liegt hier der Schwerpunkt der Forschungen eher auf dem Einfluss des Leibes auf die psychische Ebene, auch wenn prinzipiell in beiden Kontexten von einer *gleichwertigen* Wechselwirkung bzw. – wieder besser formuliert – einem »Ineinandergreifen« der psychischen und somatischen Ebene ausgegangen wird.

Mit diesen Ausführungen ist meines Erachtens auch die Argumentation Josef W. Eggers (2005) nachvollziehbar entkräftet, wonach bereits die Rede von psychosomatischen Erkrankungen suggeriere, dass es psychosomatische Erkrankungen *einerseits* und nicht-psychosomatische Erkrankungen *andererseits* gebe. Der Leib-Seele-Dualismus werde durch eine solche Begriffswahl gefördert und nur die konsequente, auch sprachliche Anwendung des BPS-Modells, das erkenntnistheoretisch monistisch nach der »Einheitstheorie von Baruch de Spinoza«

zu interpretieren sei, würde dieses dualistische Denken hinter sich lassen[33]. Viel wichtiger erscheint mir in diesem Zusammenhang, sich immer wieder der prinzipiellen »Aspektdualität der Wirklichkeit« nach Fuchs (2010) bewusst zu sein und sich in einer »nicht-dualistischen Lebensweise« im Sinne Böhmes »Ethik leiblicher Existenz« (2008) laufend zu üben, um den dualistischen Fallstricken in Theorie und Lebenspraxis, Letztere empfunden als Entfremdung vom Leib, halbwegs zu entgehen.

8.3 Das Alltagsverständnis von psychosomatischen Erkrankungen

Wie bereits erwähnt hat sich das Alltagsverständnis psychosomatischer Erkrankungen ursprünglich in erster Linie im medizinisch-ärztlichen Kontext herausgebildet und entwickelt sich auch gegenwärtig innerhalb dieses Bereichs in entsprechenden Fachgesellschaften und Weiterbildungs-Curricula in »psychosomatischer Medizin« laufend weiter. Ein Überblick über die gegenwärtige Situation der psychosomatischen Medizin in Österreich und über notwendig erachtete Weiterbildungsschritte, um eine kompetente ärztlich-psychosomatische Versorgung der Bevölkerung zu ermöglichen, findet sich bei Christoph Pieh und KollegInnen (2016). Eine Schwierigkeit liegt dabei darin, dass »aktuell […] die diagnostische Benennung einer psychosomatischen Erkrankung der Perspektive der jeweiligen Profession [unterliegt]. Jedes ärztliche Fachgebiet findet für somatisch nicht begründbare Körperbeschwerden und Syndrome eigene Termini« (Edlhaimb & Edlhaimb-Hrubec, 2015, S. 21). Eine Arbeitsgemeinschaft entsprechender medizinischer Fachgesellschaften hat daher »für diese Krankheitsgruppe die Verwendung des dreiteiligen Begriffs ›nicht-spezifische, funktionelle und somatoforme Körperbeschwerden‹ (NFS) vorgeschlagen« (Fazekas, 2015, S. 24).

Im normalen ärztlichen Praxisalltag, sowohl bei den niedergelassenen ÄrztInnen als auch in den Kliniken, drängt sich der Terminus »psychosomatisch« – leider immer noch oft negativ konnotiert – dann auf, wenn für ein Beschwerdebild keine ausreichende somatische Begründung bzw. Erklärung gefunden werden kann. Und das ist in vielen Bereichen der Medizin durchaus nicht selten der Fall. Eine Studie von Kurt Kroenke und A. David Mangelsdorff (1989, zit. nach Faze-

33 Zur Problematik, sich erkenntnistheoretisch im Sinne eines Monismus auf Spinoza zu beziehen, vgl. Bauer (2015).

kas, 2006, S. 221) ergab, dass bei 1000 in einer amerikanischen Klinik ambulant behandelten PatientInnen, die über die Symptome Brustschmerz, Erschöpfung, Schwindel, Kopfschmerz, Ödem, Rückenschmerz, Atemnot, Schlafstörung und Bauchschmerz klagten, nur bei durchschnittlich 16 Prozent eine organische Ursache festgestellt werden konnte, woran sich auch nach einem Beobachtungszeitraum von drei Jahren nichts änderte. »Die Häufigkeit dieser NFS in der somatischen Medizin wird in der Hausarztpraxis auf circa 20 Prozent geschätzt, während sie in somatischen Spezialambulanzen/-praxen 50 Prozent erreichen kann« (Fazekas, 2015, S. 24).

Im medizinisch-ärztlichen »Alltag« spricht man vorwiegend bei folgenden Leidenszuständen von psychosomatischen Erkrankungen:

1. Bei den sogenannten »*funktionellen* Störungen«, bei denen in der medizinischen Abklärung kein bzw. kein relevantes organisches Substrat gefunden werden kann (z. B. bei Befindlichkeitsstörungen, »vegetativer Dystonie«, Reizdarm-Syndrom, Schwindelsymptomatik, beim Hyperventilationssyndrom, bei der vasovagalen Synkope etc.). Die Abklärung geschieht vor allem im Sinne von Ausschluss-Diagnosen: »Organisch konnte bei Ihnen nichts gefunden werden« oder fatal verkürzt: »Sie haben nichts!« sind geläufige Mitteilungen, wie sie PatientInnen in solchen Situationen viel zu oft von MedizinerInnen zu hören bekommen und dann damit alleingelassen werden.
2. Bei Erkrankungen mit zwar »*vorwiegend somatischem* Erscheinungsbild«, deren »Entstehung, Auslösung und Aufrechterhaltung« jedoch vorwiegend auf psychische bzw. psychosoziale Faktoren zurückgeführt werden (z. B. somatoforme Schmerzstörungen und – nach von Uexküll – sogenannte »Ausdruckserkrankungen« [Rahm et al., 1993, S. 295; ein prototypisches Praxisbeispiel findet sich am Ende dieses Kapitels]). Der Patientin, dem Patienten selbst sind diese Zusammenhänge in der Regel nicht bewusst.

In diese Gruppe gehören auch Erkrankungen mit »*vorwiegend somatischem* Erscheinungsbild«, die gut auf psychotherapeutische Interventionen oder auch gut auf Placebo-Gaben ansprechen (z. B. Hochdruckkrisen in akuten Belastungssituationen, manche Allergien, Schmerzsyndrome als somatische Flashback-Phänomene von Trauma-Folgestörungen). Dieses gute Ansprechen auf psychotherapeutische Interventionen bzw. Placebos wird häufig in der klinischen Praxis als Bestätigung einer psychosozialen bzw. psychischen Genese gedeutet.

3. Bei Erkrankungen, die *traditionell* als psychosomatisch angesehen werden bzw. angesehen wurden: Ulcus ventriculi, Migräne, Asthma bronchiale, Neurodermitis, Colitis ulcerosa, Morbus Crohn, essenzielle Hypertonie und – eher neueren Datums – die Fibromyalgie. Mit Ausnahme der Hypertonie, die man im Rahmen des BPS-Modells als Folge einer vorübergehenden oder permanenten Bereitstellungsreaktion des Organismus auf einen Alarmzustand im Sinne einer Voraktivierung des Kampf- bzw. Fluchtmodus deuten kann und die Dorothea Rahm und Kolleginnen (1993, S. 295) daher nach Thure von Uexküll und Wolfgang Wesiack (1986) als »Bereitstellungserkrankung« bezeichnen, und mit Ausnahme der Fibromyalgie, die in den überwiegenden Fällen im Rahmen einer komplexen Trauma-Folgestörung auftreten kann (vgl. Heinl & Heinl, 2011), wird die Genese der übrigen »klassischen« psychosomatischen Erkrankungen gegenwärtig als viel komplexer als früher angenommen. Deren »psychosomatischer Charakter« wird dadurch zum Teil erheblich relativiert, so zum Beispiel beim Magengeschwür, zu dessen Entstehung ein Bakterium, Helicobacter pylori, wesentlich beizutragen scheint. Die Migräne hingegen wird als genetisch disponierte, neurologische Erkrankung angesehen, die jedoch ganz gut auf ein erfolgreiches Stressmanagement anspricht.

Dieses Klassifikationsschema deckt sich weitgehend mit jenem, das auf ein ursprüngliches Konzept des Arztes und Psychoanalytikers Franz Gabriel Alexander (1891–1964) zurückgeht und das auch heute noch vor allem von VertreterInnen einer psychoanalytisch ausgerichteten Psychosomatik im deutschsprachigen Raum verwendet wird. Demnach umfasst diese psychosomatische Klassifikation vier Krankheitsgruppen:

1. Befindlichkeitsstörungen
2. funktionelle Erkrankungen
3. körperliche Krankheiten mit psychosozialer Genese[34]
4. somatopsychische Krankheiten[35] (vgl. Leitner & Sieper, 2008, S. 208)

Im normalen klinisch-*medizinischen* Alltag verwendet man den Begriff »psychosomatisch« zusammenfassend vor allem dann, wenn ein Beschwerdebild, ein Symptomenkomplex nicht ausreichend in klassisch neurologische, orthopä-

34 Dazu zählen die erwähnten klassischen psychosomatischen Erkrankungen.

35 Dazu zählen z. B. die als reaktiv und somatisch bedingt bewerteten Ängste und/oder Depressionen nach einem Herzinfarkt oder einem Schlaganfall.

dische, internistische etc. Diagnose-Schemata passt bzw. wenn »Befund« und »Befindlichkeit/Symptomatik« nicht ausreichend übereinstimmen. Allerdings gilt nicht der Umkehrschluss: Eine ausreichende Passung in diesem Sinne schließt das Vorkommen relevanter psychosozioökologischer Faktoren nicht aus!

Für PatientInnen und ÄrztInnen ergeben sich aus diesen Überlegungen zur Psychosomatik zwei komplementäre Hauptschwierigkeiten. Die PatientInnen haben fast alle die Erfahrung gemacht, dass ihren Beschwerden oder Leiden nur dann Glauben geschenkt wurde, wenn dafür eine »objektive« Ursache nachgewiesen werden konnte, wenn etwas »Reales« gesehen, ertastet oder mittels Bildgebung dargestellt (z. B. durch Sonografie, Röntgen, CT, MRT) werden konnte oder wenn Laborbefunde auffällig waren. Für die Patientin, den Patienten stellen sich hier zwei Fragen. Erstens: »Werden mir der Arzt und das soziale Umfeld mein Leiden auch glauben, wenn dieser ›objektive‹ Nachweis nicht oder nicht ausreichend gelingt?« Die zweite, damit zusammenhängende Frage ist für die Patientin, den Patienten nicht weniger beunruhigend: »Was habe ich, woran leide ich dann ›wirklich‹, wenn die Experten ›nichts‹ feststellen können?« Ihr Grundbedürfnis nach Orientierung und Kontrolle (Grawe, 2004) bleibt dadurch in Schwebe.

Die Hauptschwierigkeit seitens der ÄrztInnen besteht hingegen in der therapeutischen Konsequenz, die sich ergibt, wenn die Patientin, der Patient »nichts« hat: »Wie vermittle ich verständlich und glaubhaft psychosomatische bzw. biopsychosoziale Zusammenhänge, ohne die Patientin, den Patienten vor den Kopf zu stoßen?!«

Nur wenn dies vor dem Hintergrund einer tragfähigen Arzt-Patient-Beziehung halbwegs gelingt, wird die Patientin, der Patient bereit sein, sich über den üblichen, von ihr oder ihm »zunächst erwarteten« ärztlich-medizinischen Zugang hinaus auch psychotherapeutischen Zugängen zu öffnen. Daher wird »in verschiedenen Leitlinien der Aufbau einer [solchen; Anm. d. A.] tragfähigen, partnerschaftlichen Arbeitsbeziehung empfohlen« (Fazekas, 2015, S. 27), wobei allerdings gerade in einem derartigen psychosomatischen Kontext gilt, dass häufig »die Arzt-Patient-Interaktion von beiden Seiten jedoch als schwierig erlebt« (ebd.) wird sich und der »empfohlene« Aufbau der Beziehung also sehr oft als sehr schwierig bis fast unmöglich erweist.

8.4 Die Hypothese über die Existenz von »somatischen Metaphern«

Broom (2015) stellt mit seinen »bedeutungs-*vollen* Krankheiten« noch ein weiteres, psychotherapeutisch sehr interessantes Einteilungsschema zur Diskussion:

»Wenn ich von der ›symbolischen Bedeutung‹ einer Krankheit [...] spreche, dann um Phänomenen einen Namen zu geben, in denen eine körperliche Erkrankung wie eine somatische Repräsentation (oder Version) der Lebenserfahrung oder ›Geschichte‹ [...] eines Patienten erscheint« (Broom, 2015, S. 263). Im Unterschied zu den alten, aus heutiger Sicht naiv anmutenden, psychoanalytischen Theorien über die Entstehung und Aufrechterhaltung der klassischen psychosomatischen Erkrankungen – zum Beispiel im Sinne des »regelhaften« Schlusses von Neurodermitis auf eine überbehütende bis erdrückende Mutterbeziehung[36], gegen die sich »die Haut wehrt«, oder des Schlusses von Magengeschwüren auf zu viel »hinuntergeschluckten Ärger« –, geht Broom bei seinem Konzept der bedeutungs-*vollen* Krankheiten von einem *ganz individuellen spezifischen Ausdruck persönlicher Erfahrung und Bedeutung* aus, die man am besten durch einfühlsames Erfragen der persönlichen Geschichte und über das Beachten der in dieser Erzählung verwendeten Metaphern entschlüsseln kann.

Zum Beispiel berichtet eine 45-jährige Patientin mit chronischem Spannungskopfschmerz, die in einen lebenslangen Dauerkonflikt mit ihrer Mutter verstrickt ist, bezeichnenderweise davon, wie anstrengend es ist, »den Kopf dabei über Wasser zu halten, um in diesen heftigen Streitereien nicht unterzugehen«.

Broom ist nun in Bezug auf solche Phänomene – entgegen der alten Ansicht – nicht mehr der Meinung, »dass, wenn sich eine ›Geschichte‹ im Körper Ausdruck verleiht, es sich dabei *zwangsläufig* um ein *Abwehrmanöver* handelt« (ebd., S. 364 [kursive Hervorheb. im Orig.]). Das könne es natürlich auch sein, wichtiger ist ihm aber die Vorstellung, dass es sich bei diesem körperlichen Ausdruck der persönlichen Geschichte um eine der »wahrgenommenen Dimensionen eines funktionierenden integrierten Ganzen handelt« (ebd.). Wir müssen also von einer »Reziprozität aller Repräsentationsformen« (ebd., S. 374) – Körper-Seele-Geist – ausgehen und ebenso davon, dass es dieses geheimnisvolle »Doppelaspekt-Potenzial« von »Körperlichkeit und Subjektivität« – und damit auch von Körperlichkeit und Symbolik – von Anbeginn des Lebens an gibt. Der Mensch wird in ein psychosoziales Feld hineingeboren, das von Symbolik durchdrungen ist, wodurch diese bereits die präverbalen biopsychosozialen »Schemata des In-

36 Nicht wenige Mütter von Kindern mit Neurodermitis wurden damals durch diese Theorien zusätzlich stigmatisiert, weil vielfach Ursache und Wirkung verwechselt wurden. Wer weiß, wie belastend und aufwendig der Umgang mit Babys und Kleinkindern ist, die an Neurodermitis leiden, interpretiert das daraus resultierende, behütende und gestresste Verhalten der betroffenen Mütter ganz anders, als es die klassische Theorie der Psychosomatik nahelegt.

der-Welt-mit-anderen-Seins« mitbeeinflusst und dann in der weiteren Entwicklung an individuell-symbolischer Prägnanz gewinnt. Damit brauche es aber auch in einer psychosomatischen Theorie keine Erklärung mehr dafür, wie sich das Symbolische »in eine körperliche Erkrankung projiziert« (ebd.), weil beides – das Symbolische wie das Körperliche – *gleichzeitige* Erscheinungs- bzw. Wahrnehmungs- und Erlebens-Formen des Menschen als Leib-Seele-Geist-Ganzheit bzw. des »Organismus-in-der-Welt-und-mit-anderen-Seins« sind. Die *Person als Ganzheit* kann dadurch von Symbolik – im Sinne einer Top-down-Wirkung – bis ins Somatische hinein »durchdrungen« sein und es braucht dafür keinen sogenannten »*mysteriösen Sprung vom Psychischen ins Körperliche*« (ebd. [kursive Hervorheb. im Orig.]) mehr. Das verbreitete Bedürfnis, einen solchen Sprung dennoch zu konzipieren, gehe auf ein »Wahrnehmungsartefakt« zurück, das auf einem unzulänglichen *theoretischen* Konzept beruhe. Die Ähnlichkeit dieser Überlegungen zu jenen der IT oder auch zum Konzept der »Aspektdualität der Wirklichkeit« von Fuchs (2010) ist meines Erachtens evident.

Broom unterscheidet nun bei seinem Konzept der bedeutungs-*vollen* Krankheiten ganz grob drei Kategorien (vgl. Broom, 2015, S. 368), wobei es meines Erachtens fließende Übergänge gibt:

1. Körperliche Erkrankungen, die durch akuten oder prolongierten Stress »eher unspezifischer Natur« ausgelöst werden.

Die »Bedeutung« liegt hier mehr im erlebten »Zuviel an Belastung«, was eine Art funktionellen organismischen Zusammenbruch bewirkt, der sich dann in prädisponierten, individuellen »Schwachstellen« (z.B. Reizmagen, Kopfschmerz, Rückenschmerz, Reizblase etc.) manifestiert. Darunter fallen also eine Reihe der schon erwähnten »funktionellen Störungen«. Dazu zwei Beispiele:

> Eine 25-jährige Patientin konsultiert mich wiederholt über einen Zeitraum von sechs Wochen, einmal wegen wiederkehrender Durchfälle, dann wegen Kopfschmerzen und schließlich wegen »Herzstechen« und sie verlangt ängstlich nach genauen Abklärungen. Nachdem die Blutlaboruntersuchung und das EKG unauffällig sind, sie jedoch trotzdem auf noch weitergehende Untersuchungen drängt, »da doch mit ihr irgendetwas nicht in Ordnung sein kann«, befrage ich sie eingehender nach Belastungsfaktoren. Dabei stellt sich heraus, dass sie seit zwei Monaten von ihrem Ex-Freund, der die Trennung nicht akzeptieren könne, durch unzählige Telefonate bedrängt werde. Getrennt habe sie sich, weil er so beherrschend bis tyrannisch gewesen sei. In hausärztlicher Kenntnis ihrer Familiengeschichte frage ich noch nach, ob ihr dieses Beziehungsmuster bekannt vorkomme. Und sie kann von selbst die Ähnlichkeit zur Beziehung ihrer Eltern herstellen. Ihre

Mutter hatte sich acht Jahre zuvor aus demselben Grund von ihrem Vater getrennt. Das Gespräch endet mit einer Diskussion darüber, wie sie sich am besten gegen ihren Ex-Freund schützen kann und weitere somatische Abklärungen sind vorerst kein Thema mehr. Diese Patientin wird über ein paar »psychosomatische« Aufklärungsgespräche in Verbindung mit problemfokussierter und lösungsorientierter Beratung hinaus vorerst vermutlich keine weiterführende Psychotherapie benötigen.

Eine andere 31-jährige Patientin leidet seit etwas mehr als zwei Monaten unter zum Teil als unerträglich empfundenen und weitgehend therapieresistenten Kopf-, Nacken- und Rückenschmerzen. Dreimal sucht sie daher während dieser Zeit aus einer Panik heraus die Klinik auf, wo ihre Beschwerden internistisch und neurologisch abgeklärt werden, beim letzten Mal wird sogar eine Lumbalpunktion zur Untersuchung der Hirnflüssigkeit durchgeführt. Außer starken Muskelanspannungen im Rücken- und Nackenbereichen können keine somatischen Ursachen für ihre Schmerzen gefunden werden. Einige Tage später kommt sie ganz verzweifelt in meine Ordination, da die verordneten Schmerzmittel wieder nicht wirkten. Auf meinen Vorschlag, sie doch eine Woche krankzuschreiben, reagiert sie ablehnend, denn die Arbeit würde sie wenigstens auf eine gute Weise ablenken!

Das war der Einstieg in die biopsychosoziale Anamnese mit der Fragestellung: »Gute Ablenkung wovon?« Die Patientin berichtet, sie mache sich große Sorgen um ihren seit drei Jahren wieder alleinstehenden und frühpensionierten Vater. Ihre Eltern haben sich scheiden lassen, als sie sieben Jahre alt war. Sie sei es daher von klein auf gewöhnt, weitgehend auf eigenen Füßen zu stehen und Schwierigkeiten »alleine durchzustehen«. Sie habe sich – im Gegensatz zu ihrem deutlich älteren Bruder – immer schon für ihren Vater verantwortlich gefühlt und jetzt habe er vor drei Monaten auch noch die Diagnose Prostatakrebs bekommen. Er gehe zwar gar nicht so schlecht damit um, aber ihre Ängste um ihn seien dadurch doch erheblich größer geworden. Sie habe zwar einige gute Freundinnen, über dieses Thema rede sie mit ihnen jedoch nicht, dafür hätten diese sicher kein Verständnis.

So entsteht das Bild einer Frau, die schon sehr früh lernen musste, ohne fremde Hilfe ihr Leben zu meistern und schwierige Situationen eben alleine »durchzustehen« und den Kopf »nicht hängen zu lassen«. Ihr weitgehend unbewusstes bzw. vorbewusstes Bedürfnis nach »Rückenstärkung« durch verständnisvolle Angehörige oder Freunde bzw. das Bedürfnis, sich einmal bei jemanden »anlehnen zu dürfen«, findet keinen Platz. Die jahrelange chronische Überforderung des »Sich-krampfhaft-aufrecht-Haltens« hat sich durch die aktuelle Krebserkrankung des Vaters dramatisch verstärkt, wobei sich seelischer und somatischer Schmerz zeitweise gegenseitig bis ins Unerträgliche potenzieren. Bei dieser Patientin verbindet sich also die *allgemeine* Überforderung und der daraus resultierende muskuläre Schmerz mit einer *spezifischen* emotionalen Überforderung, nämlich ihrem Rollentausch im Sinne einer Parentifizierung in Bezug auf ihren krebskranken Vater. Dieses Beispiel weist dadurch bereits einige Aspekte einer »somatisch-symbolhaften« Manifestation auf: »Schwierige Situationen müssen alleine *durchgestanden* werden« bzw. »den *Kopf hängen lassen* ist keine Option« als Lebensmotto.

Damit ist dieses Praxisbeispiel aber bereits zwischen Kategorie eins und der nachfolgend beschriebenen Kategorie zwei der bedeutungs-*vollen* Krankheiten nach Broom (2015, S. 368) einzuordnen. Zusätzlich zu meiner hausärztlich-psychosomatischen Betreuung habe ich dieser Patientin aufgrund der im Vergleich zum ersten Beispiel lebensgeschichtlich strukturell »tieferen« Verankerung ihrer Problematik auch zu einer weiterführenden Psychotherapie geraten.

2. »[K]örperliche Erkrankungen, die mit Bedeutung assoziiert sind, die aber nicht offenkundig metaphorisch oder symbolisch ›in‹ der Erkrankung selbst vermittelt wird« (ebd.).

Als Beispiel führt Broom das Auftreten von Kopfschmerzen bei einer Frau an, die fast ausschließlich »im Kontext von Männerbeziehungen« auftreten. Der Aspekt der Symbolik und Bedeutung liegt hier in der *spezifischen* emotionalen Bewertung der Stressoren (vgl. Osten, 2013, S. 180). Diesen Erkrankungen liegt also auch Stress zugrunde, aber weniger ein kumulierter *allgemeiner* Stress als vielmehr ein emotionaler, weitgehend unbewusst *ganz spezifisch bewerteter* Stress.

In diese Kategorie gehört die schon erwähnte 45-jährige Patientin, die im Dauerkonflikt mit ihrer Mutter »krampfhaft den Kopf über Wasser halten muss, um nicht unterzugehen«. Sie wurde mir von einem befreundeten Psychotherapeuten zur ärztlichen Betreuung geschickt, um sie davon abzuhalten, sich aus hypochondrischen Ängsten heraus wiederholt MRT- und andere medizinische Untersuchungen über entsprechendes »Doktor-Hopping« zu organisieren. Über geduldiges, immer wieder neues Aufklären über die »psychosomatischen Hintergründe« und die Beteuerung, dass es aus meiner Sicht ganz sicher nicht einer neuerlichen MRT-Untersuchung des Kopfes bedarf, ist dies bisher ganz gut gelungen und ermöglicht dadurch dem Kollegen ein etwas ruhigeres therapeutisches Arbeiten. Ihr struktureller Hintergrund ist vermutlich eine Borderline-Persönlichkeitsstörung.

Aufgrund der existenziellen Bedeutung des Konfliktes mit der Mutter und der daraus resultierenden Schmerzsymptomatik über das entsprechende Embodiment nimmt auch dieses Beispiel eine Zwischenposition in den Kategorien der bedeutungs-*vollen* Krankheiten ein, diesmal zwischen Kategorie zwei und der nachfolgend angeführten Kategorie drei.

3. Eine »somatische Metapher« liegt Broom zufolge vor,

> »wenn das beteiligte Organsystem und/oder der pathologische Prozess und/oder die klinische Phänomenologie besonders gut mit den subjektiven Bedeutungen oder mit der ›Geschichte‹ des Patienten übereinzustimmen scheinen, was sich wiederum anhand der Sprache, Lebensgeschichte und den Verhaltensweisen des Patienten feststellen lässt« (Broom, 2015, S. 364 [kursive Hervorheb. im Orig. v. A. entfernt]).

Mit der Annahme der Existenz von »somatischen Metaphern« wird ein polarergänzendes Konzept zur »psychoanalytischen« Theorie von »konversionsneurotischen Phänomenen« postuliert. Diese Theorie geht davon aus, dass »[d]as körperliche Symptom [...] den zugrundeliegenden Triebwunsch, wie auch dessen Verbot, symbolisch zum Ausdruck [bringt]«, wie Marianne Springer-Kremser im *Wörterbuch der Psychotherapie* (Stumm & Pritz, 2000, S. 369) schreibt. Das »Konversionssymptom« wird als »Abwehrmanöver« von unerträglichen Inhalten ins Unbewusste verstanden, das »aber Aufmerksamkeit [fordert] und [...] sowohl Befriedigungs- wie auch Bestrafungscharakter [hat]« (ebd.). In diesem Sinne gibt es zum Beispiel eine »hysterische Lähmung« des Armes, der »zuschlagen will, es aber nicht darf« oder eine »hysterische Blindheit«, wenn es um »gefährliche« sexuell-erotische Inhalte geht. Ein relevantes somatisches Substrat existiert hier jedoch nicht.

In beiden Annahmen – sowohl bei der somatischen Metapher als auch beim Konversionssymptom – spielt aber »die Symbolik« und ihre Manifestation in der biopsychosozialen Wirklichkeit die entscheidende Rolle. Vermutlich ist es sinnvoll, in der Möglichkeit dieser Manifestation »eine Bandbreite an konkreter Realisation« anzunehmen, mit der Konversion als dem einen Pol, bei dem es kein relevantes biologisches Substrat dazu gibt, über funktionelle Störungsbilder mit symbolischem Charakter (der Kategorie zwei nach Broom), bis hin zu den somatischen Metaphern, die sich vorwiegend biologisch realisieren und deren symbolischer Gehalt oft erst nachträglich erschlossen werden kann.

Als Praxisbeispiel für eine somatische Metapher führt Broom eine Patientin an, deren »rheumatoide Arthritis« er als eine somatische Metapher ihres Gefühls des »Festgefahrenseins« deutet (Broom, 2015, S. 366). Ganz wichtig dabei ist, dass die Patientin diese Metapher im therapeutischen Gespräch selbst gefunden hat und Broom sie zunächst lediglich als »Arbeitshypothese« aufgegriffen hat. Der weitere, sehr positiv verlaufene Therapieprozess kann dann als Bestätigung dieser Hypothese angesehen werden.

Man kann der Annahme der Existenz somatischer Metaphern im gerade beschriebenen Sinn durchaus skeptisch gegenüberstehen, und sehr viele PsychotherapeutInnen[37], die sich am BPS-Modell und an der PNI orientieren, werden sich mit diesem Konzept vermutlich schwertun. Trotzdem ist diese Hypothese meines Erachtens in bestimmten Situationen nicht nur einer Überlegung, sondern auch eines konkreten Versuches, eines Experimentes mit offenem Ausgang wert. Die nachfolgende Therapie-Vignette soll dies verdeutlichen:

> Eine 53-jährige Mittelschulprofessorin für Mathematik und Physik sucht therapeutische Hilfe, weil sie ganz plötzlich zunächst am linken Auge 85 Prozent und zwei Monate später auch am rechten Auge 55 Prozent ihres Sehvermögens eingebüßt hat. Nach Auskunft der behandelnden Augenärzte, inklusive einiger Vorstände von Universitätskliniken, die sie in ihrer Verzweiflung aufgesucht hat, handelt es sich bei ihrer Erkrankung um eine sogenannte anteriore ischämische Optikusneuropathie (AION), bei der es aus unbekannten Gründen zu einer plötzlichen Degeneration von Nervenfasern des Sehnervs kommt. Eine wesentliche Besserung des Zustandes, aber auch eine nennenswerte weitere Verschlechterung seien erfahrungsgemäß nicht zu erwarten, eine anerkannte Therapie – neben dem schon eingesetzten Kortison – gebe es derzeit nicht, so die weitere frustrierende Auskunft der Ärzte. Verständlicherweise werden von der Patientin daher auch einige komplementär-medizinische Zugänge, wie Akupunktur, Nahrungsergänzungsmittel mit Vitaminen, die Konsultation eines Mediums etc. in Anspruch genommen, bevor sie sich entschließt, es zusätzlich mit Psychotherapie zu versuchen.

37 Meine Vermutung ist, dass vor allem ärztliche PschotherapeutInnen aufgrund ihrer klinischen, vorwiegend naturwissenschaftlich ausgerichteten Sozialisation mit dieser Hypothese von somatischen Metaphern Schwierigkeiten haben werden.

Die Patientin lebt in einer langjährigen, stabilen Partnerbeziehung, in der drei Kinder inzwischen das Erwachsenenalter und eine gute Selbstständigkeit erreicht haben. Sie liebe ihren Beruf sehr, er trage – neben der Familie – ganz wesentlich zu ihrem Lebenssinn bei. Daher sei auch die Vorstellung, ihn wegen der drohenden Erblindung ganz aufgeben zu müssen, für sie so unerträglich. Sie sei als Einzelkind in einem wohlhabenden Elternhaus aufgewachsen, in dem sie einerseits, vor allem was das Materielle anbelange, durchaus verwöhnt worden sei, andererseits habe sie aber sehr unter den ständig streitenden Eltern gelitten. Gott sei Dank gebe es das in ihrer jetzigen Familie kaum, da sei ihr Harmonie einfach ganz wichtig. Es stellt sich heraus, dass sie in der Familie durchaus die dominante Position innehat und sich vieles nach ihr richten muss.

Dies entspräche – lebensgeschichtlich gedeutet – der Rolle des »verwöhnten Einzelkindes«. Gleichzeitig kommt diese Position ihrem enormen Kontrollbedürfnis entgegen, das – wiederum biografisch interpretiert – auf die spannungsvolle und konfliktreiche familiäre Atmosphäre in der Ursprungsfamilie zurückgeführt werden kann: Man muss ständig auf der Hut sein und am besten versucht man, krisenhafte Entwicklungen schon im Keime zu ersticken! Die Fähigkeit, ihre teils recht heftigen Emotionen zu regulieren, sind vor diesem Hintergrund verständlicherweise nur mäßig ausgebildet, elterliche Hilfe in Gefühlsdifferenzierung und Gefühlsregulierung hat es vermutlich nur sehr eingeschränkt gegeben.

Die ersten Monate der Therapie waren vom aktuellen Krisenmanagement geprägt, wobei es in erster Linie darum ging, der Patientin zu helfen zu lernen, mit ihrer großen Angst vor dem völligen Erblinden halbwegs umzugehen und ansatzweise auf eine Akzeptanz der aktuellen Situation hinzuarbeiten. Trotz intensiver Unterstützung durch ihre Familie, insbesondere durch ihren Mann, gelingt eine Stabilisierung nur ansatzweise, zwischendurch treten sogar suizidale Gedanken auf und eine Reise in die Schweiz zur aktiven Sterbehilfe wird angedacht. Besonders zu schaffen macht ihr auch, dass diese Katastrophe doch so »grundlos« aufgetreten sei. »Meine gesundheitlichen Daten sind in den letzten Jahren ja durchwegs sehr zufriedenstellend gewesen: kein hoher Blutdruck, normale Blutfettwerte, kein Zucker, schöne Gefäße, ausreichend Bewegung, relativ gesundes Essen. Und die vier bis sechs Genusszigaretten am Tag und immer wieder mal ein Glas Rotwein können ja auch nicht die Ursache für die Katastrophe gewesen sein. Oder war es vielleicht doch der Stress? …«, das waren ihre Überlegungen.

Die Stresshypothese wird also relativ bald von ihr selbst thematisiert: Die Arbeit sei es eindeutig nicht, diese erlebe sie als sehr erfüllend. Das ganze Jahr vor dem Auftreten der Erkrankung sei aber für sie schon sehr belastend gewesen. Da gebe es einerseits den älteren Sohn, der in seiner Beziehung große Probleme habe, und das Glück ihrer Kinder liege ihr einfach sehr am Herzen. Besonders belastend sei aber gewesen, dass es sehr viel Streit mit den schon betagten Eltern und auch unter den Eltern selbst gegeben habe, die alte Problematik halt, aber schon in ungewohnt hoher Intensität. Sogar ein Abbruch der Beziehung zu den Eltern habe im Raum gestanden.

Die Dramatik der Erkrankung der Patientin lässt die konflikthaften Themen in der Therapie rasch für lange Zeit wieder in den Hintergrund treten, zumal sich durch ihre Erkrankung die familiären Probleme wesentlich entschärft haben und alle – inklusive ihrer Eltern – sehr um ihr Wohl besorgt sind. Und so dominieren in der Therapie Maßnahmen der Krisenintervention und Stabilisierung. Erst als diese halbwegs greifen, entsteht bei der Patientin selbst wieder das Bedürfnis, »ursächlich« zu arbeiten und das alte Konfliktthema wieder aufzugreifen. Und so frage ich sie, die Theorie der somatischen Metapher im Hintergrund: »Angenommen wir betrachten versuchsweise die Augenerkrankung als eine Art Organsprache, als eine Metapher. Was hat es denn in den Monaten vor der Erkrankung gegeben, das nicht mehr zum Anschauen war, was Sie vielleicht nicht mehr sehen wollten oder auch nicht mehr sehen konnten, weil es so unerträglich war? Lassen Sie sich etwas Zeit, diese Frage auf sich wirken zu lassen und überlegen Sie, ob es dann darauf vielleicht eine stimmige Antwort ›von innen her‹ gibt.« Darauf antwortet die Patientin: »Da brauche ich erst gar nicht nachzudenken, die Antwort ist schon da! Es ist dieser ewige Streit mit und zwischen meinen Eltern, der einfach nicht mehr auszuhalten war.«

Bereits in der nächsten Therapieeinheit ist allerdings vom Weiterarbeiten am alten Konfliktthema nicht mehr die Rede, das sei ganz in den Hintergrund getreten und es dominiere einfach die Angst vor einer weiteren Verschlechterung der Augenerkrankung und gänzlicher Erblindung in Verbindung mit Selbstvorwürfen und Vorwürfen an die behandelnden Ärzte, zwischen der Erkrankung des linken und des rechten Auges nicht zusätzliche prophylaktische Maßnahmen ergriffen zu haben. Dieses mit sich und den Ärzten innerlich in heftigem Streit liegen, ist vielleicht auch ein »Echo« der ständig streitenden Eltern. Es bedarf viel Geduld, die Patientin davon zu überzeugen – natürlich erst nach ausreichend einfühlsamer Bestätigung, wie verständlich und gut nachvollziehbar ihre gegenwärtigen

Gedanken und Gefühle sind –, dass es jetzt darum geht, einen Weg zu finden, um ihren »aktuellen organismischen Stress« so gut es geht zu vermindern, da gerade dieser vermutlich der Augendurchblutung nicht sehr förderlich ist. (Das ist an dieser Stelle die Bezugnahme auf die allgemeine Stresshypothese, also der Kategorie eins nach Broom.) Und eine gute und bewährte Methode der Stressreduzierung sei, wie schon öfter besprochen, ein diszipliniertes Üben in Achtsamkeit, um eine ausreichende innere Distanzierung und Selbstberuhigung zu erreichen. Die Patientin erwidert, die Einsicht in eine solche Notwendigkeit habe sie schon und fügt entschuldigend hinzu, dass aber Selbstdisziplin im Persönlichen halt nicht ihre Stärke sei. Ich verweise darauf, dass sie über Selbstdisziplin in ihrem Beruf sehr wohl verfügt und dass es jetzt darum geht, diese zusätzlich auch für diese existenzielle Herausforderung einsetzen zu lernen. Und so beenden wir die Therapieeinheit mit einer von mir angeleiteten »Achtsamkeitsübung zum leiblichen Wohlfühlort« (vgl. Anhang) aus der Überlegung heraus: Wenn schon die Augen derart große Probleme bereiten, so ist gerade die Erfahrung wichtig, dass der Leib doch auch eine Quelle von Sich-wohl-Fühlen und sogar von einem Gefühl innerer Gelassenheit sein kann. Und sie geht mit dem festen Vorsatz, mithilfe der Meditations-CD von Kornfield (2004) nun doch täglich Achtsamkeit zu üben. Mit meiner Vorgehensweise bin ich vermutlich ihrem weitgehend unbewussten Wunsch, diese Gefühlsregulation für sie zu übernehmen – was ja ihre Eltern nicht ausreichend getan haben –, ein wenig entgegengekommen und habe sie dadurch auch in ihrer Verzweiflung ernst genommen. Gleichzeitig hat sie eine Anleitung erfahren, wie sie lernen kann, dies auch selbstständig zu übernehmen.

Diskussion: Das eben beschriebene Vorgehen würden vermutlich viele (Integrative) TherapeutInnen – auch ohne die Theorie der somatischen Metapher im Hintergrund – so oder so ähnlich wählen, da reichen die Theorien der »allgemeinen Stressbewertung« und der »spezifischen Stressbewertung« (also die Kategorien eins und zwei nach Broom) als Begründung vollkommen aus. Die Annahme der Existenz einer somatischen Metapher verstärkt allerdings noch erheblich die Einschätzung, dass diesem spezifischen, lebensgeschichtlich strukturell »ganz tief« verankerten Thema »ständiger Streit mit und unter den Eltern« eine sehr hohe Bedeutung in der Stressregulation zukommt. Zusätzlich bedient diese Hypothese das menschliche Grundbedürfnis nach kausalen oder zumindest plausiblen Erklärungen, was *per se* zu einer psychoemotionalen Beruhigung beitragen kann. Fragen wie »Was war denn schuld an der Katastrophe, hätte ich sie irgendwie verhindern können?« beherrschen dann nicht mehr so zwanghaft das Denken. Allerdings darf mit dieser Hypothese nicht die fixe Erwartung mittransportiert werden, eine erfolgreiche psychotherapeutische Bearbeitung der relevanten Themen werde dann »zwangsläufig« zu einer erheblichen oder sogar vollständigen somatischen Heilung führen, das ist bei diesem Vorgehen die mögliche große Falle. Meines Erachtens ist also auch eine »nachträgliche« kausale Bedeutungszuweisung für ein ansonsten unerklärliches bedrohliches Geschehen im Sinne der Co-Kreation einer kohärenten Erzählung weitgehend legitim, da dies das allgemeinmenschliche Kontingenzbedürfnis befriedigt und so zu einer psychoemotionalen Beruhigung beitragen kann.

Wie die letzte Therapiestunde gezeigt hat, scheint aber eine solche biografisch orientierte Auseinandersetzung zum gegenwärtigen Zeitpunkt eindeutig noch zu destabilisierend zu wirken. Daher wird es wohl noch einige Zeit in erster Linie darum gehen, der Patientin zu helfen, zu einer »grundsätzlicheren Akzeptanz« der verständlicherweise so belastenden gegenwärtigen Situation zu kommen und ihr ausreichend Fähigkeiten der Selbsttröstung und Selbstregulation zu vermitteln. Vielleicht hat aber auch der sich unter den gegenwärtig hoch belasteten Umständen konstellierende Lösungsversuch[38] eine zu große Beharrungstendenz: Fast alles dreht sich derzeit in der Familie nur um die Erkrankung der Patientin und um sie als Person. Und auch das so stark belastete und chronifizierte Elternthema ist dadurch nur noch von marginalem Interesse. Die biografische Rolle des »Einzelkindes, um das sich alles dreht«, wird allerdings damit perpetuiert. Ob dieses mögliche »szenische Verständnis« zu einem späteren Zeitpunkt vermittelt werden kann und ob das dann den Weg zu einem vertieften biografischen Arbeiten eröffnen kann, muss an dieser Stelle des Therapieprozesses offenbleiben, zumal darüber hinaus die Hypothese zu erwägen ist, ob durch die gegenwärtige Inszenierung nicht »unerträgliche« Gefühle, wie eine ganz tiefe Einsamkeit, Verzweiflung und auch Wut, die »hinter« dem alten Konfliktthema mit den Eltern stehen könnten, abgewehrt werden (müssen).

38 In der psychoanalytischen Terminologie würde man an dieser Stelle von »Kompromissbildung« oder einem »sekundären Krankheitsgewinn« sprechen. Letztere Begriffswahl impliziert jedoch unter Umständen eine negativ eingefärbte Konnotation im Sinne von: »Unter diesen Umständen ›will‹ die Patientin doch gar nicht ernsthaft an einer ›gesunden‹ Lösung mitarbeiten!«

8.5 Konsequenzen für die psychotherapeutische Praxis

Die Arbeit mit PatientInnen, die in der oben beschriebener Weise an psychosomatischen Erkrankungen im engeren Sinn leiden, erfordert von PsychotherapeutInnen »Grundkenntnisse« in diesem »störungsspezifischen« Wissen. Zusätzlich ist über die von den Krankenkassen in Österreich geforderte obligatorische ärztliche Untersuchung vor der zweiten Behandlungseinheit hinaus eine laufende interdisziplinäre Zusammenarbeit mit ÄrztInnen nötig, am besten mit kompetenten und günstigenfalls auch psychosomatisch geschulten HausärztInnen, die dann die weitere medizinische Vernetzungsarbeit zu leisten vermögen. Diese Vorgehensweise ergibt sich zwingend aus der gesetzlich geforderten Sorgfaltspflicht der TherapeutInnen, um möglichen Schaden durch Verabsäumen oder Aufschieben oder gar Verhinderung notwendiger ärztlicher Behandlungen zu vermeiden. Und sie dient gleichzeitig der rechtlichen Absicherung der TherapeutInnen in Bezug auf Klagen seitens der PatientInnen wegen gravierender Behandlungsfehler! Darüber hinaus vermag nur eine solcherart ausreichende Einbindung in die »rituell-archetypische Dimension« einer tragfähigen »Arzt-Patienten-Beziehung« (Hofer-Moser, 2004) Eskalationen bzw. Dekompensationen der basalen emotionalen Angst- und Panik-Systeme als Teil unserer »defensiven Handlungssysteme« (Hofer-Moser, 2015b) zu verhindern, was erst den Boden für ein hilfreiches, herkömmliches, psychotherapeutisches Arbeiten bereitet. Im Folgenden sind einige Literaturhinweise angeführt, welche die Aneignung der geforderten Grundkenntnisse erleichtern können.

In seinem sehr verständlich geschriebenen Buch *Krank ohne Befund* (2013) vermittelt Manfred Stelzig, ärztlicher Leiter der Abteilung für Psychosomatische Medizin der Universitätsklinik für Psychiatrie und Psychotherapie in Salzburg, ein derartiges psychotherapierelevantes, störungsspezifisches, psychosomatisches Basiswissen. Das Buch ist durchaus auch für PatientInnen zur fundierten Psychoedukation geeignet. Unter anderen vermag es gerade auch PsychotherapeutInnen, die einer Psychopharmaka-Medikation gar nicht selten überkritisch gegenüberstehen, dafür zu sensibilisieren, dass es zum Beispiel so etwas wie eine somatisierende Depression, früher auch larvierte Depression genannt, gibt, bei welcher der begleitende Einsatz von Antidepressiva sehr sinnvoll ist, ja manchmal sogar die Hauptintervention darstellt.

Auch das Buch *Psychosomatische Intelligenz. Spüren und Denken – ein Doppelleben* (2006) von Christian Fazekas, Arzt und Mitbegründer des Netzwerks Psychosomatik in Österreich und an der Universitätsklinik für Medizinische Psychologie und Psychotherapie in Graz tätig, in dem er den Entfremdungsphänomenen von Spüren und Denken bei psychosomatischen Erkrankungen nachgeht, deren Hintergründe allgemein verständlich beschreibt und so für interessierte Laien, Betroffene und Professionelle gleichermaßen zugänglich macht, kann in diesem Sinne uneingeschränkt empfohlen werden.

Ein vertieftes, differenzierteres, vor allem auch neurobiologisch gegründetes Wissen um psychosomatische Zusammenhänge findet sich in den Publikationen des Physiologen Johann Caspar Rüegg, zum Beispiel in seinem Buch *Gehirn, Psyche und Körper. Neurobiologie von Psychosomatik und Psychotherapie* (2006), sowie bei Christian Schubert, dem Herausgeber des Buches *Psychoneuroimmunologie und Psychotherapie* (2015a). Inzwischen hat Schubert ein populäres, auch für Laien geeignetes Sachbuch zur Psychoneuroimmunologie mit dem Titel *Was uns krank macht, was uns heilt. Aufbruch in eine neue Medizin. Das Zusammenspiel von Körper, Geist und Seele besser verstehen* (2016) veröffentlicht.

Wer sich speziell für die Psychosomatik des Herzens interessiert, jenem Organ, das nicht nur ein höchst bemerkenswertes und leistungsfähiges Pumpsystem für den Blutkreislauf darstellt, sondern kulturgeschichtlich immer schon in hohem Maße symbolisch und emotional besetzt war, dem sei besonders Rüeggs Buch *Die Herz-Hirn-Connection. Wie Emotionen, Denken und Stress unser Herz beeinflussen* (2013) »ans Herz gelegt«. Gerade eher traditionell schulmedizinisch sozialisierte ÄrztInnen mit vorwiegend biomechanisch-reduktionistisch impliziten Konzepten beschert vielleicht unter anderem das darin beschriebene »Broken-Heart-Syndrom«, auch Stress-Kardiomyopathie oder – wegen einer ballonförmig ausgeweiteten Herzspitze in der Sonografie – Tako-Tsubo-Kardiomyopathie genannt, ein wichtiges Aha-Erlebnis in Richtung eines psychosomatischen Verständnisses. Betroffen davon sind nämlich in erster Linie ältere Frauen, die mit einem akuten Verlusterlebnis fertig werden müssen und deren Klinik durchaus einem akuten Herzinfarkt ähnelt.

Als relevante Fachzeitschriften zum Thema Psychosomatik seien exemplarisch für Österreich die *Psychologische Medizin* (facultas Universitätsverlag) und für Deutschland die *Zeitschrift für Psychosomatische Medizin und Psychotherapie* (Vandenhoeck & Ruprecht) genannt.

Das Paradegebiet psychosomatischer Erkrankungen, die in hohem Maße von guter leiborientierter bis leibzentrierter Therapie profitieren können, stellt die »Psychosomatik des Bewegungssystems« dar, zu dem Hildegund und Peter Heinl mit ihrem Buch *Körperschmerz – Seelenschmerz. Die Psychosomatik des Bewegungssystems* (2011) einen unverzichtbaren Leitfaden verfasst haben. Auf sehr lebendige und verständliche Weise und mit vielen spannenden, beeindruckenden bis fast unglaublichen Praxisbeispielen angereichert gibt Hildegund Heinl Einblick in ihre Entwicklung von einer schulmedizinisch ausgerichteten Orthopädin hin zu einer höchst engagierten Psychosomatikerin, die zunächst intuitiv und mit viel Einfühlungsvermögen den richtigen Zugang zum Leid ihrer PatientInnen findet und die sich die dazu stimmige Metatheorie im Kontext von Gestalttherapie und IT oft erst nachträglich erarbeitet hat. Ergänzend zu Heinl und Heinl (2011) sei abschließend noch das Buch *Psychosomatische Schmerztherapie. Grundlagen, Diagnostik, Therapie und Begutachtung* von Ulrich T. Egle und Burkhard Zentgraf (2017) genannt, das eine relativ kurze, übersichtliche und fundierte moderne Darstellung der im Titel angeführten Themenbereiche bietet.

8.6 Die Praxis

Eine ausreichende medizinische Abklärung vorausgesetzt können die folgenden »fünf Orientierungshilfen« den therapeutischen Prozess in der Arbeit mit PatientInnen mit psychosomatischen Erkrankungen erheblich erleichtern. Sie stellen letztlich eine konkrete Ausformulierung der schon erwähnten klassischen psychosomatischen Fragestellungen von Groddeck »Warum erkranke gerade ich, warum gerade jetzt und warum gerade an dieser Krankheit« (1917) dar:

1. Zunächst gilt es zu erforschen, in welchem Ausmaß die oder der Betroffene mit der medizinischen Diagnose für ihre oder seine Symptomatik ausreichend vertraut ist und inwieweit diese auch ausreichend mit ihren oder seinen »subjektiven Krankheitstheorien« übereinstimmt bzw. welches subjektive Erklärungsmodell sie oder er selbst dafür überhaupt hat.
2. Dann folgen die Fragen nach der »Erstmanifestation« der Symptomatik, ob diese sich gegebenenfalls zwischenzeitlich verändert hat und ob es Faktoren gibt, die diese Symptomatik verschlechtern oder verbessern.
3. Nach dem Akkumulationsmodell von Stress der IT (Osten, 2013) gilt es anschließend, »Belastungsfaktoren« bzw. »Stressfaktoren« zur Zeit der Erstmanifestation sowie mögliche kumulierende Belastungsfaktoren über die letzten drei Monate bis zwei Jahre und gegebenenfalls darüber hinaus zu eruieren.
4. Stressfaktoren sowie Trigger-Situationen sind dann – in Abhängigkeit vom Therapieprozess – auf ihre »biografischen Hintergründe« (z. B. über die Arbeit mit sogenannten »Affektbrücken« [Watkinss, 1971]) zu explorieren: »Wenn Sie sich nun auf Ihre körperliche Symptomatik und Ihr leibliches Empfinden dazu konzentrieren und auch den damit verbundenen Gefühlen Raum geben, (...) und sich dann fragen: ›Hat es im Rückblick

> auf mein Leben Situationen gegeben, die mit ähnlichen körperlichen Empfindungen bzw. mit ähnlichen Gefühlen verbunden waren? (…)‹ Lassen Sie sich Zeit, dieser Frage in Ruhe nachzuspüren und zu bemerken, was alles innerlich dazu auftaucht. (…)«

Was vielen PatientInnen mit psychosomatischen Erkrankungen in der Regel gemeinsam ist, sind unterschiedliche Entfremdungsphänomene in Bezug auf ihren Leib. Einerseits spüren sie häufig »zu viel« und »zu intensiv« und können dieses Gespürte nicht ausreichend gut einordnen, benennen und bewerten, was den Besorgnis- bis Angstpegel entsprechend steigen lässt und über die dadurch intensivierte Stressreaktion die Symptomatik weiter verstärkt. Andererseits spüren sie oft *gleichzeitig* »zu wenig« oder »gar nicht«, was entsprechend unachtsames Verhalten in ihrer Lebensführung nach sich zieht, wodurch sich die Symptomatik ebenfalls verschlimmert. Eingebettet in eine sichere und einfühlsame therapeutische Beziehung bedarf es da sehr viel »Arbeit an und mit dem eigenleiblichen Spüren«, seiner Differenzierung und Bewertung, oft zusätzlich in Verbindung mit ausreichender und vor allem auch ausreichend einfühlsamer ärztlicher Begleitung und deren geduldig wiederholten Versicherung, dass es sich bei der Symptomatik nicht um die Anzeichen einer ernsteren oder sogar bedrohlichen Erkrankung handelt (vgl. die beiden folgenden Praxisbeispiele von Melitta Schwarzmann).

Der Einsatz kreativer Medien (z. B. Malen und Ton-Modellieren) zum Symbolisieren und Externalisieren kann dafür sehr hilfreich und wirksam sein (vgl. z. B. im Anhang die Übung zum »Leibpanorama in der Psychosomatik-Variante«) ebenso wie der Zugang, dem »Symptom« oder dem betroffenen Leibbereich »die Stimme zu leihen« im Sinne von: »Wenn dieser Kopfschmerz bzw. wenn Ihr Kopf reden könnte, was würde er wohl gerade jetzt zu sagen haben?« Oder: »Was wäre ihm – dem Kopfschmerz bzw. dem Kopf – wichtig, das vielleicht endlich Gehör finden soll? (…) Und wer vor allem soll die Botschaft hören? (…)« Man kann auch nachspüren lassen, ob sich aus dem innerlich gefühlten Kontakt mit dem betroffenen Bereich Bewegungsimpulse bzw. Bewegungsgestalten herausformen, die ausgedrückt werden wollen (vgl. das Beispiel Leitners zu Ausdruckserkrankungen weiter unten). Und es kann hilfreich sein, die vorherrschende Symptomatik auf ihre »mögliche Symbolik« vor dem Hintergrund der aktuellen Situation, aber auch der biografischen Verfasstheit der Patientin, des Patienten gemeinsam zu hinterfragen. Die Metapher »Ich fühle mich irgendwie schon seit längerem ›wie festgefahren‹ in meinem Leben« kann dabei im Rahmen von Ausdruckserkrankungen des Bewegungssystems ebenso auftauchen, wie im Rahmen einer rheumatischen Erkrankung. Im ersten Fall liegt dann vielleicht ein relativ bewusstseinsnaher Konflikt mit Verdrängung aggressiver Impulse und Gefühle zugrunde, im zweiten Fall vielleicht eine tief gehende, weit in die Biografie zurückreichende Autonomie-Problematik, was dann die Metapher vielleicht sogar zu einer »somatischen Metapher« im Sinne Brooms (2015) werden lässt. Dem Umgang mit Metaphern als verdichteten und symbolisierten Lebenserfahrungen kann da also eine große Bedeutung zukommen (vgl. Lakoff & Johnson, 2014; R. Schmitt, 2014).

Viele sehr eindrucksvolle Bespiele zum Einsatz des Malens und Modellierens finden sich bei H. Heinl und P. Heinl (2011), wobei allerdings der Einsatz des »Ton-Modellierens« angesichts seines hohen regressiven Potenzials sorgfältiger diagnostischer Vorüberlegungen und eines besonders behutsamen Vorgehens bedarf. Wie dann die ganz konkrete Arbeit tatsächlich angelegt wird, damit sie als hilfreich erlebt wird und entsprechend entwicklungsfördernd wirkt, hängt nicht nur von der »vordergründigen« Phänomenologie, sondern auch vom sogenannten »Strukturniveau« der PatientInnen, zum Beispiel nach OPD-2-Kriterien (vgl. Arbeitskreis OPD, 2014) ab, wie die beiden folgenden Praxisbeispiele zeigen, welche die Psychologin und Psychotherapeutin Melitta Schwarzmann dankenswerterweise zur Verfügung gestellt hat.

> Zwei Patientinnen kommen mit ganz ähnlichen Symptomen in meine Praxis, nämlich mit zunächst nicht erklärbaren Bauchbeschwerden und Verdauungsproblemen im Sinne von wiederholten krampfartigen Durchfällen, zum Teil auch im Wechsel mit Verstopfung, zeitweise Übelkeit und Schwindel sowie mäßig ausgeprägten Schmerzen unterschiedlicher Dauer, Intensität und Lokalisation. Die vorangegangenen medizinischen Abklärungen wie Koloskopie, Ultraschall, Blutlabor etc. ergaben bei beiden keinen pathologischen Befund. Der augenfällige Unterschied zwischen den Patientinnen gleich zu Beginn lag in der Dynamik des Auftretens und des daraus resultierenden Umgangs mit der als sehr beängstigend erlebten »körperlichen« Symptomatik.
>
> Patientin A »brauchte« aus ihrem heftigen, krisenhaften Erleben heraus immer wieder ganz rasch Abklärungen im Krankenhaus – bevorzugt zum Wochenende. Sie brachte dadurch die dort tätigen InternistInnen regelmäßig zur Verzweiflung, weil diese keine somatischen Entsprechungen zu ihrer offensichtlichen Dramatik finden konnten. Patientin B hingegen war zunehmend zurückhaltend in ihren Arztbesuchen, litt eher still vor sich hin und mutete sich ÄrztInnen erst gar nicht mehr zu, weil sie das Wörtchen bzw. Zeichen »o. B.« (ohne Befund) schon im Vorfeld fürchtete.

Die Psychotherapien verliefen dementsprechend sehr unterschiedlich: Bei Patientin A stellte sich relativ bald heraus, dass sie viele Borderline-Aspekte in sich trug und ihre Ich-Funktionen und ihre Symbolisierungsfähigkeit sehr defizitär entwickelt waren. Nach der OPD-2-orientierten Strukturdiagnostik war sie als »gering integriert« einzustufen. Ebenso litt sie an einer komplexen Trauma-Folgestörung, wobei ihr vor allem Zustände vegetativer Übererregung im Sinne von Hyperarousal viel Angst einflößten und immer wieder zu Panikreaktionen führten. Sie war nicht in der Lage, diese selbstständig und autonom zu regulieren, steigerte sich dadurch in ihre bekannte »körperliche« Symptomatik hinein und flüchtete dann panikartig an den einzigen sicheren Ort, den sie kannte, nämlich ins Krankenhaus! Sie benötigte eine mehrjährige Therapie, in der sie einerseits den achtsamen Umgang mit sich und anderen erlernte und einübte. Parallel zu Zugängen der Selbstregulation, zur Selbstberuhigung und zur Emotions- und Impulskontrolle erarbeiteten wir die biografischen Sinnzusammenhänge zu ihrem Leiden in einer trauma-adaptierten Form. Gleichzeitig brauchte sie vor allem im ersten Jahr immer wieder die wohlwollende Rückversicherung und Bestätigung des Internisten (mit dem ich regelmäßig eng zusammenarbeite), dass sie zwar körperlich gesund sei, dass ihre Beschwerden aber dennoch auch eine Berechtigung hätten. Denn keine Beschwerden haben zu dürfen, hätte für sie zu dem Zeitpunkt noch bedeutet, keine Lebensberechtigung zu haben. Dies zeigte sich ganz drastisch in einer Szene, als ein anderer Internist sie an einem Wochenende in der Klinik relativ schroff zurückwies und sie daraufhin suizidal wurde. Patientin A bedurfte also einer Therapie der Nachsozialisation, der Einübung von Ich-Funktionen, der emotionalen Differenzierungsarbeit, der Bewusstseinsarbeit, sie bedurfte einer erlebniszentrierten Arbeit, vor allem ihre Ressourcen betreffend und sie bedurfte einer beständigen, gut dosierten Arbeit mit dem eigenleiblichen Spürbewusstsein, um zu lernen, leibliche Signale richtig zu deuten und sich so langsam in ihrem Leib zu »verwurzeln«, sich in ihm beheimatet fühlen zu können und ihn nicht mehr als eine »Quelle des Schreckens« fürchten zu müssen.

Patientin B, eine Ich-strukturell viel besser integrierte Person, OPD-strukturdiagnostisch als »weitgehend gut integriert« anzusiedeln, konnte bereits in der zweiten Therapiestunde ein Symbol für ihr Symptom, und zwar einen Ball, und eines für sich selbst, nämlich die Puppe, finden. Im »Begreifen« dieser symbolischen Objekte »im wörtlichen und übertragenen

> Sinne« und im spielerisch-experimentierenden Umgang mit ihnen entdeckte die Patientin schon bald ihre Sehnsucht nach mehr Lebendigkeit. Parallel dazu fand sie zunehmend Zugang zu der Trauer darüber, dass ihre Spiellust als Kind immer wieder abgewürgt worden war. Die Phasen von Verstopfung beschrieb sie unter anderem mit: »Es ist, als stecke ›etwas‹ in meinem Bauch und gehe nicht durch!« Und dieses »etwas« bringt sie dann auch zunehmend mit Wut in Verbindung, nämlich Wut und Zorn darüber, dass sie von ihren Eltern in ihrer Lebendigkeit derart massiv eingeschränkt worden sei. Mit dieser Patientin arbeitete ich vorrangig erlebniszentriert an der Entdeckung ihrer »verschütteten« Lebendigkeit, an ihren »verschütteten« Gefühlen und daran, wie sie diese Lebendigkeit im Leben verwirklichen, wie sie diese wieder »ins Leben bringen« konnte. Darüber hinaus ging es auch um die innere Erlaubnis, in nahen Beziehungen aus ihrer Anpassung heraustreten zu dürfen und so zu lernen, einen eigenständigen Standpunkt selbstbewusst und nachdrücklich zu vertreten. Die ursprüngliche »körperliche« Symptomatik klang innerhalb weniger Wochen vollständig ab, die Therapie selbst dauerte etwa 30 Stunden.

Nach diesen beiden Praxis-Vignetten, die eher einen »allgemeinen Rahmen« für den Umgang mit psychosomatischen Beschwerden in der Psychotherapie prototypisch skizzieren, soll nun abschließend noch auf den Bereich einer »Psychosomatik des Bewegungssystems« eingegangen werden und wie man damit »ganz konkret« in der Praxis umgehen kann. Wenn im Bereich der Erkrankungen des Bewegungssystems – in der Regel sind dies Schmerzerkrankungen der Willkürmotorik – Befund und Befindlichkeit nicht ausreichend zusammenpassen oder diese auf die üblichen orthopädisch-physiotherapeutischen Behandlungsansätze nicht gut ansprechen, dann gilt es die Hypothese zu überprüfen, ob sich hinter den Beschwerden nicht eine – nach von Uexküll – sogenannte »Ausdruckserkrankung« (Rahm et al., 1993, S. 295) verbirgt. Ihr liegt in der Regel ein weitgehend unbewusster bzw. vorbewusster Beziehungskonflikt zugrunde, bei dem widersprüchliche Handlungsimpulse antagonistische Muskelsysteme gleichzeitig aktivieren und so die betreffenden Sehnenansätze schmerzhaft überbeanspruchen. Die Metapher von »eingefrorenen« Bewegungen bzw. von »fixierten« Haltungen charakterisiert die Situation sehr treffend. Ein gutes Beispiel dafür ist die oben erwähnte 31-jährige Patientin, die glaubt, schwierige Situationen »alleine durchstehen« zu müssen und das Bedürfnis nach Anlehnung und den Kopf auf die Brust eines mitfühlenden »wesentlichen Anderen« legen zu wollen, verdrängen muss. Diese Formen psychosomatischer Manifestationen eignen sich besonders gut für leibzentrierte Interventionen, wie im folgenden Beispiel deutlich wird.

> Anton Leitner (2010, S. 175, 226f.) berichtet von einem 40-jährigen Akademiker, der an einem schmerzhaften Schulter-Arm-Syndrom der rechten Seite leidet. Als aktueller Auslöser konnte eine Konfliktsituation mit einem Kunden, die in ihm unbewusst Zorn und Wut und damit den Impuls, mit der Faust zuzuschlagen ausgelöst hatte, identifiziert werden. Die gleichzeitige unbewusste Hemmung dieses Impulses bewirkte die schmerzhafte Anspannung. Die konkrete leibzentrierte Strategie bestand darin, sich nach der Identifizierung der möglicherweise auslösenden Situation (d.h. die belastende Szene mit dem betreffenden Kunden) diese nochmals zu vergegenwärtigen und gleichzeitig in den rechten Arm achtsam hineinzuspüren, was – vom Patienten zunächst unbemerkt – einen Faustschuss auslöste. Der Therapeut machte ihn darauf aufmerksam und schlug vor, diesen Faustschluss noch zu verstärken und dabei auf innere Bewegungsimpulse und Gefühle zu achten. Über das Wahrnehmen und experimentelle Zulassen einer Boxbewegung konnte der Patient so Zugang zu seinem »zurückgehaltenen Ärger« finden.

Das ist eine idealtypische Schilderung von leibzentriertem Arbeiten über einen »szenisch-bewegungstherapeutischen Zugang«. Wie schon erwähnt finden sich für diese Vorgehensweise bei H. Heinl und P. Heinl (2011) sehr viele bemerkenswerte Beispiele in den unterschiedlichsten Varianten. Das folgende, von A. Reichel verfasste Kapitel über »Integrative Bewegungstherapie« führt diesen »bewegungstherapeutischen« Fokus weiter aus.

9. Der bewegte Leib

Auguste Reichel

In Bertolt Brechts *Geschichten vom Herrn Keuner* (1930) gibt es die Kurzgeschichte »Weise am Weisen ist die Haltung«, in der ein Philosophieprofessor einen gewissen Herrn K. aufsucht, um ihm von seiner Weisheit zu erzählen. Herr K.s Kommentar fällt knapp aus: »Du sitzt unbequem, du redest unbequem, du denkst unbequem.«[39] Zornig über die Antwort wirft der Professor Herrn K. vor, dass er nichts über sich selbst habe wissen wollen, sondern über den Inhalt des Gesagten. Hierauf erwidert Herr K.: »Es hat keinen Inhalt. [...] Ich sehe dich täppisch gehen, und es ist kein Ziel, das du, während ich dich gehen sehe, erreichst. Du redest dunkel, und es ist keine Helle, die du während des Redens schaffst. Sehend deine Haltung, interessiert mich dein Ziel nicht.«[40]

Bertolt Brecht beschreibt in dieser Geschichte den Zusammenhang zwischen Denken, Sprechen und Körperhaltung. Körperliche Haltung beeinflusst unweigerlich das Denken, das ist wohl die Essenz dieser Geschichte. Der Leib, der Körper drückt sich sichtbar in Bewegung, in Haltung und Verhalten aus. »Leben ist Bewegung«, dieses Zitat von Hilarion G. Petzold (2003, S. 874) beschreibt die Bedeutung von Bewegung als soziales, emotionales und geistiges Bewegt-Sein und aktiven Ausdruck von Lebendigkeit. Ich beschränke mich in diesem Beitrag auf den »bewegten Leib« und die Bedeutung von Bewegung im »leibtherapeutischen« Kontext der Integrativen Therapie.

---

39 Brecht, B. (1930). *Geschichten vom Herrn Keuner.* http://www.cvd-gs.de/uploads/media/AP_Brecht_Herr_K_01.pdf (01.01.2018).

40 Ebd.

9.1 Bewegung ist Ausdruck

Welche »Bewegung« ist hier nun gemeint? In der Integrativen Therapie (IT) (Petzold, 2003) im Allgemeinen und in der *Methode* »Integrative Bewegungstherapie« (IBT) (Petzold, 1988) im Besonderen wird Bewegung als Ausdruck des ganzen Menschen gesehen (Petzold, 1991).

> »Bewegung wird verstanden als *körperliche Motilität, emotionale Bewegtheit, geistige Beweglichkeit, soziales Aufeinanderzugehen oder Voneinandergehen, als Bewegung im sozioökologischen Raum also.* Die diagnostischen Fragestellungen müssen deshalb recht breit ansetzen: *Wie sind die Qualitäten und Potentiale der Bewegung in all diesen Bereichen? Wo ist Beweglichkeit in diesen Bereichen eingeschränkt?*
>
> Es werden also immer die Perspektiven der *Heilung* und der *Förderung* verbunden (*Petzold* 1988n/1996a, 186). Bewegung kann auf dreifache Weise bestimmt werden
>
> ➢ als Lebens- und Ausdrucksform eines konkreten Subjekts (funktionaler Aspekt),
> ➢ als Befindlichkeitsausdruck der biografisch gewordenen Persönlichkeit eines Menschen in Interaktion mit seinem Kontext (kommunikativer Aspekt),
> ➢ als schöpferischer Ausdruck von Bewegungsgestaltung (ästhetischer Aspekt)« (Orth & Petzold, 2009, S. 3 [kursive Hervorheb. im Orig.]).

Die verschiedenen Leibaspekte, die in und mit Bewegung erfahrbar sind, lassen sich auch folgendermaßen unterscheiden (vgl. dazu auch Kap. 3):

1. Der funktionale Leibaspekt als *fungierender Leib* umfasst die lebensnotwendigen Funktionen wie Bewegung, Atmung, Verdauung, Gehirntätigkeit etc., also alles, was uns ganz elementar am Leben erhält. Diese Funktionen werden vor allem in Medizin, Physiotherapie, Sport und in der »übungszentrierten« Modalität der IBT und IT behandelt und gepflegt.
2. Der *perzeptive Leib* wird über Wahrnehmungsübungen und Berührungen bzw. über die Schulung des »eigenleiblichen Spürbewusstseins« (Schmitz, 2009) erfahren.
3. Der *reflexive Leib* konstituiert sich über die Verbalisierung der Erfahrungen und die zunehmende Ausdifferenzierung kognitiver Schemata.
4. Der *expressive Leib* zeigt sich in seinen verbalen und nonverbalen Ausdrucks- und Kommunikationsfähigkeiten. Diese werden gegebenenfalls in der »erlebniszentriert-stimulierenden« Modalität über kreative Medien, Tanz, Bewegungsimprovisationen etc. vertieft und weiter ausdifferenziert.

5. Der *memorative Leib* schließlich (Petzold, 2003) äußert sich unter anderem in sozial eingeschriebenen, spezifischen, individuellen Haltungs- und Bewegungsmustern und kann von daher vor allem über die »konfliktzentriert-aufdeckende« Modalität in seiner Bedeutung »Schritt für Schritt« erschlossen werden.

Bewegungsausdruck ist einerseits individuell ganz unterschiedlich ausgeformt und andererseits in einen gemeinsamen soziokulturellen Kontext eingebunden. Der »Habitus« (Bourdieu, 1987), als erlernter, sozialer Verhaltens- und Ausdruckskodex, ist nur schwer veränderbar. Die eingeleibten Verhaltensweisen sind auch geprägt durch die soziale Position in der Gesellschaft, was sich in Kleidung, Auftreten, Sprachstil etc. zeigt. Die individuelle Körpersprache spiegelt somit die soziale Geschichte des Menschen ebenso wider, wie die Geschlechtszugehörigkeit mit ihren allzu oft stereotypen Zuschreibungen (vgl. dazu auch Abschn. 3.4).

Die »Integrative Bewegungs- und Leibtherapie« hat nun mit vielfältigen Interventionen die Möglichkeit, individuell und kreativ, prozessual und situativ, PatientInnen darin zu begleiten, sich ihrer Körpersprache zunehmend bewusster zu werden und deren Wahrnehmungs- und Ausdrucksrepertoire und damit auch ihren Handlungsraum entsprechend zu erweitern. Die Integrative Bewegungs- und Leibtherapie wird in der hier zitierten Literatur und in den weiterführenden Literaturempfehlungen am Ende dieses Kapitels praktisch und theoretisch ausführlich beschrieben.

9.2 Bewegungsqualitäten

> »Da der Leib immer ›Leib in Bewegung‹ ist, weisen die *Bewegungsqualitäten* Charakteristiken auf, die sich in der *emotio*, der Gesichts- und Ausdrucksmimik zeigen, in der Grobmotorik, der Gestik, in den Atembewegungen, aber auch bei der Bewegung im Raum, im Gehen, im Schreiten (idem [Petzold; Anm. d. A.], 1992b, 1995g). Deshalb ist die Diagnostik über die Bewegungsbeobachtung und die Exploration des Bewegungsverhaltens, die Bewegungsanamnese durchaus aufschlußreich und produktiv (Orth & Petzold, 2009, S. 10 [kursive Hervorheb. im Orig.]).

Eine gute Orientierung für diese Exploration bieten die Bewegungsqualitäten »Zeit«, »Raum« und »Kraft« nach Laban (A. Reichel, 1999), die den meisten Bewegungs- und Tanztherapieformen als diagnostische Grundlage dienen:

1. Die *Zeitqualitäten* umfassen das Tempo, den Rhythmus, langsame oder schnelle Gangart, hektische oder getragene Bewegungen etc. Der achtsame Umgang mit Zeit und Bewegung ist vor allem für die Stressbewältigung hilfreich.
2. Der *Raumaspekt* der Bewegung bedeutet: Wie viel Raum nimmt die individuelle Bewegung ein, wie eng oder weit ist die Gestik, wie geht die Patientin, der Patient mit Nähe und Distanz um? »Engung und Weitung« als Grundbewegung bzw. als elementare Regung des Leibes ist bei Hermann Schmitz (2009) beschrieben. Die »Kinesphäre« (von Laban, 1981; A. Reichel, 1999), der persönliche Raum mit seinen Grenzen, ist als Basisübung sowohl in der übungs- als auch in der erlebnis- und konfliktzentrierten Modalität für viele Themen geeignet: Aggression, Selbstschutz, Nähewünsche, Respektabstand etc. Grenzverletzungen zum Beispiel brauchen Abgrenzungen, Schutz und einen »safe place«, der in erster Linie, aber nicht nur, in der Therapie mit traumatisierten Menschen wesentlich ist.
3. Der *Kraftaspekt* umfasst den dynamischen Umgang mit Spannung und Entspannung, mit Schwerkraft und Fliehkraft. Der erlebte muskuläre Tonus verweist unter anderem auf Befindlichkeit und Belastung, zum Beispiel auf erlebte Wirk-Mächtigkeit bzw. Wirk-Schwäche. Auch hier können über viele übungs- und erlebniszentrierte Interventionen Erkenntnisse und Erfahrungen ganz unmittelbar und direkt vermittelt werden. Der Bezug zum Boden, die Aufrichtung, die Kraft des aufrechten Stands sind wichtige leibliche Erfahrungen, um die Bedeutung der Schwerkraft zu verstehen (A. Reichel, 1999). Die Bewegungsentwicklung vom Liegen hin zum Sitzen, weiter zum Stehen und schließlich zum Gehen/Laufen kann elementare Phasen der menschlichen Entwicklung fühl- und nachvollziehbar machen (A. Reichel, 2012).

9.3 Bewegungsentwicklung

Die Entwicklung von motorischen Fähigkeiten bzw. von Bewegungskompetenzen des Kindes ist abhängig von der körperlichen Verfasstheit des Kindes und von einem fördernden oder hemmenden Umfeld. »Bewegungsfreude«, die »Lust an Bewegung« ist Menschen angeboren; das ist jedem Menschen ganz evident, der innerlich ausreichend Zugang zu einer relativ unbeschwerten eigenen Kindheit hat, bzw. der unbeschwerte Kinder beim freien Spiel beobachtet. Durch Neugier und Explorationslust nimmt dann diese »reine« Ausdrucksbewegung von

Lebensfreude zielgerichtete und auf Fertigkeiten ausgerichtete Formen an. Fahrrad-fahren-Lernen, Klettern, Hindernisse überwinden, Fußball spielen, die Natur erkunden, ein Musikinstrument erlernen etc. treten in den Vordergrund. In vielen Entwicklungs*geschichten*, die den Blick auf Bewegungs*gestalten* und Mobilität richten, zeigen sich sowohl hinderliche, hemmende, schädigende (vgl. dazu die Begriffe »beschädigte Leiblichkeit« und »domestizierter Körper« bei Orth, 2015; vgl. auch Abschn. 3.4.2) als auch unterschiedlich förderliche Faktoren. Relevante Fragestellungen sind hier: Wie wird die Explorationslust des Kindes, der oder des Jugendlichen unterstützt? Wie wird Mobilität im Alter ermöglicht? Wie bewegungs*förderlich* oder bewegungs*einladend* sind die jeweiligen Kontextbedingungen, sind da relevante Fragestellungen? Der früher so selbstverständliche, eigenständige und oft auch lange Schulweg, der bei jeder Witterung zu gehen war, wird zum Beispiel heute fast überall durch elterliche »Taxifahrten« bzw. organisierte Bus-Verbindungen »vermieden«, Automatisierungen »ersparen« also Bewegung.

In der Integrativen Bewegungs- und Leibtherapie werden über Bewegungs*improvisationen* und angeleitete Übungen wesentliche Aspekte dieser Bewegungsentwicklung bewusst erfahrbar und damit erzähl- und bearbeitbar. Die Bedeutung der Ausgangsposition von Bewegung – Liegen, Sitzen, Stehen, Gehen – werden in der »sensory awarness« von Charlotte Selvers (Brooks, 1984) die »Vier Würden« genannt: »Liegen, Sitzen, Stehen, Gehen beschreibt die Entwicklung des Menschen zur Aufrichtung, zum bipedischen Gang auf zwei Beinen. Diese Entwicklung, vom Liegen zum Gehen und wieder zurück vollzieht sich tagtäglich im Leben eines gesunden Menschen bis hin zum Sterben« (A. Reichel, 2012, S. 36). Funktionale, emotionale, soziale und kulturelle Aspekte der Lebenswirklichkeit werden über diese basalen Ausgangspositionen von Bewegung erfahren und so auch der Reflexion zugänglich (A. Reichel, 2012).

1. *Liegen* entlastet den Körper schon rein physikalisch und bedeutet Verschiedenes: Schlafen, Intimität, krank sein, am Strand liegen etc.
2. *Sitzen* verändert den Blickwinkel und kann, je nach Art des Sitzens (z.B. auf dem Boden, auf einer Sitzgelegenheit) an Sitzordnungen am elterlichen Tisch, an Schulbänke, an die Arbeit am Computer etc. erinnern. Der Großteil der Kommunikation beim modernen Menschen findet im Sitzen statt.
3. *Stehen* in der Aufrichtung wiederum kann Erinnerungen an Wartesituationen wachrufen (z.B. auf den Schulbus, an »Zur-Strafe-in-der-Ecke-Stehen«, an Präsenz auf der Bühne, aber auch an ruhiges Innehalten).
4. *Gehen* schließlich realisiert Eigenständigkeit und Expansion des Handlungs- und Erfahrungsraumes.

9.4 Modalitäten und Interventionen

Anhand der Bewegungsintervention »Wie geht's« werden nachfolgend Möglichkeiten beschrieben, wie die drei Modalitäten – übungs-, erlebnis- und konfliktzentriert – im Praxisalltag eingesetzt werden können (vgl. Waibel & Jakob-Krieger, 2009, S. 11).

- Die *übungszentriert-funktionale* Modalität: »Gehen Sie frei durch den Raum und lenken Sie Ihre Aufmerksamkeit auf die Füße, den Rücken, die Arme und Hände, auf den Kopf und auf den Brust- und Bauchbereich. Was genau nehmen Sie dabei in Ihrem Körper wahr?« So kann zum Beispiel eine ganz allgemein gehaltene Anleitung als Einstieg in diese Modalität formuliert werden. Diese Achtsamkeitsübung unterstützt die Erfahrung einer Daseins- und Selbstgewissheit über die Aktualisierung der leiblichen Präsenz im Hier und Jetzt und fördert somit auch das Erleben von »Ich bin mein Körper«. Ausreichende leibliche Achtsamkeit und Selbstwahrnehmung sind jedoch auch Vorsorgemaßnahmen, um potenzielle Schädigungen in einzelnen Funktionsbereichen schon im Ansatz wahrnehmen und ihnen entsprechend begegnen zu können.
- Die *erlebniszentriert-stimulierende* Modalität: Fragen wie »Welchen Weg gehen Sie täglich? In welcher leiblichen Verfasstheit gehen Sie üblicherweise morgens zur Arbeit? Wie fühlt sich Ihr Gang nach der Arbeit an? Versuchen Sie, dieses Gangmuster jetzt einmal einzunehmen: Welche Orte, Menschen, Stimmungen tauchen dabei auf?« sind hier hilfreich, um über die funktionale Ebene hinaus in damit assoziierte Stimmungen, Gefühle und eventuell ganze Szenen einzutauchen.

Hier können auch bereits konflikthafte und belastende Erinnerungen auftauchen. In der erlebniszentriert-stimulierenden Modalität werden also vor allem Stimmungen, Atmosphären und Gefühle angesprochen. Diese Gefühle können benannt, verstärkt oder anderweitig verändert werden. Die Anregung, versuchsweise mit anderen Bewegungsqualitäten zu experimentieren, wie zum Beispiel Tempo oder Spannung zu verringern oder zu erhöhen, können dann unter Umständen Stimmung und Haltung verbessern und so helfen, stereotype dysfunktionale Haltungs- und Bewegungsmuster zu »verflüssigen«. Mit kreativen Medien, mit szenischen Improvisationen wird die Bewegungserfahrung erweitert und vertieft: »Wie fühlt sich ein leichter Gang an? Gehen Sie einmal ›leichtfüßig‹ durch den Raum. Spielen Sie mit den Begriffen ›leichtsinnig und schwerfällig‹«, diese oder ähnliche Anregungen, die aus Beobachtung und der Kenntnis der Bewegungsqualitäten schöpfen, können nun eingebracht werden. Worte und Begriffe für die Bewegungen, Gefühle und Haltungen können gefunden und ausgesprochen werden, was das Leib- und Bewegungsbewusstsein fördert.

- Die *konfliktzentriert-aufdeckende* Modalität: Die persönlichen, ganz individuellen Gangarten können nun vorgezeigt und besprochen werden, sie können in ihren Eigenarten verstärkt und verdichtet werden, wodurch das Leibgedächtnis aktiviert wird. »Wenn wir Motive, die eine Bewegung in Gang setzen, ausblenden oder den Kontext der Interaktion, in dem sie entsteht, vernachlässigen, verzerren wir unser Bild von Bewegung« (Berger, 2010, S. 105). Bewegung und Bewegungsmuster sind immer »relational«, das heißt, sie sind bezogen auf das soziale oder ökologische Umfeld und auf die eigene verleiblichte Geschichte. Szenen aus der Lebensgeschichte können nachgespielt, variiert und so be- und verarbeitet werden. Die Unterteilung in »Initialphase«, »Aktionsphase«, »Integrationsphase« und »Neuorientierungsphase« (vgl. Waibel & Jakob-Krieger, 2009, S. 10; Leitner, 2010) als Prozess-Modell bietet hier eine Leitlinie für derartiges szenisches Arbeiten. Die Erkenntnisse daraus werden wiederum in einem neuen, stimmigeren Bewegungs- und Körperausdruck und in ebensolchen Haltungen verkörpert und auf ihre Alltagstauglichkeit hin überprüft. Erkenntnisse alleine sind zwar wichtig, doch die entsprechende Verleiblichung über Haltungs- und Ausdrucksänderungen im Alltag – der Alltag »als Übung« – wird erst nach vielen Wiederholungen wirksam (vgl. dazu auch Kap. 5).

9.5 Gendersensible Aspekte der Bewegung

Auch der Blick auf eine »gendersensible« Bewegungs- und Leibtherapie (A. Reichel, 2013b) ist unverzichtbar: Leib und Bewegung sind nicht geschlechtsneutral! Männliche und weibliche Körpersprache wird zwar auch beeinflusst durch anatomische Vorgaben, vor allem jedoch durch vorherrschende, weitgehend unbewusste Geschlechternormen. Diese bewusst zu machen und auch zu verändern ist Anliegen einer gendersensiblen Psychotherapie (vgl. Schigl, 2012, 2014, 2016). Stereotype Zuschreibungen wie »Männer sind zielgerichtet und Frauen sind emotional« attestieren dem jeweiligen Geschlecht einseitig bestimmte Eigenschaften. Männer wollen dann nicht »weiblich« sein, weil diese Eigenschaft geschlechtsspezifisch als soziale Norm fixiert wurde. Die Reflexion dieser gesellschaftlichen Vorgaben und eine sprachliche Differenzierung ermöglichen eine

Erweiterung des Verhaltens und geben Männern und Frauen – unabhängig vom Geschlecht – die Chance, neue Verhaltensweisen und damit assoziiertes Erleben auszuprobieren.

Die gendersensible Bewegungstherapie beachtet sowohl die individuellen als auch die kollektiven Faktoren, welche Bewegung und Leiblichkeit prägen:

1. Bei Bewegungsbeobachtungen werden stereotype Zuschreibungen vermieden und eine offene Diagnostik verwendet, die einerseits neutral ist, andererseits aber das geschlechtliche Geworden-Sein reflektiert.
2. Frauen und Mädchen werden ermutigt, raumgreifende und kraftvolle Bewegungserfahrungen zu machen. Männer und Buben wird ermöglicht, zarte, weiche und nahe Bewegungen und Berührungen zu erproben.
3. Leib- und BewegungstherapeutInnen sollen ihre eigene Geschichte als Mann und Frau auch in Bezug auf ihre Haltung zu Macht, Revierverhalten und Autorität reflektieren.
4. Der Diskurs über Gendertheorien wird ausgeweitet auf die sozialen, kulturellen und politischen Aspekte von Bewegung und Verhalten: Diversity- und Gendertheorien sind Grundlagen dazu (Abdul-Hussain, 2012), die Gleichwertigkeit aller Menschen unabhängig von Geschlecht und Status wird angestrebt: »die Vielfalt der Unterschiede« wird angenommen (A. Reichel, 2012, S. 84f.).

9.6 Bewegung und Lernen

Eine besondere Bedeutung von Bewegung wird auch im schulischen Kontext sichtbar. Bewegung fördert Lernen und kognitive Fähigkeiten. Aber gilt das für jede Form von Bewegung? Wenn dem so wäre, dann müssten sportliche Menschen überdurchschnittlich klug sein. Dass dieser Zusammenhang so jedoch nicht gegeben ist, zeigen Untersuchungen und Alltagsbeobachtungen. Welche Bewegungskonzepte brauchen nun aber Kinder und Erwachsene, um ihre kognitive Kompetenz zu erweitern?

Die Frage »Macht Bewegung wirklich schlau?« wird von Petra Jansen und Stefanie Richter (2016) in ihrem gleichnamigen Buch aufgegriffen und mit Fakten und Daten unterlegt. Sie zeigen, dass Bewegung vielfältig zu verstehen ist und die einfache Antwort nicht »Ja, Bewegung macht schlau« lautet. Andererseits sagen sie: »›JA! Es lässt sich einiges bewegen‹ – aber auch: Der Mensch ist ein Gesamtkunstwerk. Es gibt zahlreiche andere Faktoren, die zum einen die Kognition beeinflussen, zum anderen aber auch auf andere Facetten des Menschseins einwirken, etwa auf die Emotion« (Jansen & Richter, 2016, S. 29). »Zu behaupten, dass Sport per se schlau macht, wäre demnach zu einfach« (ebd., S. 28). Um solchen Fragen nachzugehen untersuchen sie, welche Funktionen im Gehirn bzw. im Körper durch welche Bewegungen angesprochen und stimuliert werden.

Es zeigt sich dabei, dass »angemessene« Bewegung und Sport sich auf die Körperwahrnehmung, das Wohlbefinden und die Spielfreude positiv auswirken kann, dass extreme Leistungsansprüche jedoch nicht gesundheits- und lernfördernd sind.

9.7 Bewegung und Sprache

Wie viele von uns wohl aus eigener, vielleicht sogar schmerzhafter Erfahrung wissen, ist das Erlernen einer oder mehrerer Fremdsprachen eine große Herausforderung. Das Erlernen der Muttersprache hingegen gelingt in den meisten Fällen ziemlich mühelos als hochmotivierte Aneignung einer impliziten Fähigkeit innerhalb des sozialen Feldes. Sprache entsteht im Kontext sozialen Interagierens und über reales sowie metaphorisches »Begreifen« der Umwelt (Zimmer, 2014). Die sprachfördernde Wirkung von Bewegung – und zwar sowohl beim Aneignen der Muttersprache als auch beim Erlernen einer Fremdsprache – entsteht ganz natürlich beim gemeinsamen Spiel, beim Konstruieren, beim Aushandeln von Rollen und Regeln, beim spontanen spielerischen Umgang mit der eigenen Stimme. »Sie entfaltet sich insbesondere in dem motivierenden, lustbetonten Kontext, in dem Bewegungshandeln sich zwanglos mit sprachlichem Handeln verbindet« (Zimmer, 2014, S. 8).

Das bedeutet, dass rein kognitiv angeleitetes Sprachlernen jeder normalen Sprachentwicklung widerspricht. Wörter werden nun einmal in einem spezifischen soziokulturellen Kontext »begriffen«, der ein handelnder und ein szenischer Kontext ist, in den die Sprache eingewoben ist und aus dem heraus die einzelnen Wörter und Begriffe erst Sinn und Bedeutung gewinnen. »Die Beschreibung einer Situation wird durch Gestik begleitet; ein Rollenspiel lebt zwar durch die sprachliche Kommunikation der am Spiel Beteiligten, es wird gleichzeitig aber auch körperlich inszeniert« (ebd.). Über sinnlich bewegte Erfahrungen und ihre Benennung – hoch, weit, tief, schnell, langsam etc. – wird der Wortschatz nicht nur erweitert und leichter behalten, die Wörter selbst sind dadurch mit Lebendigkeit »durchtränkt« (vgl. dazu Lakoff & Johnson, 2014; vgl. auch Abschn. 3.5).

Das Wissen, dass Sprache mit Leib und Seele, also am leichtesten über bedeutungsvolle Bewegung und lustvolles Rollenspiel erlernt wird, ist besonders für die Arbeit mit MigrantInnen wesentlich. Hier gibt es zwar schon viele Projekte mit Menschen aller Kulturen in Verbindung mit Theater und Tanz, jedoch wenig Angebote in Richtung »bewegtes Sprachlernen«. In der IBT (vgl. www.oegit.at) werden derzeit Projekte entwickelt, die diesen Ansatz erforschen und umsetzen werden.

Menschen, die Fluchterfahrungen hinter sich haben, sind meist auch traumatisiert. Um belastende, traumatisierende Ereignisse in Worte fassen zu können, bedarf es auch einer körpersprachlichen Kompetenz der Therapeutin, des Therapeuten. »Wenn wir nun in der Therapie einen körperorientierten Blick auf posttraumatische Symptome richten und unser Bewusstsein auf die Bewegungen des Körpers ausdehnen, ist es eine Herausforderung, Worte und Sprache zu finden, um die Körperwahrnehmungen zu kommunizieren« (Tripolt, 2016, S. 74).

9.8 Anwendungsbereiche

Die Integrative Bewegungs- und Leibtherapie versucht, den Spuren des leidenden Menschen zu folgen und adäquate Wege der Heilung über den Leib, die Sprache, kreative Medien, Tanz und Bewegung – je nach Belastbarkeit und Situation – mit der Patientin, dem Patienten zu finden. Hier ist der umfassende Leibbegriff (vgl. dazu Kap. 3) der IT hilfreich: Körper, Seele, Geist sind voneinander nicht trennbar, sie bilden eine lebendige Ganzheit. Bewegung in all ihren lebendigen Facetten fördert auf allen Ebenen sinnvolle und heilsame Entwicklungen für Menschen jeden Alters, sozialer Zugehörigkeit und Geschlecht. Das Anliegen leib- und bewegungsorientierter Methoden und Verfahren ist es, neben der therapeutischen Wirksamkeit auch eine »leibfreundliche« Kultur insgesamt entwickeln zu helfen, die über das traditionelle Verständnis von Sport und Wellness wesentlich hinausgeht.

Eine Therapie-Vignette soll – diesen Beitrag abrundend – einen Einblick in den Praxisalltag geben:

> Eine Frau, Mitte 40, berichtet, wie Menschen im privaten und beruflichen Bereich immer wieder ihre räumlichen und persönlichen Grenzen missachten. Ich schlage ihr daher eine »Abgrenzungsübung« vor:
>
> »Stellen Sie sich aufrecht hin, spüren Sie den Kontakt zum Boden, Ihre Aufrichtung von den Füßen aufwärts, die Beine, das Becken, den Rücken, die Schultern, Arme, Nacken und Kopf, spüren Sie Ihre Mitte im Bauchbereich und davon ausgehend Ihre Atembewegungen. (…) Versuchen Sie nun

mit Ihren Armen den Raum um sich mit Bewegung zu füllen. Spüren Sie die Ausdehnung der Arme und versuchen Sie nun, die Grenze, die Sie mit den Händen erreichen können, auf den Boden zu ›zeichnen‹, als könnten Sie Spuren machen. Nehmen Sie diesen Raum und diese Grenze wahr. Es ist Ihr persönlicher Raum und Ihre Abgrenzung nach außen! (...)«

Plötzlich beginnt die Frau zu weinen und setzt sich hin. In ihr ist eine Szene aufgetaucht, in der sie als kleines Kind in ein Zimmer eingesperrt worden war – angeblich aus Sicherheitsgründen – und trotz ihres lauten Schreiens ist niemand gekommen, um sie zu trösten. Aus eigener Kraft konnte sie aus diesem Raum nicht hinaus. Die *aktuell* gezeichnete »Grenze« symbolisierte für sie plötzlich das *damalige* Zimmer, das sie als »Gefängnis«, als beängstigende Isolation erlebt hatte.

Aus diesem Grund hatte sich für die Patientin ganz unerwartet ein Zugang zu dieser belastenden, ja traumatischen Szene aus der Kindheit ergeben, die nun dadurch erstmals in Worte gefasst und so auch bearbeitet werden konnte. Und es konnte die Verbindung zu ihren bekannten Abgrenzungsproblemen in Beziehungen hergestellt werden. In diesem Zusammenhang galt es nun zu lernen, ihren eigenen Standpunkt nicht nur kognitiv formulieren zu können, sondern diesen auch leiblich in entsprechender Haltung und Gestik ausreichend selbstbewusst einzunehmen, was natürlich eingeübt werden musste.

An diesem Beispiel wird nachvollziehbar, wie ein funktionaler und erlebnisaktivierender Aspekt zu einer alten, konflikthaften bis traumatischen Szene führen kann. Die »Übung der Aufrichtung und Abgrenzung« wird so zu einer Arbeit an einer Lebensgrundhaltung, mit der die Patientin einen respektvollen Umgang mit ihrer Person einzufordern lernt.

Forschungsansätze zur Anwendung und Wirksamkeit der Integrativen Bewegungs- und Leibtherapie finden sich bei Claudia Höfner (2008) und Alexandra Koschier (2009), die ihre Studien an der Donau-Universität Krems durchgeführt haben. Das umfassende Curriculum zur Integrativen Bewegungs- und Leibtherapie, dass von 2000 bis 2010 mit dem Verein »Österreichische Gesellschaft für Integrative Therapie« (ÖGIT) ebenfalls an der Donau-Universität Krems erarbeitet wurde, wird in meiner Master-Thesis (Masterarbeit) und in weiteren Beiträgen beschrieben (A. Reichel, 2012, 2016). Die IBT wird einerseits in Fortbildungen weiterhin angeboten und sie ist andererseits integraler Teil der Ausbildung in der IT (A. Reichel, 2013a), vor allem in der Lehrveranstaltung »Leibtherapie in der Integrativen Therapie«. Bewegung als ein wichtiger

Ausdrucksaspekt des ganzen Menschen findet in der IT als Grundannahme in Diagnostik, im therapeutischen Prozess und in vielfältigen Interventionen ihre Anwendung. Diese Bedeutung aufzuzeigen und Möglichkeiten der konkreten Umsetzung auf der Basis der umfassenderen Theorie und Praxis der IT zu skizzieren, ist das Anliegen dieses Beitrags.

Die in diesem Beitrag zitierte Literatur findet sich im Literaturverzeichnis am Ende des Buches. Nachfolgend sind daher nur weiterführende Literaturverweise im Zusammenhang mit der IBT angegeben. Weiterbildungsangebote werden über die ÖGIT organisiert (www.oegit.at) bzw. von Auguste Reichel (www.reichel-reichel.at).

Weiterführende Literaturempfehlungen

Hausmann, B. & Neddermeyer, R. (1996). *Bewegt sein. Integrative Bewegungs- und Leibtherapie in der Praxis. Erlebnisaktivierung und Persönlichkeitsentwicklung.* Paderborn: Junfermann.

Höhmann-Kost, A. (2002). *Bewegung ist Leben. Integrative Leib- und Bewegungstherapie – eine Einführung.* Bern: Verlag Hans Huber.

Kirchmann, E. (1979). *Moderne Verfahren der Bewegungstherapie. Integrative Therapie. Beiheft 2.* Paderborn: Junfermann.

Petzold, H. G. (2006b). Der bewegte Mensch – Frauen und Männer in Bewegung durch die Zeit. Transversale Überlegungen zur Anthropologie aus der Sicht Integrativer Therapie. *Psychologik. Praxis und Methode. Positionen. Jahrbuch für Psychotherapie, Philosophie und Kultur,* Nr. 1/2006, 256–285.

Petzold, H. G. (2006c). Der »informierte Leib«: »embodied and embedded« – ein Metakonzept für die Leibtherapie. In G. Marlock & H. Weiss (Hrsg.), *Handbuch der Körperpsychotherapie* (S. 100–118). Stuttgart: Schattauer.

Reichel, A. & Petzold, H. G. (2011). Integrative Bewegungs- und Leibtherapie. In G. Stumm (Hrsg.), *Psychotherapie – Schulen und Methoden. Eine Orientierungshilfe für Theorie und Praxis* (S. 351–355). Wien: Falter Verlag.

10. Zusammenfassung

Ingrid Wild & Otto Hofer-Moser

> Habe ich meinen Körper verloren,
> so habe ich mich selbst verloren.
> Finde ich meinen Körper, so finde ich mich selbst.
> Bewege ich mich, so lebe ich und bewege die Welt.
> Ohne diesen Leib bin ich nicht, und als mein Leib bin ich.
> Nur in der Bewegung aber erfahre ich mich als mein Leib,
> erfährt sich mein Leib, erfahre ich mich.
> Mein Leib ist die Koinzidenz von Sein und Erkenntnis,
> von Subjekt und Objekt. Er ist der Ausgangspunkt
> und das Ende meiner Existenz.
>
> *Vladimir Iljine (1965, zit. nach Petzold, 1985, S. 5)*

Abschließend soll es noch einmal darum gehen – von einigen wenigen zentralen Aspekten ausgehend –, Erinnerungs- und Orientierungshilfen für den täglichen Praxisalltag zu formulieren, die beschreiben, was denn leibtherapeutisches Arbeiten im engeren Sinn ausmacht.

Vorweg zusammengefasst geht es darum, PatientInnen immer wieder darin zu unterstützen, ihre Körperlichkeit auf verschiedenste Weise – metaphorisch ausgedrückt – mit »Bewusstheit zu durchtränken« und so die »Ganzheitlichkeit« des »Leibsubjektes in Kontext/Kontinuum« immer wieder aufs Neue und vielleicht auch auf immer wieder neue Weise prozesshaft zu konstituieren.

Auch für das unmittelbar leibzentrierte Arbeiten bewährt sich die Unterscheidung in die drei bekannten Arbeitsmodalitäten:

1. Die *übungszentriert-funktionale* Arbeitsweise setzt beim Wahrnehmen und Beeinflussen von leiblichen Funktionen wie Atmung, Spannungsregulation, Flexibilität, Koordination und Kraft an, mit dem Ziel, diese Funktionen zu stärken, zu regulieren und zu vitalisieren. Dazu gehören auch die verschiedenen achtsamkeitsbasierten Zugänge bis hin zum Qigong, um vor allem das eigenleibliche Spürbewusstsein zu erweitern und zu vertiefen sowie das Rollenspiel im szenischen Arbeiten mit der Intention, ein neues, stimmigeres Haltungs-, Ausdrucks- und Rollenrepertoire ausreichend einzuüben.

2. Die *konfliktzentriert-aufdeckende* Arbeitsweise zielt darauf ab, evident konflikthaftes Material aufzugreifen bzw. verdecktes zugänglich zu machen, um sich mit ihm entsprechend auseinandersetzen zu können. Neben den positiven, protektiven, salutogenen Erfahrungen hat der Leib eben auch die Konflikte, Entbehrungen, Belastungen kritischer Lebensereignisse und Traumata archiviert. Solche Szenen aus der Lebensgeschichte können durch gezielte Stimulierung des memorativen Leibes (z. B. auch über szenisches Arbeiten) ins Bewusstsein kommen, im therapeutischen Setting »leibhaftig« erlebt, durchlebt und – begleitet von der stützenden, schützenden und ermutigenden Präsenz der Therapeutin, des Therapeuten – durch korrektive und alternative Erfahrungen verändert werden.
3. Dazwischen liegt – sich auch in diese beiden vorgenannten Bereiche ausdehnend bzw. sich mit ihnen überschneidend – die *erlebniszentriert-stimulierende* Arbeitsweise. Über diese wird das »totale Sinnesorgan Leib« mit all seinen Sinnen angesprochen und die Patientin, der Patient zu vielfältigen Ausdrucks- und Kommunikationsformen angeregt und ermutigt. Dies geschieht durch eine multisensorische und multiexpressive Praxis mit Bewegung, Berührung, Atmung, kreativen Medien, Musik, Naturerfahrungen, Visualisierungen etc. auf der Basis einer »multiplen Stimulierung«.

Diese drei Modalitäten kommen in der Praxis in der Regel weitgehend verschränkt zur Anwendung. Aus einer funktionalen Übung entwickelt sich fließend ein erlebnisorientiertes Geschehen, und aus diesem kann eine Konfrontation mit einem Konfliktmaterial resultieren. Nach Beendigung der Konfliktarbeit kann – im Sinne eines »spiraligen« Prozesses – erneut eine funktionale Übung, die sich aus der Bearbeitung des Konfliktes ergeben hat, sinnvoll sein etc.

Dieser situative und prozessuale Wechsel bzw. das Ineinandergreifen der Modalitäten ist von entsprechenden Top-down- und Bottom-up-Prozessen begleitet. Die Beachtung einer hinreichend guten Top-down- und Bottom-up-»Verschränkung« ist aber auch über diesen angesprochenen Wechsel der Modalitäten hinaus auf allen Ebenen der Denk-, Fühl- und Verhaltensmuster ein wichtiger Fokus leibzentrierter Arbeit.

Bei der Leibtherapie im *Therapiealltag* geht es im Wesentlichen immer wieder

1. um eine *ausreichend gute »Zentriertheit«* der Therapeutin, des Therapeuten in ihrem oder seinem eigenen eigenleiblichen Spüren: Das heißt es geht darum, a) immer wieder einmal Hinzuspüren zum eigenen Atem, zu den Kontaktflächen zur Unterlage, zur eigenen Körperhaltung und zu muskulären Spannungsmustern und b) ausreichend auf eigenleibliche Re-

sonanzphänomene als Reaktion auf den therapeutischen Prozess bzw. auf die zwischenleibliche Kommunikation zu achten. Das dient der Therapeutin, dem Therapeuten auch als Grundlage für deren atmosphärisch-szenisches Erfassen und Verstehen;

2. um ein Achten auf das non- und paraverbale Ausdrucks-, Dialog- bzw. Kommunikationsverhalten der Patientin, des Patienten und auf eine entsprechend einfühlsame *therapeutische Mitbewegung* der Therapeutin, des Therapeuten als Grundlage für eine gute »interpersonale interaktive Regulationskompetenz«. Gegebenenfalls bedarf es einer entsprechenden »Hinauf- oder Hinunter-Regulation« im Sinne einer non- und paraverbalen »Affektabstimmung« über die Modulation der Lebhaftigkeit der Gestik, über Sprachbetonung und Sprachmelodie etc.;
3. um ein Wahrnehmen und *Erfassen von Inkongruenzen* bis hin zu Widersprüchlichkeiten zwischen verbal-inhaltlichen und körpersprachlichen Botschaften vonseiten der Patientin, des Patienten: »Sie sagen, Sie freuen sich auf diese Begegnung. Ich glaube zu bemerken, wie sich bei dieser Aussage Ihre Arme und Beine anspannen. Ist das für Sie spürbar? (…)« Und wenn ja: »Was könnte diese Reaktion wohl bedeuten? (…)«;
4. um ein prozessual abgestimmtes Anleiten der Patientin, des Patienten zum kurzen Innehalten und eigenleiblichen Spüren in allen Dimensionen – Empfindungen, Gefühle, Gedanken, Bilder, Impulse –, um einen *nicht wertenden, akzeptierenden, freundlichen bis mitfühlenden »Beobachter-State«* entwickeln zu können, als eine Voraussetzung für Gefühlsdifferenzierung und Impulskontrolle;
5. um ein prozessual abgestimmtes Anleiten der Patientin, des Patienten zu kurzen Zentrierungssequenzen auf ausreichendes Geerdet-Sein und freien Atemfluss, um ein *kohärentes Selbsterleben* zu fördern;
6. um ein prozessual abgestimmtes Anleiten der Patientin, des Patienten zum *Gewahr-Werden möglicher bedeutungsvoller Gesten*, zum Beispiel im Sinne von: »Haben Sie bemerkt, wie Sie gerade eine Faust gemacht haben? (…) Wenn Sie diese Bewegung nochmals machen, vielleicht etwas langsamer, und wenn Sie da innerlich hinspüren, wie fühlt sich das gerade an? (…) Was löst das vielleicht auch aus? (…) Einfach nachspüren und dem, was da ist oder was sich vielleicht ganz leise meldet, Raum geben. (…)« Und vielleicht auch: »Wenn die Faust reden könnte, was würde sie wohl zu sagen haben bzw. sagen wollen? (…)« etc.;
7. um ein Anleiten zum Gewahr-Werden von Mimik, Gestik, Haltung, Atemmuster und Ausdrucksverhalten im Sinne von *Embodiment* als Grundlage

dafür, »eingefleischte« dysfunktionale Denk-, Fühl- und Verhaltensmuster »aufweichen« und verändern zu können. Dazu gehört, in der Sprache der Patientin, des Patienten auf »körpernahe Metaphern« zu achten (z. B.: »Heute fühle ich mich so ›niedergeschlagen‹«) und diese gegebenenfalls entsprechend aufzugreifen. Dazu gehört auch die Ermutigung, innere Bewegtheit in äußere Bewegung und *innere* Haltungsänderungen – das heißt kognitive Umstrukturierungen – in stimmige *äußere* Veränderungen von Haltungs- und Ausdrucksmustern umzusetzen;

8. um Ermutigung zu einem und Förderung eines *bewegungsaktiven, ernährungsbewussten* (»Mittelmeer-Diät«) und *naturverbundenen* Lebensstils sowie von individuellem und gemeinschaftlichem Singen, Tanzen und Musizieren im Allgemeinen, verbunden mit einer *leibzentrierten Achtsamkeitspraxis* im Speziellen.

Eine Leibtherapie *im weiteren Sinn* umfasst darüber hinaus eine Offenheit für

1. szenisch-psychodramatische Sequenzen unterschiedlicher Länge und
2. eine Therapieprozessgestaltung nach dem Repertoire der Integrativen Bewegungs-, Tanz- und Musiktherapie.

Leibtherapie *in einem sehr allgemeinen Sinn* bedeutet schließlich, PatientInnen Schritt für Schritt auch darin zu unterstützen zu lernen, ihre existenzielle Verletzlichkeit und letztendlich ihre Sterblichkeit zu akzeptieren und zu integrieren.

Literatur

Aalberse, M. & Geßner-van Kersbergen, S. (Hrsg.). (2012). *Die Lösung liegt in deiner Hand! Von der Energetischen Psychologie zur bifokalen Achtsamkeit*. Tübingen: dgvt-Verlag.

Abdul-Hussain, S. (2012). *Genderkompetenz in Supervision und Coaching. Integrative Modelle in Psychotherapie, Supervision und Beratung*. Wiesbaden: VS Verlag.

Abram, D. (2012). *Im Bann der sinnlichen Natur. Die Kunst der Wahrnehmung und die Mehr-als-Menschliche Welt*. Klein Jasedow: Drachen Verlag.

Ainsworth, M. D., Blehat, M. C., Waters, E. & Wall, S. (1978). *Patterns of attachment. A Psychological Study of the Strange Situation*. Hillsdale (NJ): Lawrence Erlbaum Associates.

Alloa, E., Bedorf, T., Grüny, C. & Klass, T. N. (Hrsg.). (2012). *Leiblichkeit*. Tübingen: Mohr Siebeck UTB.

Alloa, E. (2012). Maurice Merleau-Ponty II – Fleisch und Differenz. In E. Alloa, T. Bedorf, C. Grüny & T. N. Klass (Hrsg.), *Leiblichkeit* (S. 37–51). Tübingen: Mohr Siebeck UTB.

Alloa, E. & Depraz, N. (2012). Edmund Husserl – »Ein merkwürdig unvollkommen konstituiertes Ding«. In E. Alloa, T. Bedorf, C. Grüny & T. N. Klass (Hrsg.), *Leiblichkeit* (S. 7–21). Tübingen: Mohr Siebeck UTB.

American Psychiatric Association (APA) (2013). *Diagnostic and Statistical Manual of Mental Disorders (DSM-5). 5. Auflage*. Arlington (VA): American Psychiatric Association. [Dt. Ausgabe: Falkai, P. & Wittchen, H.-U. (Hrsg.). (2015). *Diagnostisches und Statistisches Manual Psychischer Störungen (DSM-5)*. Göttingen: Hogrefe.]

Ankowitsch, C. (2015). *Warum Einstein niemals Socken trug. Wie scheinbar Nebensächliches unser Denken beeinflusst*. Berlin: rowohlt.

Arbeitskreis OPD (Hrsg.). (2014). *OPD-2. Operationalisierte Psychodynamische Diagnostik. Das Manual für Diagnostik und Therapieplanung* (3. überarb. Aufl.). Bern (CH): Verlag Hans Huber.

Arvay, C. G. (2015). *Der Biophilia Effekt. Heilung aus dem Wald*. Wien (AT): edition a.

Arvay, C. G. (2016). *Der Heilungscode der Natur. Die verborgenen Kräfte von Pflanzen und Tieren entdecken*. München: Riemann.

Baer, U. (2012). *Kreative Leibtherapie. Das Lehrbuch*. Neukirchen-Vluyn: Affenkönig Verlag.

Bardach, C. & Reichel, R. (2013). Wie kann ich wissen, was ich denke, bevor ich höre, was ich sage? – Über die Sprache. In R. Reichel & G. Hintenberger (Hrsg.), *Die Praxis der Integrativen Therapie. Österreichische Perspektiven* (S. 54–61). Wien (AT): facultas.

Barnhofer, T. (2015). Ruhe in der Veränderung, Veränderung in der Ruhe: Achtsamkeit im Umgang mit schwierigen Emotionen. In B. Hölzel & C. Brähler (Hrsg.), *Achtsamkeit mitten im Leben. Anwendungsgebiete und wissenschaftliche Perspektiven* (S. 107–124). München: O.W. Barth.

Bauer, E.J. (2015). Spinoza – Ein Ur-Vater der Psychosomatik? *Psychologische Medizin, 26*(4), 5–12.

Beebe, B. & Lachmann, F.M. (2004). *Säuglingsforschung und die Psychotherapie Erwachsener. Wie interaktive Prozesse entstehen und zu Veränderungen führen.* Stuttgart: Klett-Cotta.

Bennett, M.R. & Hacker, P.M.S. (2010). *Die philosophischen Grundlagen der Neurowissenschaften.* Darmstadt: WBG. [Engl. Originalausgabe: Bennett, M.R. & Hacker, P.M.S. (2003). *Philosophical Foundations of Neuroscience.* Oxford (UK): Blackwell.]

Berger, E. (2010). *Neuropsychologische Grundlagen kindlicher Entwicklung.* Wien (AT): Böhlau UTB.

Bertalanffy, L. von (1968). *General System Theory.* New York (NY): George Braziller.

Blaffer-Hrdy, S. (2010). *Mütter und Andere. Wie die Evolution uns zu sozialen Wesen gemacht hat.* Berlin: Bloomsbury.

Bloom, P. (2015). »Empathie blendet uns«. Interview von Anna Gielas. *DIE ZEIT,* 03.12.2015. *ZEIT online*, 17.12.2015.

Böhme, G. (2003). *Leibsein als Aufgabe. Leibphilosophie in pragmatischer Hinsicht.* Dietzenbach: Die Graue Edition, Kusterdingen.

Böhme, G. (2008). *Ethik leiblicher Existenz.* Frankfurt/M.: Suhrkamp.

Bohne, M. (Hrsg.). (2010a). *Klopfen mit PEP. Prozessorientierte Energetische Psychologie in Therapie und Coaching*. Heidelberg: Carl-Auer-Systeme Verlag.

Bohne, M. (2010b). *Bitte klopfen! Anleitung zur emotionalen Selbsthilfe.* Heidelberg: Carl-Auer-Systeme Verlag.

Bölts, J. (2004). *Qigong – Heilung mit Energie. Eine alte chinesische Gesundheitsmethode* (6. Aufl.). Freiburg i.Br.: Herder.

Bourdieu, P. (1987). *Sozialer Sinn. Kritik der theoretischen Vernunft.* Frankfurt/M.: Suhrkamp.

Brähler, C. (2015). Selbstmitgefühl. In B. Hölzel & C. Brähler (Hrsg.), *Achtsamkeit mitten im Leben. Anwendungsgebiete und wissenschaftliche Perspektiven* (S. 125–152). München: O.W. Barth.

Brisch, K.H. (2010). *Bindungsstörungen. Von der Bindungstheorie zur Therapie* (10. Aufl.). Stuttgart: Klett-Cotta. sto Brooks, C.V.W. (1984). *Erleben durch die Sinne. Sensory Awareness. In der deutschen Bearbeitung von Charlotte Selver* (3. Aufl.). Paderborn: Junfermann.

Broom, B.C. (2015). Bedeutungs-*volle* Krankheit, Psychoneuroimmunologie und der *Mind-Body*-Arzt. In C. Schubert (Hrsg.), *Psychoneuroimmunologie und Psychotherapie* (2. Aufl., S. 363–380). Stuttgart: Schattauer.

Bucci, W. (1997). *Psychoanalysis and Cognitive Sense. A Multiple Code Theory.* New York (NY): The Guilford Press.

Burisch, M. (2010). *Das Burnout-Syndrom. Theorie der inneren Erschöpfung. Zahlreiche Fallbeispiele. Hilfen zur Selbsthilfe.* Berlin: Springer.

Burkhard, A. (2011). *Achtsamkeit. Entscheidung für einen neuen Weg*. Stuttgart: Schattauer.

Burtscher-Wäger, M. (2013a). Integrative Differenzielle Regulation (IDR). In R. Reichel & G. Hintenberger (Hrsg.), *Die Praxis der Integrativen Therapie. Österreichische Perspektiven* (S. 98–104). Wien (AT): facultas.

Burtscher-Wäger, M. (2013b). Integratives Laufen – Persönlichkeitsentfaltung durch Erlebnisaktivierung und multiple Stimulierung in der übungs- und erlebniszentrierten Modalität. In R. Reichel & G. Hintenberger (Hrsg.), *Die Praxis der Integrativen Therapie. Österreichische Perspektiven* (S. 105–116). Wien (AT): facultas.

Coleman, M. (2013). *Die Weisheit der Wildnis. Selbsterkenntnis durch Achtsamkeit in der Natur.* Freiburg i.Br.: Arbor Verlag.

Cramer, F. (1998). *Symphonie des Lebendigen. Versuch einer allgemeinen Resonanztheorie.* Frankfurt/M.: Insel.

Croos-Müller, C. (2012a). *KOPF HOCH! Das kleine Überlebensbuch. Soforthilfe bei Stress, Ärger und anderen Durchhängern.* München: Kösel.

Croos-Müller, C. (2012b). *NUR MUT! Das kleine Überlebensbuch. Soforthilfe bei Herzklopfen, Angst, Panik & Co.* München: Kösel.

Csikszentmihalyi, M. (2006). *Flow – der Weg zum Glück. Der Entdecker des Flow-Prinzips erklärt seine Lebensphilosophie.* Freiburg i.Br.: Herder.

Cubasch, P. (2016). *Gähnen – Der natürliche Weg zu Entspannung und Wohlbefinden.* Tuttlingen: HCD-Verlag.

Cubasch, P. (2012). *Gesamte CD-Reihe »Atemzeit« – Gesundheit und Wohlbefinden in den eigenen Händen. CD 1: Unverschämt Gesund. Die Kunst des Dehnens und Gähnens.CD 2: Stress adé: Die Kunst der Entschleunigung. CD 3: Stress adé: Die Kunst der Entspannung. CD 4: Mein Körper gehört mir. Die Kraft der Selbstberührung. CD 5: Lachen und Atmen. Gesundheit und Lebensfreude trainieren.* Diese CDs können nur über den Autor direkt bestellt werden: www.atemzeit.at und www.cubasch.com. E-Mail: peter@cubasch.com.

Dalai Lama, (2005). *Die Welt in einem einzigen Atom. Meine Reise durch Wissenschaft und Buddhismus.* Berlin: Theseus.

Dalai Lama, (2016). *Die Berge sind so kahl geworden wie der Kopf eines Mönchs. Wir haben nur diese Erde – Eine universelle Verantwortung für unseren Planeten.* Freiburg i.Br.: Herder.

Damásio, A.R. (2000). *Ich fühle, also bin ich. Die Entschlüsselung des Bewusstseins* (2. Aufl.). München: List.

Doepke, M. (2015). Säkulare Ethik und Achtsamkeit als Lebenspraxis. In B. Hölzel & C. Brähler (Hrsg.), *Achtsamkeit mitten im Leben. Anwendungsgebiete und wissenschaftliche Perspektiven* (S. 305–322). München: O.W. Barth.

Dürckheim, K. Graf (1966). *Der Alltag als Übung. Vom Weg zur Verwandlung.* Bern (CH): Verlag Hans Huber.

Dürckheim, K. Graf (2003). *Hara. Die Erdmitte des Menschen* (23. Aufl.). München: O.W. Barth.

Dürr, H.-P. (2000). *Für eine zivile Gesellschaft.* München: dtv.

Edlhaimb, H.-P. & Edlhaimb-Hrubec, C.M. (2015). Psychosomatik über die Lebensspanne. *Online-Zeitschrift Resonanzen, 3*(1), 16–33. http://www.resonanzen-journal.org. (15.05.2015).

Egger, J.W. (2005). Das biopsychosoziale Krankheitsmodell. Grundzüge eines wissenschaftlich begründeten ganzheitlichen Verständnisses von Krankheit. *Psychologische Medizin, 16*(2), 3–12.

Egger, J.W. (2015). *Integrative Verhaltenstherapie und psychotherapeutische Medizin. Ein biopsychosoziales Modell.* Wiesbaden: Springer.

Egger, J.W. (2017). *Theorie und Praxis der biopsychosozialen Medizin. Körper-Seele-Einheit und sprechende Medizin.* Wien (AT): facultas.

Egger, J.W. & Steiner, G. (2017). Wetterfühligkeit – Wetterfaktoren als biotrope Stressoren für gesundheitliches Wohlbefinden. *Psychologische Medizin, 28*(4), 19–38.

Egle, U.T. & Zentgraf, B. (2017). *Psychosomatische Schmerztherapie. Grundlagen, Diagnostik, Therapie und Begutachtung* (2. Aufl.). Stuttgart: Kohlhammer.

Ehrmann, W. (2016). *Kohärentes Atmen. Atmung und Herz im Gleichklang. Wie wir unsere Herzschlagvariabilität mit unserer Atmung verbessern können.* Bielefeld: tao.de in der J. Kamphausen Mediengruppe.

Engel, G.L. (1977). The Need for a New Medical Model: A Challenge for Biomedicine. *Science, 196*(4286), 129–136.

Ermann, M. (2014). *Der Andere in der Psychoanalyse. Die intersubjektive Wende.* Stuttgart: Kohlhammer.

Eschenröder, C.T. & Wilhelm-Gößling, C. (2012). *Energetische Psychotherapie – integrativ. Hintergründe, Praxis, Wirkhypothesen* (3. überarb. u. erw. Aufl.). Tübingen: dgvt-Verlag.

Espinet, D. (2012). Martin Heidegger – Der leibliche Sinn von Sein. In E. Alloa, T. Bedorf, C. Grüny & T.N. Klass (Hrsg.), *Leiblichkeit* (S. 52–67). Tübingen: Mohr Siebeck UTB.

Fasching, G. (1999). *Das Kaleidoskop der Wirklichkeiten. Über die Relativität naturwissenschaftlicher Erkenntnis.* Wien (AT): Springer.

Fazekas, C. (2006). *Psychosomatische Intelligenz. Spüren und Denken – ein Doppelleben.* Wien (AT): Springer.

Fazekas, C. (2015). Psychosomatische Medizin. *Österreichische Ärztezeitung, 2015*(3), 10.02.2015, 22–30.

Fuchs, T. (2008). *Leib und Lebenswelt. Neue philosophisch-psychiatrische Essays.* Dietzenbach: Die Graue Edition, Kusterdingen.

Fuchs, T. (2010). *Das Gehirn – ein Beziehungsorgan. Eine phänomenologisch-ökologische Konzeption* (3. aktual. u. erw. Aufl.). Stuttgart: Kohlhammer.

Fuchs, T. (2013). Das Leibgedächtnis: eine philosophische und psychologische Perspektive. *Psychologische Medizin, 24*(3), 10–16.

Fuchs, T. (2014). Verkörperte Emotionen – Wie Gefühl und Leib zusammenhängen. *Psychologische Medizin, 25*(1), 13–20.

Gahleitner, S.B., Hintenberger, G. & Leitner, A. (Hrsg.). (2013a). Biopsychosoziale Dialoge – »State oft the Art«, Entwicklungen und Perspektiven (Themenheft). *Online-Zeitschrift Resonanzen, 1*(1), 1–110. http://www.resonanzen-journal.org/issue/view/10 (15.05.2015).

Gahleitner, S.B., Hintenberger, G. & Leitner, A. (Hrsg.). (2013b). Biopsychosozial – zur Aktualität des interdisziplinären Modells in Psychotherapie, Beratung und Supervision. *Online-Zeitschrift Resonanzen, 1*(1), 1–14. http://www.resonanzen-journal.org (15.05.2015).

Gahleitner, S.B. (2016). Alter Hut mit neuen Federn? Die professionelle Beziehung in der Psychotherapie(forschung). *Psychotherapie Forum, 21*(2), 53–61.

Gahleitner, S.B. (2017). *Soziale Arbeit als Beziehungsprofession. Bindung, Beziehung und Einbettung professionell ermöglichen.* Weinheim: Beltz Juventa.

Gallagher, S. (2012). Kognitionswissenschaften – Leiblichkeit und Embodiment. In E. Alloa, T. Bedorf, C. Grüny & T.N. Klass (Hrsg.), *Leiblichkeit* (S. 320–333). Tübingen: Mohr Siebeck UTB.

Gallo, F.P. (2009). *Energetische Selbstbehandlung. Durch Meridianklopfen traumatische Erfahrungen heilen.* München: Kösel.

Gard, T. & Hölzel, B. (2015). Achtsamer Umgang mit Schmerz. In B. Hölzel & C. Brähler (Hrsg.), *Achtsamkeit mitten im Leben. Anwendungsgebiete und wissenschaftliche Perspektiven* (S. 79–106). München: O.W. Barth.

Geißler, P. & Heisterkamp, G. (Hrsg.). (2007). *Psychoanalyse der Lebensbewegungen. Zum körperlichen Geschehen in der psychoanalytischen Therapie. Ein Lehrbuch.* Wien: Springer.

Geißler, P. & Heisterkamp, G. (2013). *Einführung in die analytische Körperpsychotherapie.* Gießen: Psychosozial-Verlag.

Geißler, P. (2017). *Psychodynamische Körperpsychotherapie.* Göttingen: Vandenhoeck & Ruprecht.

Gerl-Falkovitz, H.-B. (2016). Ekstase der Vernunft? Ekstase der Liebe? Zur Spannung zwischen Rationalität und Mystik. In H. Hofer (Hrsg.), *Vernunft und Glauben: Gottessuche heute* (S. 48–60). Salzburg (AT): Verlag Anton Pustet.

Germer, C. (2015). *Der achtsame Weg zum Selbstmitgefühl. Wie man sich von destruktiven Gedanken und Gefühlen befreit.* Freiburg i.Br.: Arbor Verlag.

Geuter, U. (2015). *Körperpsychotherapie. Grundriss einer Theorie für die klinische Praxis.* Berlin: Springer.

Gilbert, P. (2013). *Compassion Focused Therapy.* Paderborn: Junfermann.

Goldacre, B. (2013). *Die Pharma-Lüge. Wie Arzneimittelkonzerne Ärzte irreführen und Patienten schädigen.* Köln: Kiepenheuer & Witsch.

Goldstein, J. (2006). *Vipassana-Meditation. Die Praxis der Freiheit. Buddhistische Achtsamkeitsmeditation als Weg zu innerer Freiheit.* Freiburg i.Br.: Arbor Verlag.

Grand, D. (2014). *Brainspotting: Wie Sie Probleme, Traumata und emotionale Belastungen gezielt auflösen.* Kirchzarten bei Freiburg: VAK Verlags GmbH.

Grawe, K. (2004). *Neuropsychotherapie.* Göttingen: Hogrefe.

Groddeck, G. (1917). *Psychische Bedingtheit und psychoanalytische Behandlung organischer Leiden.* Leipzig: Hirzel.

Grossmann, K. & Grossmann, K.E. (2012). *Bindungen – das Gefüge psychischer Sicherheit* (5. vollst. überarb. Aufl.). Stuttgart: Klett-Cotta.

Grossman, P. (2013). Meditationstraining. »Jemand sollte die Euphorie dämpfen«. Paul Grossmann im Interview mit Ulrich Schnabel. *ZEIT online*, 22.10.2013. http://www.zeit.de/karriere/beruf/2013-10/interview-grossmann-achtsamkeitstraining (15.05.2015).

Grossman, P. (2015). Mindfulness: Awareness Informed by an Embodied Ethic. *Mindfulness, 6*(1), 17–22. http://www.ezfa.eu (15.05.2015).

Gugutzer, R. (2010). *Soziologie des Körpers* (3. unveränd. Aufl.). Bielefeld: transcript.

Haken, H. & Schiepek, G. (2006). *Synergetik in der Psychologie. Selbstorganisation verstehen und gestalten.* Göttingen: Hogrefe.

Han, B.C. (2014). *Psychopolitik, Neoliberalismus und die neuen Machttechniken* (3. Aufl.). Frankfurt/M.: S. Fischer.

Hanson, R. & Mendius, R. (2013). *Das Gehirn eines Buddha. Die angewandte Neurowissenschaft von Glück, Liebe und Weisheit.* Freiburg i.Br.: Arbor-Verlag.

Hanson, R. (2014). *Denken wie ein Buddha. Gelassenheit und innere Ruhe durch Achtsamkeit.* München: Irisiana.

Harms, T. (2016). Emotionelle Erste Hilfe. Grundlagen und Praxis bindungsbasierter Eltern-Säugling-Körperpsychotherapie. In ders. (Hrsg.), *Körperpsychotherapie mit Säuglingen und Eltern. Grundlagen und Praxis* (S. 143–180). Gießen: Psychosozial-Verlag.

Harrer, M. E. & Weiss, H. (2016). *Wirkfaktoren der Achtsamkeit – wie sie die Psychotherapie verändern und bereichern.* Stuttgart: Schattauer.

Hart, O. van der, Nijenhuis, E. R. S. & Steele, K. (2008). *Das verfolgte Selbst. Strukturelle Dissoziation und die Behandlung chronischer Traumatisierung.* Paderborn: Junfermann.

Häusle-Paulmichl, G. (2018). *Der tätowierte Leib. Einschreibungen in menschliche Körper zwischen Identitätssehnsucht, Therapie und Kunst.* Wiesbaden: Springer.

Hausmann, B. & Neddermeyer, R. (1996). *Bewegt sein. Integrative Bewegungs- und Leibtherapie in der Praxis. Erlebnisaktivierung und Persönlichkeitsentwicklung.* Paderborn: Junfermann.

Havas, M., Gutowski, K. A., Lucarelli, M. J., Davidson, R. J., Havas, D. A. & Glenberg, A. (2010). Cosmetic use of Botulinmum Toxin-A affects processing of emotional language. *Psychological Science, 21,* 95–900.

Heinl, H. & Heinl, P. (2011). *Körperschmerz – Seelenschmerz. Die Psychosomatik des Bewegungssystems. Ein Leitfaden* (5. Aufl.). München: Kösel.

Heisterkamp, G. (1993). *Heilsame Berührungen. Praxis leibfundierter analytischer Psychotherapie.* München: Pfeiffer.

Heisterkamp, G. (2002). *Basales Verstehen. Handlungsdialoge in Psychotherapie und Psychoanalyse.* Stuttgart: Pfeiffer bei Klett-Cotta.

Hofer-Moser, O. (2004). Die rituell-archetypische Dimension in der Arzt-Patienten-Beziehung. *Psychologische Medizin, 15*(2), 35–45.

Hofer-Moser, O. (2005). Lowen, Alexander. In G. Stumm, A. Pritz, P. Gumhalter, N. Nemeskeri & M. Voracek (Hrsg.), *Personenlexikon der Psychotherapie* (S. 295–296). Wien (AT): Springer.

Hofer-Moser, O. (2010). *Neurobiologische Erkundungen für den Praxisalltag.* Master-Thesis zur Erlangung des akadem. Grades »Master of Science«. Krems (AT): Donau-Universität Krems. https://www.donau-uni.ac.at/de/department/psymed/masterthesen/index.php (05.10.2016).

Hofer-Moser, O. (2013). Posttraumatische Belastungsstörungen. In R. Reichel & G. Hintenberger (Hrsg.), *Die Praxis der Integrativen Therapie. Österreichische Perspektiven* (S. 207–218). Wien (AT): facultas.

Hofer-Moser, O. (2015a). Die Polyvagal-Theorie nach Stephen W. Porges. Eine zusammenfassende Darstellung der Theorie und Diskussion möglicher klinischer Implikationen. *Psychoanalyse & Körper, 14*(26), 33–48.

Hofer-Moser, O. (2015b). Die defensiven Handlungssysteme des Menschen. Evolutions- und neurobiologische Aspekte und mögliche klinische Implikationen. *Psychoanalyse & Körper, 14*(27), 5–38.

Hofer-Moser, O. (2015c). Herausforderung Esoterik – eine essayistische Annäherung an eine vielschichtige Thematik. *Online-Zeitschrift Resonanzen, 3*(2), 144–161. http://www.resonanzen-journal.org (15.11.2015).

Hofmann, A. (2006). *EMDR. Therapie psychotraumatischer Belastungssyndrome* (3. vollst. überarb. u. erw. Aufl.). Stuttgart: Thieme.

Hofmann. A. (Hrsg.). (2014). *EMDR. Praxisbuch zur Behandlung traumatisierter Menschen* (5. vollst. überarb. u. erw. Aufl.). Stuttgart: Thieme.

Hofmann, E. (2003). *Progressive Muskelentspannung. Ein Trainingsprogramm.* Göttingen: Hogrefe.

Höfner, C. (2008). *Der Berufsalltag Integrativer BewegungstherapeutInnen. Ergebnisse der Fragebogenerhebung mit AbsolventInnen und Studierenden der IBT-Weiterbildung. Endbericht.*

Krems (AT): Donau-Universität Krems. www.donau-uni.ac.at/de/department/psymed/forschung/evaluationalternativertherapieformen/projekt/id/11052/index.php (03.12.2011).

Höhmann-Kost, A. (2002). *Bewegung ist Leben. Integrative Leib- und Bewegungstherapie – eine Einführung.* Bern (CH): Verlag Hans Huber.

Hölzel, B. (2015). Mechanismen der Achtsamkeit. Psychologisch-neuro-wissenschaftliche Perspektiven. In B. Hölzel & C. Brähler (Hrsg.), *Achtsamkeit mitten im Leben. Anwendungsgebiete und wissenschaftliche Perspektiven* (S. 43–78). München: O.W. Barth.

Hölzel, B. & Brähler, C. (Hrsg.). (2015). *Achtsamkeit mitten im Leben. Anwendungsgebiete und wissenschaftliche Perspektiven.* München: O.W. Barth.

Husserl, E. (1985). *Die phänomenologische Methode. Ausgewählte Texte.* Stuttgart: frommann-holzboog.

Jäger, W. (2000). *Die Welle ist das Meer. Mystische Spiritualität.* Freiburg i.Br.: Herder.

Jakob-Krieger, C. & Waibel, Martin J. (Hrsg.). (2009). *Integrative Bewegungstherapie. Störungsspezifische und ressourcenorientierte Praxis.* Stuttgart: Schattauer.

Jacobson, E. (2016). *Entspannung als Therapie. Progressive Relaxation in Theorie und Praxis.* Stuttgart: Klett-Cotta.

Janich, P. (2009). *Kein neues Menschenbild. Zur Sprache der Hirnforschung.* Frankfurt/M.: Suhrkamp.

Jansen, P. & Richter, S. (2016). *Macht Bewegung wirklich schlau? Zum Verhältnis von Bewegung und Kognition.* Bern (CH): Hogrefe.

Jung, C. & Pörtl, D. (2016). *Tierisch beste Freunde. Mensch und Hund – von Streicheln, Stress und Oxytocin.* Stuttgart: Schattauer.

Kabat-Zinn, J. (2011). *Gesund durch Meditation. Das große Buch der Selbstheilung.* München: Knaur.

Keupp, H. (2013). Von der Re-Sozialisierung von Normalität und Abweichung: eine persönliche Rückschau auf das biopsychosoziale Modell. *Online-Zeitschrift Resonanzen, 1*(1), 47–64. http://www.resonanzen-journal.org. (15.05.2013).

Kirchmann, E. (1979). *Moderne Verfahren der Bewegungstherapie. Integrative Therapie. Beiheft 2.* Paderborn: Junfermann.

Klein, S. (2014). *Träume. Eine Reise in unsere innere Wirklichkeit. Alles, was wir heute über Träume wissen und was sie tatsächlich über uns erzählen* (2. Aufl.). Frankfurt/M.: S. Fischer.

Kornfield, J. (2004). *Meditation für Anfänger. Einschließlich CD mit 6 geführten Meditationen für Einsicht, innere Klarheit und Mitempfinden* (15. Aufl.). München: Arkana.

Koschier, A. (2009). *Effektivität Integrativer Bewegungstherapie. Ergebnisse der TherapeutInnen- und KlientInnenbefragung. Endbericht.* Krems (AT): Donau-Universität Krems. http://www.donau-uni.ac.at/de/department/psymed/forschung/evaluationalternativertherapieformen/projekt/id/11052/index.php (03.12.2011).

Kotrschal, K. (2016). *Hund & Mensch. Das Geheimnis unserer Seelenverwandtschaft.* Wien (AT): Brandstätter.

Krapf, G. (1991). *Autogenes Training aus der Praxis. Ein Gruppenkurs* (4. überarb. Aufl.). Berlin: Springer.

Kristensen, S. (2012). Maurice Merleau-Ponty I – Körperschema und leibliche Subjektivität. In E. Alloa, T. Bedorf, C. Grüny. & T.N. Klass (Hrsg.), *Leiblichkeit* (S. 23–36). Tübingen: Mohr Siebeck UTB.

Krutzenbichler, H.S. & Essers, H. (2010). *Übertragungsliebe. Psychoanalytische Erkundungen zu einem brisanten Thema*. Gießen: Psychosozial-Verlag.

Kurtz, R. (1985). *Körperzentrierte Psychotherapie. Die Hakomi Methode*. Essen: Synthesis.

Laban von, R. (1981). *Der moderne Ausdruckstanz*. Wilhelmshaven: Heinrichshofen.

Lakoff, G. & Johnson, M. (2014). *Leben in Metaphern. Konstruktion und Gebrauch von Sprachbildern* (8. Aufl.). Heidelberg: Carl-Auer-Systeme Verlag.

Lange, A. (2012). *Darwins Erbe im Umbau. Die Säulen der Erweiterten Synthese in der Evolutionstheorie*. Würzburg: Königshausen & Neumann.

Latendorf, U. (2014). *Was ich dir schenken will. Proviant fürs Leben*. Ostfildern: Patmos.

Leitner, A. & Sieper, J. (2008). Unterwegs zu einer integrativen Psychosomatik. Das bio-psycho-soziale Modell des Integrativen Ansatzes. *Integrative Therapie, 34*(3), 199–242. http://www.fpi-publikation.de/integrative_therapie/index.php (08.06.2016).

Leitner, A. (2009). »Von der COMPLIANCE zur ADHERENCE, vom INFORMED CONSENT zu respektvollem INFORMED DECISION MAKING«. *Integrative Therapie, 35*(1), 71–86. http://www.fpi-publikation.de/integrative_therapie/index.php (08.06.2016).

Leitner, A. (2010). *Handbuch der Integrativen Therapie*. Wien (AT): Springer.

Lesiak, I. (2015). *Der Weg vom eigenleiblichen Spüren zu den Worten. Integrative Therapie und Focusing-orientierte Therapie im Vergleich*. Master-Thesis zur Erlangung des akadem. Grades »Master of Science«. Krems (AT): Donau-Universität Krems. https://www.donau-uni.ac.at/de/department/psymed/masterthesen/index.php (11.09.2016).

Lesky, J. (2015). Walk and Talk in der Psychotherapie. *Psychologische Medizin, 26*(2), 69–76.

Levine, P.A. (2012). *Sprache ohne Worte. Wie unser Körper Trauma verarbeitet und uns in die innere Balance zurückführt* (3. Aufl.). München: Kösel.

Librowicz, S. (2015). *Achtsamkeit in der Integrativen Therapie*. Master-Thesis zur Erlangung des akadem. Grades »Master of Science«. Krems (AT): Donau-Universität Krems. https://www.donau-uni.ac.at/de/department/psymed/masterthesen/index.php (12.03.20016).

Liessmann, K.P. (Hrsg.). (2016). *Neue Menschen! Bilden, optimieren, perfektionieren*. Wien (AT): Paul Zsolnay Verlag.

Lindemann, G. (1992). Die leiblich-affektive Konstruktion des Geschlechts. Für eine Mikrosoziologie des Geschlechts unter der Haut. *Zeitschrift für Soziologie 5*, 330–346.

Lütz, M. (2013). *Lebenslust: Wider die Diät-Sadisten, den Gesundheitswahn und den Fitnesskult*. München: Knaur.

Lysebeth, A. von (1995). *Die große Kraft des Atems. Richtig atmen lernen durch Yoga*. Bern (CH): O.W. Barth.

Macedonia, M. (2013). Mit Händen und Füßen. *Gehirn und Geist, 2013*(1–2), 32–36.

Maio, G. (2014). *Geschäftsmodell Gesundheit. Wie der Markt die Heilkunst abschafft*. Berlin: Suhrkamp.

Malarkey, W.B., Tafur, J.R., Rutledge, T. & Mills, P.J. (2015). Neuroendokrinologie und Psychoneuroimmunologie. In C. Schubert (Hrsg.), *Psychoneuroimmunologie und Psychotherapie* (2. Aufl., S. 35–49). Stuttgart: Schattauer.

Marcel, G. (1935). *Être avoir*. Paris: Alcan.

Marcel, G. (1979). Prolegomena. In H.G. Petzold, *Psychotherapie und Körperdynamik* (3. Aufl., S. 5). Paderborn: Junfermann

Max-Planck-Institut für Kognitions- und Neurowissenschaften Leipzig (2012). *Meditation als*

Mitgefühlstraining. Durch Veränderungen im Gehirn kann Meditation das Mitgefühl stärken. Pressemeldung vom 01.07.2012. München: Max-Planck-Gesellschaft. http://www.cbs.mpg.de/meditation-mitgefuehl.de (08.10.2016).

McGinn, C. (2003). *Wie kommt der Geist in die Materie? Das Rätsel des Bewusstseins.* München: Pieper.

Merleau-Ponty, M. (1945). Phénoménologie de la perception. Paris: Gallimard. [Dt. Ausgabe: Merleau-Ponty, M. (1966). *Phänomenolige der Wahrnehmung*. Berlin: de Gruyter.]

Middendorf, I. (1985). *Der Erfahrbare Atem. Eine Atemlehre. Mit Farbposter und 2 CDs.* Paderborn: Junfermann.

Milz, H. (2015). Möglichkeiten der Leib- und Körpertherapie. *Psychologische Medizin, 26*(3), 23–32.

Monyer, H. & Gessmann, M. (2015). *Das geniale Gedächtnis. Wie das Gehirn aus der Vergangenheit unsere Zukunft macht.* München: Knaus.

Moser, G. (2012). Aus der Mitte des Körpers. *Gehirn & Geist, 2012*(4), 50–55.

Nancy, J.-L. (2000). *Der Eindringling. Das fremde Herz.* Berlin: Merve Verlag.

Niggemann, B. & Zänker, K. S. (2015). Immunologische Grundlagen der Psychoneuroimmunologie. In C. Schubert (Hrsg.), *Psychoneuroimmunologie und Psychotherapie* (2. Aufl., S. 50–67). Stuttgart: Schattauer.

Nitsch-Berg, H. & Kühn, H. (2000). *Kreative Medien und die Suche nach Identität. Methoden Integrativer Therapie und Gestaltpädagogik für psychosoziale Praxisfelder. 2 Bände.* Köln: Edition Humanistische Psychologie.

Norcross, J. C. & Guy, J. D., Jr. (2010). *Lassen Sie es in Ihrer Praxis. Wie Psychotherapeuten für sich selbst sorgen können.* Bern (CH): Verlag Hans Huber.

Novotna, I. (2017). Gute Gespräche. Ein gutes Arzt-Patient-Gespräch ist die Basis jedes erfolgreichen Arztbesuches. Einfache Strategien können dabei helfen, diesen Kontakt für beide Seiten zufriedenstellend zu gestalten. *Ärztemagazin, 2017*(3), 18–22.

Ogden, P., Minton, K. & Pain, C. (2010). *Trauma und Körper. Ein sensumotorisch orientierter psychotherapeutischer Ansatz.* Paderborn: Junfermann.

Olbrich, E. & Otterstedt, C. (Hrsg.). (2003). *Menschen brauchen Tiere. Grundlagen und Praxis der tiergestützten Pädagogik und Therapie.* Stuttgart: Kosmos.

Orth, I. & Petzold, H. G. (2009). Heilende Bewegung. Die Perspektive der Integrativen Leib- und Bewegungstherapie. *FPI-Publikationen: Internetzeitschrift POLYLOGE*, Ausgabe 04/2009. http://www.fpi-publikation.de/polyloge/alle-ausgaben/index.php (08.10.2016).

Orth, I. (2015). Der »domestizierte Körper«. Die Behandlung »beschädigter Leiblichkeit« in der Integrativen Therapie. *FPI-Publikationen: Internetzeitschrift POLYLOGE*, Ausgabe 02/2015. http://www.fpi-publikation.de/polyloge/alle-ausgaben/index.php (08.10.2016).

Osten, P. (2011). Integrative Psychotherapeutische Diagnostik. *FPI-Publikationen: Internetzeitschrift POLYLOGE*, Ausgabe 14/2011. http://www.fpi-publikation.de/polyloge/alle-ausgaben/index.php (08.10.2016).

Osten, P. (2013). Praxis der Integrativen psychotherapeutischen Anamnese und Diagnostik. In R. Reichel & G. Hintenberger (Hrsg.), *Die Praxis der Integrativen Therapie. Österreichische Perspektiven* (S. 172–197). Wien (AT): facultas.

Ott, U. (2010). *Meditation für Skeptiker. Ein Neurowissenschaftler erklärt den Weg zum Selbst.* München: O. W. Barth.

Papst Franziskus (2015). *Laudato si'. Über die Sorge für das gemeinsame Haus. Die Umwelt-Enzyklika mit Einführung und Themenschlüssel.* Stuttgart: Katholisches Bibelwerk (kbw).

Parks, T. (2010). *Die Kunst stillzusitzen. Ein Skeptiker auf der Suche nach Gesundheit und Heilung.* München: Verlag Antje Kunstmann.

Peichl, J. (2007). *Innere Kinder, Täter, Helfer et Co. Ego-State-Therapie des traumatisierten Selbst.* Stuttgart: Klett-Cotta.

Petzold, H.G. (Hrsg.). (1983a). *Psychotherapie. Meditation. Gestalt.* Paderborn: Junfermann.

Petzold, H.G. (1983b). Nootherapie und »säkulare Mystik« in der integrativen Therapie. In ders. (Hrsg.), *Psychotherapie. Meditation. Gestalt* (S. 53–100). Paderborn: Junfermann.

Petzold, H.G. (Hrsg.). (1985). *Leiblichkeit. Philosophische, gesellschaftliche und therapeutische Perspektiven.* Paderborn: Junfermann.

Petzold, H.G. (1988). *Integrative Bewegungs- und Leibtherapie. Ein ganzheitlicher Weg leibbezogener Psychotherapie. Band I/1 und Band I/2.* Paderborn: Junfermann.

Petzold, H.G. (1990). *Integrative Bewegungs- und Leibtherapie. Ein ganzheitlicher Weg leibbezogener Psychotherapie* (2. Aufl.). Paderborn: Junfermann.

Petzold, H.G. & Orth, I. (Hrsg.). (1990). *Die neuen Kreativitätstherapien. Handbuch der Kunsttherapie. 2 Bände.* Paderborn: Junfermann.

Petzold, H. (1991). »Leben ist Bewegung« – Überlegungen zum »komplexen Bewegungsbegriff« und zum Konzept der »Kommotilität« in der Integrativen Bewegungstherapie. *Integrative Bewegungstherapie, 2*(91), 25–39.

Petzold, H.G. (2003). *Integrative Therapie. Modelle, Theorien & Methoden einer schulenübergreifenden Psychotherapie. 3 Bände* (2. überarb. u. erw. Aufl.). Paderborn: Junfermann.

Petzold, H.G. (2006a). Ökosophie, Ökophilie, Ökopsychosomatik. Materialien zu ökologischen Stress- und Heilungspotentialen. Die Sicht der Integrativen Therapie. *Integrative Therapie, 32*(1/2), 62–99. http://www.fpi-publikation.de/integrative_therapie/index.php (08.06.2016).

Petzold, H.G. (2006b). Der bewegte Mensch – Frauen und Männer in Bewegung durch die Zeit. Transversale Überlegungen zur Anthropologie aus der Sicht Integrativer Therapie. *Psychologik. Praxis und Methode. Positionen. Jahrbuch für Psychotherapie, Philosophie und Kultur, 2006*(1), 256–285.

Petzold, H.G. (2006c). Der »informierte Leib«: »embodied and embedded« – ein Metakonzept für die Leibtherapie. In G. Marlock & H. Weiss (Hrsg.), *Handbuch der Körperpsychotherapie* (S. 100–118). Stuttgart: Schattauer.

Petzold, H.G., Schay, P. & Scheiblich, W. (Hrsg.). (2006). *Integrative Suchtarbeit. Innovative Modelle, Praxisstrategien und Evaluation.* Wiesbaden: Springer VS Verlag für Sozialwissenschaften.

Petzold, H.G. (2010). »Mentalisierung« und die Arbeit mit der »Familie im Kopf«. »Integrativ-Systemische Entwicklungstherapie« mit Familien – das »bio-psycho-sozial-ökologische« Modell »Integrativer Humantherapie«. *Integrative Therapie, 36*(2/3), 161–250. http://www.fpi-publikation.de/integrative_therapie/index.php (08.06.2016).

Petzold, H.G. & Sieper J. (2012a). »Leiblichkeit« als »Informierter Leib« embodied and embedded – Körper-Seele-Geist-Welt-Verhältnisse in der Integrativen Therapie. Quellen und Konzepte zum »psychophysischen Problem« und zur leibtherapeutischen Praxis. *FPI-Publikationen: Internetzeitschrift POLYLOGE*, Ausgabe 21/2012. http://www.fpi-publikation.de/polyloge/alle-ausgaben/index.php (08.10.2016).

Petzold, H.G. & Sieper J. (2012b). Über sanfte Gefühle, Herzensregungen, »euthyme Erfahrungen«

und »komplexe Achtsamkeit« in der »Integrativen Therapie«. *FPI-Publikationen: Internetzeitschrift POLYLOGE*, Ausgabe 28/2012, 23–42. http://www.fpi-publikation.de/polyloge/alle-ausgaben/index.php (08.10.2016).

Petzold, H. G., Moser, S. & Orth, I. (2012). Euthyme Therapie – Heilkunst und Gesundheitsförderung in asklepiadischer Tradition: ein integrativer und behavioraler Behandlungsansatz »multipler Stimulierung« und »Lebensstilveränderung«. *FPI-Publikationen: Online-Textarchiv H. G. Petzold et al.* http://www.fpi-publikation.de/artikel/textarchiv-h-g-petzold-et-al-/index.php (02.11.2016).

Petzold, H. G. (2015a). »Green Mediation« – Ruhe, Kraft, Lebensfreude. *FPI-Publikationen: Internetzeitschrift POLYLOGE*, Ausgabe 05/2015. http://www.fpi-publikation.de/polyloge/alle-ausgaben/index.php (08.10.2016).

Petzold, H. G. (2015b). GREEN CARE – Plädoyer für eine ökologisch fundierte Gesundheit. Manifest für »GREEN CARE Empowerment« – Transdisziplinäre Überlegungen zu einer Ökologie der Verbundenheit. *Psychologische Medizin, 26*(2), 56–68. *FPI-Publikationen: Online-Textarchiv H. G. Petzold et al.* http://www.fpi-publikation.de/artikel/textarchiv-h-g-petzold-et-al-/index.php (05.11.2016).

Petzold, H. G. & Orth, I. (2017). Interozeptivität/Eigenleibliches Spüren, Körperbilder/Body Charts – der »Informierte Leib« öffnet seine Archive: »Komplexe Resonanzen« aus der Lebensspanne des »body-mind-world-subject«. *POLYLOGE* Jg. 2017 http://www.fpi-publikation.de/polyloge/alle-ausgaben/index.php (18.02.2018)

Petzold, H. G. (2018). Ökopsychosomatik und ökologische Neurowissenschaften – Integrative Perspektiven für die »Neuen Naturtherapien« und das Engagement »Pro Natura«. *FPI-Publikationen: Internetzeitschrift »Grüne Texte«*, 02/2018. http://www.fpi-publikation.de/<artikel/gruene-texte/index.php (18.02.2018).

Pieh, C., Rohrhofer, M. T., Boeckle, M., Jank, R. & Magdowski, R. (2016). Psychosomatische Medizin in Österreich. In S. B. Gahleitner, G. Hintenberger, B. Kreiner, C. Pieh & R. Reichel (Hrsg.), *Integrative Entwicklungen. Das biopsychosoziale Leibkonzept in Theorie und Praxis. Festschrift für Anton Leitner* (S. 32–38). Wien (AT): facultas.

Plessner, H. (1970). Lachen und Weinen. In H. Plessner (Hrsg.), *Philosophische Anthropologie*, 11–171.

Plessner, H. (1981). *Die Stufen des Organischen und der Mensch. Einleitung in die philosophische Anthropologie. Gesammelte Schriften Band IV.* Frankfurt am Mein: Suhrkamp.

Pöhlmann, K., Eismann, E., Keller, A., Löffler, S., Böhm, I. & Joraschky, P. (2011). Wie Tätowierungen und Piercings das Selbst stabilisieren können: Körpermodifikationen als Formen der Identitätskonstruktion. Zwei klinische Fallbeispiele. *Psychologische Medizin, 22*(4), 3–9.

Porges, S. W. (2010). *Die Polyvagal-Theorie. Neurophysiologische Grundlagen der Therapie. Emotionen, Bindung, Kommunikation und ihre Entstehung.* Paderborn: Junfermann.

Rahm, D., Otte, H., Bosse, S. & Ruhe-Hollenbach, H. (1993). *Einführung in die Integrative Therapie. Grundlagen und Praxis.* Paderborn: Junfermann.

Rauscher, H. (2017). *Was gesagt werden muss, aber nicht gesagt werden darf.* Salzburg (AT): Ecowin Verlag.

Reddemann, L. (Hrsg.). (2011). *Kontexte von Achtsamkeit in der Psychotherapie.* Stuttgart: Kohlhammer.

Reddemann, L. (2016a). *Imagination als heilsame Kraft. Ressourcen und Mitgefühl in der Behandlung von Traumafolgen* (19. vollst. überarb. Neuaufl.). Stuttgart: Klett-Cotta.

Reddemann, L. (2016b). *Mitgefühl, Trauma und Achtsamkeit in psychodynamischen Therapien.* Göttingen: Vandenhoeck & Ruprecht.

Reichel, A. (1999).*Tanz dich ganz. Kreativ tanzen und bewegen. Impulse für kreative Tanz- und Bewegungspädagogik und bewegte Gesundheitsbildung.* Münster: Ökotopia Verlag.

Reichel, A. & Petzold, H.G. (2011). Integrative Bewegungs- und Leibtherapie. In G. Stumm (Hrsg.), *Psychotherapie – Schulen und Methoden. Eine Orientierungshilfe für Theorie und Praxis* (S. 351–355). Wien (AT): Falter Verlag.

Reichel, A. (2012). *»Wie geht's, wie steht's«. Der Bewegungsbegriff der Integrativen Bewegungs- und Leibtherapie (IBT) in Theorie, Lehre und Praxis in Österreich.* Master-Thesis zur Erlangung des akadem. Grades »Master of Science«. Krems (AT): Donau-Universität Krems. https://www.donau-uni.ac.at/de/department/psymed/masterthesen/index.php (15.10.2016).

Reichel, A. (2013a). Integrative Bewegungs- und Leibtherapie. In R. Reichel & G. Hintenberger (Hrsg.), *Die Praxis der Integrativen Therapie. Österreichische Perspektiven* (S. 94–96). Wien (AT): facultas.

Reichel, A. (2013b). Moving Gender – gendersensible Bewegungs- und Tanztherapie. Ein Anstoß. *Körper, Tanz, Bewegung. Zeitschrift für Körperpsychotherapie und Kreativtherapie, 2013*(3), 111–119.

Reichel, A. (2016). Was lebt, bewegt sich. Zur Entwicklung der Integrativen Bewegungs- und Leibtherapie in Österreich. In S. B. Gahleitner, G. Hintenberger, B. Kreiner, C. Pieh & R. Reichel (Hrsg.), *Integrative Entwicklungen. Das biopsychosoziale Leibkonzept in Theorie und Praxis. Festschrift für Anton Leitner* (S. 92–99). Wien (AT): facultas.

Reichel, R. & Hintenberger, G. (Hrsg.) (2013a). *Die Praxis der Integrativen Therapie. Österreichische Perspektiven.* Wien (AT): facultas.

Reichel, R. (2013b). Die verkörperte Praxis – Zwischenleiblichkeit. In R. Reichel & G. Hintenberger (Hrsg.), *Die Praxis der Integrativen Therapie. Österreichische Perspektiven* (S. 49–53). Wien (AT): facultas.

Reichel, R. (2016). Kreative Ko-respondenz. »Das Dritte« in Psychotherapie, Beratung und Supervision. *Online-Zeitschrift Resonanzen, 4*(1), 15-24. http://www.resonanzen-journal.org (15.05.2016).

Renn, K. (2011). *Dein Körper sagt dir, wer du werden kannst. Focusing – Weg der inneren Achtsamkeit* (7. Aufl.). Freiburg i.Br.: Herder.

Resch, F. & Westhoff, K. (2013). *Das biopsychosoziale Modell in der Praxis: Eine kritische Reflexion. Online-Zeitschrift Resonanzen, 1*(1), 32–46. http://www.resonanzen-journal.org (15.05.2013).

Ricard, M., Lutz, A. & Davidson, R.J. (2015). Drei Wege zum Nirwana. *Gehirn und Geist, 2015*(5), 40–46.

Rilke, R.M. (1986 [1902]). *Die Gedichte.* Frankfurt/M.: Insel.

Rölli, M. (2012). Philosophische Anthropologie im 19. Jahrhundert – Zwischen Leib und Körper. In E. Alloa, T. Bedorf, C. Grüny & T.N. Klass (Hrsg.), *Leiblichkeit* (S. 149–161). Tübingen: Mohr Siebeck UTB.

Rost, C. (Hrsg.) (2008). *Ressourcenarbeit mit EMDR. Vom Überleben zum Leben. Bewährte Techniken im Überblick.* Paderborn: Junfermann.

Roth, G. & Strüber, N. (2014). *Wie das Gehirn die Seele macht.* Stuttgart: Klett-Cotta.

Rüegg, J.C. (2006). *Gehirn, Psyche und Körper. Neurobiologie von Psychosomatik und Psychotherapie* (3. aktual. u. erw. Aufl.). Stuttgart: Schattauer.

Rüegg, J.C. (2010). *Mind & Body. Wie unser Gehirn die Gesundheit beeinflusst.* Stuttgart: Schattauer.

Rüegg, J.C. (2013). *Die Herz-Hirn-Connection. Wie Emotionen, Denken und Stress unser Herz beeinflussen.* Stuttgart: Schattauer.

Sack, M. (2013). *Schonende Traumatherapie. Ressourcenorientierte Behandlung von Traumafolgestörungen.* Stuttgart: Schattauer.

Sack, M., Zehl, S., Otti, A, Lahmann, C., Henningsen, P., Kruse, J. & Stingl, M. (2016). A Comparison of Dual Attention, Eye Movements, and Exposure only during Eye Movement Desensitization and Reprocessing for Posttraumatic Stress Disorder: Results from a Randomized Clinicla Trial. *Psychotherapy and Psychosomatics, 85*(6), 357–365.

Safranski, R. (2015). *Zeit. Was sie mit uns macht und was wir aus ihr machen.* München: Carl Hanser Verlag.

Sassenfeld, A. (2015). *Relationale Psychotherapie. Grundlagen und klinische Prinzipien.* Gießen: Psychosozial-Verlag.

Scharff, J.M. (2007). Psychoanalyse und inszenierende Interaktion: Gemeinsamkeiten und Unterschiede. In P. Geißler & G. Heisterkamp (Hrsg.), *Psychoanalyse der Lebensbewegungen. Zum körperlichen Geschehen in der psychoanalytischen Therapie. Ein Lehrbuch* (S. 83–98). Wien (AT): Springer.

Schigl, B. (2012). *Psychotherapie und Gender. Konzepte. Forschung. Praxis. Welche Rolle spielt die Geschlechtszugehörigkeit im therapeutischen Prozess?* Wiesbaden: Springer VS.

Schigl, B. (2014). Gendered Risk: Risikofaktor Geschlecht? In A. Leitner, B. Schigl & M. Märtens (Hrsg.), *Wirkung, Risiken und Nebenwirkungen von Pychotherapie. Ein Beipackzettel für TherapeutInnen und PatientInnen* (S. 51–65). Wien (AT): facultas.wuv.

Schigl, B. (2016). Feminisierung von Psychotherapie und Perspektiven für die Ausbildung: weitere Überlegungen zum von Eva Jaeggi aufgegriffenen Thema. *Psychotherapie-Wissenschaft, 6*(1), 1–8.

Schmidt, S. (2015). Der Weg der Achtsamkeit. Vom historischen Buddhismus zur modernen Bewusstseinskultur. In B. Hölzel & C. Brähler (Hrsg.), *Achtsamkeit mitten im Leben. Anwendungsgebiete und wissenschaftliche Perspektiven* (S. 21–42). München: O.W. Barth.

Schmitt, R. (2014). Metaphern und Intervention: Eine Skizze der Forschung und Praxis. *Verhaltenstherapie & psychosoziale Praxis, 46*(4), 897–912.

Schmitt, R. (2016). Arbeiten in und mit Metaphern: eine konzeptionelle Anregung. *Online-Zeitschrift Resonanzen, 4*(1), 25–44. http://www.resonanzen-journal.org (15.05.2016).

Schmitz, H. (2009). *Der Leib, der Raum und die Gefühle* (2. Aufl.). Bielefeld und Locarno: Aisthesis Verlag.

Schmitz, H. (2014). *Kurze Einführung in die neue Phänomenologie* (4. Aufl.). Freiburg i.Br.: Verlag Karl Alber.

Schubert, C. (Hrsg.). (2015a). *Psychoneuroimmunologie und Psychotherapie* (2. Aufl.). Stuttgart: Schattauer.

Schubert, C. (2015b). Psychoneuroimmunologie körperlicher Erkrankungen. In ders. (Hrsg.), *Psychoneuroimmunologie und Psychotherapie* (2. Aufl., S. 68–116). Stuttgart: Schattauer.

Schubert, C. (2015c). Soziopsychoneuroimmunologie – Integration von Dynamik und subjektiver Bedeutung in die Psychoneuroimmunologie. In ders. (Hrsg.), *Psychoneuroimmunologie und Psychotherapie* (2. Aufl., S. 418–452). Stuttgart: Schattauer.

Schubert, C. & Exenberger, S. (2015). Einfluss von frühen psychischen Belastungen auf die

Entwicklung von Entzündungserkrankungen im Erwachsenenalter. In ders. (Hrsg.), *Psychoneuroimmunologie und Psychotherapie* (2. Aufl., S. 117–140). Stuttgart: Schattauer.

Schubert, C. (2016). *Was uns krank macht, was uns heilt. Aufbruch in eine neue Medizin. Das Zusammenspiel von Körper, Geist und Seele besser verstehen.* Munderfing: Verlag Fischer & Gann.

Schultz, J.H. (1932). *Das Autogene Training (Konzentrative Selbstentspannung). Versuch einer klinisch-praktischen Darstellung.* Leipzig: Georg Thieme.

Schünemann, A. (1997). *Das Atem-Übungsbuch nach Middendorf* (4. Aufl.). Heidelberg: Verlag Astrid Schünemann.

Schürmann, V. (2012). Max Scheler und Helmuth Plessner – Leiblichkeit in der Philosophischen Anthropologie. In E. Alloa, T. Bedorf, C. Grüny & T.N. Klass (Hrsg.), *Leiblichkeit* (S. 207–223). Tübingen: Mohr Siebeck UTB.

Selke, S. (Hrsg.). (2016). *Lifelogging. Digitale Selbstvermessung und Lebensprotokollierung zwischen disruptiver Technologie und kulturellem Wandel.* Wiesbaden: Springer VS.

Shapiro, F. (Hrsg.). (2003). *EMDR als integrativer psychotherapeutischer Ansatz.* Paderborn: Junfermann.

Sibler, H.-P. (2007). *Stärkendes Qigong: Yi Jin Jing. Einfache und wirkungsvolle Übungen für den Alltag.* Schiedlberg (AT): BACOPA Verlag.

Siegel, D.J. (2007). *Das achtsame Gehirn* (korr. Neuaufl. 2007). Freiamt im Schwarzwald: Arbor Verlag.

Singer, T. & Klimecki, O.M. (2014). Empathy and compassion. *Current Biology, 24,* 875–878.

Singer, W. & Ricard, M. (2008). *Hirnforschung und Meditation.* Frankfurt/M.: Suhrkamp.

Spitzer, M. (2015). *Cyberkrank! Wie das digitalisierte Leben unsere Gesundheit ruiniert.* München: Droemer.

Spork, P. (2009). *Der zweite Code. Epigenetik oder: Wie wir unser Erbgut steuern können.* Reinbek bei Hamburg: Rowohlt.

Stelzig, M. (2013). *Krank ohne Befund.* Salzburg (AT): Ecowin Verlag.

Stern, D.N. (1992). *Die Lebenserfahrung des Säuglings.* Stuttgart: Klett-Cotta.

Stern, D.N., Sander, L.W., Nahum, J.P. Harrison, A.M., Lyons-Ruth, K., Morgan, A.C., Bruschweiler-Stern, N. & Tronick, E.Z. (2002). Nicht-deutende Mechanismen in der psychoanalytischen Therapie. Das »Etwas-Mehr« als Deutung. *Psyche, 56*(9–10), 974–1006.

Stern, D.N. (2005). *Der Gegenwartsmoment. Veränderungsprozesse in Psychoanalyse, Psychotherapie und Alltag.* Frankfurt/M.: Brandes & Apsel.

Stern, D.N., Bruschweiler-Stern, N., Lyons-Ruth, K., Morgan, A.C., Nahum, J.P. & Sander, L.W. (The Boston Change Process Study Group). (2012). *Veränderungsprozesse. Ein integratives Paradigma.* Frankfurt/M.: Brandes & Apsel.

Steindl-Rast, D. (2016). *Auf dem Weg der Stille. Das Heilige im Alltag leben.* Freiburg i.Br.: Herder.

Stolze, C. (2016). Krank durch Medikamente. In *Denkanstöße 2016. Ein Lesebuch aus Philosophie, Kultur und Wissenschaft* (S. 101–144). Berlin: Piper.

Storch, M., Cantieni, B., Hüther, G. & Tschacher, W. (2010a). *Embodiment. Die Wechselwirkung von Körper und Psyche verstehen und nutzen* (2. erw. Aufl.). Bern (CH): Verlag Hans Huber.

Storch, M. (2010b). Wie Embodiment in der Psychologie erforscht wurde. In M. Storch, B. Cantieni, G. Hüther & W. Tschacher (Hrsg.), *Embodiment. Die Wechselwirkung von Körper und Psyche verstehen und nutzen* (2. erw. Aufl., S. 35–72). Bern (CH): Verlag Hans Huber.

Storch, M. (2010c). Embodiment im Zürcher Ressourcen Modell (ZRM). In M. Storch, B. Cantieni, G. Hüther & W. Tschacher (Hrsg.), *Embodiment. Die Wechselwirkung von Körper und Psyche verstehen und nutzen* (2. erw. Aufl., S. 127–142). Bern (CH): Verlag Hans Huber.

Storch, M. & Krause, F. (2007). *Selbstmanagement – ressourcenorientiert. Grundlagen und Trainingsmanual für die Arbeit mit dem Zürcher Ressourcen Modell (ZRM)* (4. vollst. überarb. u. erw. Aufl.). Bern (CH): Verlag Hans Huber.

Stumm, G. & Pritz, A. (Hrsg.). (2000). *Wörterbuch der Psychotherapie*. Wien (AT): Springer.

Stumm, G., Pritz, A., Gumhalter, P., Nemeskeri, N. & Voracek, M. (Hrsg.). (2005). *Personenlexikon der Psychotherapie*. Wien (AT): Springer.

Sullivan, W. & Rees, J. (2008). *Clean Language. Revealing Metaphors and Opening Minds*. Bancyfelin, Carmarthen, Wales (UK): Crown House Publishing Ltd.

Suzuki, S. (2012). *Zen-Geist, Anfänger-Geist. Unterweisungen in Zen-Meditationen* (3. Aufl.). Freiburg i.Br.: Herder.

Thompson, E. & Varela, F.J. (2001). Radical embodiment: neural dynamics and consciousness. *Trends in Cognitive Sciences, 5*(10), 418–425.

Tripolt, R. (2016). *Bewegung als Ressource in der Traumabehandlung. Praxishandbuch IBT – Integrative Bewegte Traumatherapie*. Stuttgart: Klett-Cotta.

Trojanow, I. (2013). *Der überflüssige Mensch*. St. Pölten (AT): Residenz Verlag.

Tschinag, G. (2006). *Jenseits des Schweigens. Gedichte*. Frauenfeld (CH): Waldgut Verlag.

Uexküll, T. von & Wesiack, W. (1991). *Theorie der Humanmedizin. Grundlagen ärztlichen Denkens und Handelns*. München: Urban & Schwarzenberg.

Uexküll, T. von, Geigges, W. & Plassmann, R. (2002). *Integrierte Medizin. Modell und klinische Praxis*. Stuttgart: Schattauer.

Varela, F.J., Thompson, E. & Rosch, E. (1991). *The Embodied Mind. Cognitive Science and Human Experience*. Cambridge (MA): The MIT Press.

Waibel, M.J. & Jakob-Krieger, C. (Hrsg.). (2009). *Integrative Bewegungstherapie. Störungsspezifische und ressourcenorientierte Praxis*. Stuttgart: Schattauer.

Ware, R.C. (2007). Eros und Sexualität im Spielraum der körperpsychotherapeutischen Beziehung. In P. Geißler & G. Heisterkamp (Hrsg.), *Psychoanalyse der Lebensbewegungen. Zum körperlichen Geschehen in der psychoanalytischen Therapie. Ein Lehrbuch* (S. 459–486). Wien (AT): Springer.

Wasner, G. (2014). *Achtsamkeitspraxis von PsychotherapeutInnen. Auswirkungen auf die therapeutische Relationalität in der Integrativen Therapie*. Master-Thesis zur Erlangung des akadem. Grades »Master of Science«. Krems (AT): Donau-Universität Krems. https://www.donau-uni.ac.at/de/department/psymed/masterthesen/index.php (03.06.2015).

Watkins, J. (1971). The affect bridge: a hypnoanalytic technique. *The International Journal of Clinical and Experimental Hypnosis, 19*, 21–27.

Weber, A. (2014). *Alles fühlt. Mensch, Natur und die Revolution der Lebenswissenschaften*. Klein Jasedow: Drachen Verlag.

Weber, A. (2016). *Enlivenment. Eine Kultur des Lebens. Versuch einer Poetik für das Anthropozän*. Berlin: Matthes & Seitz.

Weigmann, K. (2013). Die Intelligenz des Körpers. *Gehirn und Geist, 2013*(1–2), 26–31.

Weiss, H., Harrer, M.E. & Dietz, T. (2012). *Das Achtsamkeitsübungsbuch. Für Beruf und Alltag. Mit 2 CDs*. Stuttgart: Klett-Cotta.

Weiß, V. (2017). *Die autoritäre Revolte. Die neue Rechte und der Untergang des Abendlandes.* Stuttgart: Klett-Cotta.

Weizsäcker, V. von (1940). *Der Gestaltkreis. Theorie der Einheit von Wahrnehmen und Bewegen.* Leipzig: Georg Thieme.

Welzer, H. (2016). *Die smarte Diktatur. Der Angriff auf unsere Freiheit.* Frankfurt/M.: S. Fischer.

Werbik, H. & Benetka, G. (2016). *Kritik der Neuropsychologie. Eine Streitschrift.* Gießen: Psychosozial-Verlag.

Wetzel, S. (2002). *Leichter leben. Praktische Meditationen zum Umgang mit Gefühlen.* Berlin: Theseus Verlag.

Williams, L. E. & Bargh, J. A. (2008). Experiencing physical warmth promotes interpersonal warmth. *Science, 24,* 606–607.

Wiltschko, J. (2010a). *Hilflosigkeit in Stärke verwandeln. Focusing als Basis einer Metapsychotherapie. Band I* (2. verb. Aufl.). Münster: Edition Octopus.

Wiltschko, J. (2010b). *Der Körper als Zentrum einer focusing-basierten Metapsychotherapie.* Vortrag auf der »Jahrestagung Hypnotherapie und Körpertherapie« vom 4.–7. März 2010 in Bad Kissingen.

Wiltschko, J. (2011). *Ich spüre, also bin ich! Nicht-Wissen als Quelle von Veränderung. Focusing als Basis einer Metapsychotherapie. Band II.* Münster: Edition Octopus.

Wittmann, M. (2014). Wie unser Gefühl für die Zeit entsteht. *Spektrum der Wissenschaft, 2014*(10), 24–30.

Wolpe, J. (1972). *Praxis der Verhaltenstherapie.* Bern (CH): Verlag Hans Huber.

World Health Organization (WHO) (2016). *International Statistical Classification of Diseases and Related Health Problems (ICD-10). 10. Auflage*. Genf: WHO. [Dt. Ausgabe: Deutsches Institut für Medizinische Dokumentation und Information (DIMDI) (2017). *Internationale statistische Klassifikation der Krankheiten und verwandter Gesundheitsprobleme (ICD-10-GM).* Köln: DIMDI.]

Zahavi, D. (2007). *Phänomenologie für Einsteiger.* Paderborn: Wilhelm Fink Verlag.

Zimmer, R. (2014). *Bewegte Sprache. Sprachförderung durch Bewegung. DVD.* Freiburg i.Br.: Herder.

Zimmer, R. (2016). *Handbuch Sprache und Bewegung. Alltagsintegrierte Sprachbildung in der Kita.* Freiburg i. B.: Herder.

Abkürzungsverzeichnis

(…)	kurze Pause
ACE-Studie	Adverse Childhood Experiences
ahd.	althochdeutsch
AIK	Autoimmunerkrankung
AION	Anteriore ischämische Optikusneuropathie
Anm. d. A.	Anmerkung der Autorin, Anmerkung des Autors
AT	Autogenes Training
BAÜ	Basale Achtsamkeitsübung
BAÜ (KV)	Basale Achtsamkeitsübung (Kurzversion)
BPS-Modell	Biopsychosoziales Modell
BSP	Brainspotting
CT	Computertomografie
DBT	Dialektisch-Behaviorale Therapie
DSM-5	Diagnostic and Statistical Manual of Mental Disorders (5. Aufl.)
EC	Embodied Cognition
EMDR	Eye Movement Desensitization and Reprocessing
GIO	Guter innerer Ort
Hervorheb.	Hervorhebung
HPA-Achse	Hypothalamus-Hypophysen-Nebennieren-Achse
ICD	International Statistical Classification of Diseases and Related Health Problems
IDR	Integrative Differenzielle Relaxation
im Orig.	im Original
IT	Integrative Therapie
IBT	Integrative Bewegungstherapie

KHK	Koronare Herzkrankheit
MBCT	Mindfulness Based Cognitive Therapy
MBEP	Mindfulness Based Emotional Processing
MBSR	Mindfulness Based Stress Reduction
MRT	Magnetresonanztomografie
NFS	Nicht-spezifische, funktionelle und somatoforme Körperbeschwerden
OPD	Operationalisierte Psychodynamische Diagnostik
PEP	Prozess- und embodimentfokussierte Psychologie
PMR	Progressive Muskelrelaxation
PNI	Psychoneuroimmunologie
PTBS	Posttraumatische Belastungsstörung
PTSD	Posttraumatic Stress Disorder
SSRI	Selective Serotonin Reuptake Inhibitor (selektiver Serotonin-Wiederaufnahmehemmer)
SUD	Subjective Units of Distress
TAT	Tapas Acupuncture Technique
TCM	Traditionelle Chinesische Medizin
ZRM	Zürcher Ressourcen Modell

Anhang

Bewährte Übungsanleitungen

In diesem Anhang finden sich eine Reihe von Anleitungen zu bewährten Achtsamkeitsübungen, inklusive vier Gedichten, die auf sehr unterschiedliche Weise die menschliche Verbundenheit zur Natur zum Ausdruck bringen. Diese Anleitungen können durchaus »als Ganzes« in bestimmten Phasen des therapeutischen Prozesses vor dem Hintergrund entsprechender diagnostischer und behandlungstechnischer Überlegungen in der *übungszentriert-funktionalen Modalität* in Verbindung mit der *erlebniszentriert-stimulierenden Modalität*, sowohl in der Einzeltherapie als auch im Gruppensetting, zur Anwendung kommen. Viel häufiger jedoch werden Abschnitte daraus oder auch nur »Einzelaspekte« situativ in den aktuellen Prozess einfließen, wodurch dann vor allem die *erlebniszentrierte Modalität* zum Tragen kommt. Wie das ganz konkret im Praxisalltag umgesetzt werden kann, ist im Verlauf des Buches immer wieder aufgezeigt worden.

Voraussetzung dafür, dass ein solches Vorgehen tatsächlich flexibel und prozessual und damit hilfreich eingesetzt werden kann, ist eine ausreichende Selbsterfahrung der Therapeutin, des Therapeuten mit der betreffenden Übung. Man muss deren hilfreiche bis heilsame Wirkung »am eigenen Leibe« erfahren haben, um ihren etwaigen Einsatz auch aus innerer Überzeugung heraus zur Diskussion stellen zu können. Sinn, mögliche Wirkungsweisen und genauer Ablauf sind der Patientin, dem Patienten also im Vorfeld ausreichend verständlich zu vermitteln, um ein gutes »informed decicion making« (Leitner, 2009) zu ermöglichen.

Natürlich kann man sich diese Übungen als TherapeutIn bei ausreichendem Erfahrungshintergrund auch weitgehend selbstständig unter Zuhilfenahme von Arbeitsmaterial in Form von vertiefender Literatur oder entsprechender CDs »erarbeiten«. Leichter und lebendiger gelingt dies aber in der Regel durch die Teilnahme an entsprechenden Kursen oder Seminaren in einem sich gegenseitig fördernden und ermutigenden sozialen Kontext. Und das muss nicht gleich ein Retreat sein! Es gilt genau zu prüfen, welche der in Qualität und Form sehr unterschiedlichen Angebote zu diesem Thema auf persönlicher Ebene als ausreichend stimmig erlebt werden. In diesem Sinne: Möge die Übung gelingen!

Basale Achtsamkeitsübung, Kurzversion (BAÜ, KV)[41]

- Nehmen Sie sich Zeit, um für sich eine gute Sitzposition zu finden. Sie können sich *frei aufrecht* oder *bequem angelehnt* hinsetzen, wie es für Sie jetzt stimmig ist, (...)[42] suchen Sie sich eine Haltung, in der Sie frei und natürlich atmen können. (...)
- Sie können Ihre Augen schließen, halb schließen oder offen lassen; wenn Sie die Augen nicht schließen wollen, dann suchen Sie sich etwa eineinhalb Meter vor sich einen Punkt im Raum, auf dem Sie Ihren Blick sanft ruhen lassen. (...) Die Hände legen Sie auf Ihren Oberschenkeln oder Knien ab, die Handflächen nach oben oder nach unten gewendet, (...) ganz wie Sie wollen. (...)
- Spüren Sie nun erst einmal, dass Ihr Körper Kontakt mit dem Boden und mit dem Sessel hat. (...) Es geht nur darum wahrzunehmen, *dass* Ihr Körper Kontakt hat und *wo* er Kontakt hat. (...)
- Und vielleicht können Sie dabei auch wahrnehmen, dass Sie dieser Sessel, dieser Boden *verlässlich trägt*. (...)
- Als Nächstes bitte ich Sie wahrzunehmen, dass Ihr Körper atmet und dass er dabei Bewegungen macht. (...) Registrieren Sie einfach Ihre Atem*bewegungen ohne diese verändern zu wollen*. (...) Lassen Sie Ihren Atem einfach seinen eigenen Rhythmus finden. (...) Nehmen Sie wahr, wie sich Ihre Bauchdecke dabei hebt und senkt, (...) wie sich Ihr Brustkorb hebt und senkt. (...)
- Und vielleicht spüren Sie auch, wie beim Ein- und Ausatmen der Atemstrom innen an den Nasenflügeln und an der Oberlippe entlang streicht. (...)
- Nehmen Sie einige Augenblicke lang einfach ganz bewusst und achtsam Ihre Atemtätigkeit dort wahr, wo diese für Sie am deutlichsten spürbar ist. (...)
- Beenden Sie die Übung, indem Sie zunächst noch einmal bewusst registrieren, dass Ihr Körper Kontakt hat mit dem Boden, mit dem Sessel, (...) atmen Sie ein paar Mal etwas tiefer ein und vor allem gut

41 Modifiziert nach Reddemann (2016a) und Kornfield (2004).

42 (...) steht jeweils für eine kleine Pause.

aus, (...) vielleicht möchten Sie sich auch ein wenig dehnen und strecken, (...) öffnen Sie dann Ihre Augen, wenn sie bis jetzt geschlossen waren und kehren Sie mit Ihrer ganzen Aufmerksamkeit *bewusst* in diesen Raum und zu den hier anwesenden Personen zurück. Oder:

➢ Beenden Sie die Übung, indem Sie sich vorstellen, dass Sie durch den Scheitel einatmen und dass der Atem Ihren Körper über die Beine und die Füße verlässt. Kommen Sie dann mit ihrer vollen Aufmerksamkeit in diesen Raum hier, in die Außenwelt, zurück.

Basale Achtsamkeitsübung (BAÜ)[43]

➢ Nehmen Sie sich Zeit, um für sich eine gute Sitzposition zu finden, Sie können sich *frei aufrecht* oder *bequem angelehnt* hinsetzen, wie es für Sie jetzt stimmig ist, (...) suchen Sie sich eine Haltung, in der Sie frei und natürlich atmen können. (...)

➢ Sie können Ihre Augen schließen, halb schließen oder offen lassen, wie es sich für Sie besser anfühlt; wenn Sie die Augen nicht schließen wollen, dann suchen Sie sich etwa eineinhalb Meter vor sich einen Punkt im Raum, auf dem Sie Ihren Blick sanft ruhen lassen. (...) Die Hände legen Sie auf Ihren Oberschenkeln oder Knien ab, die Handflächen nach oben oder nach unten gewendet, (...) ganz wie sie wollen. (...)

➢ Dann treffen Sie jetzt bewusst die Entscheidung, Ihre Aufmerksamkeit nach innen zu richten. (...)

➢ *Sie haben in jedem Augenblick die volle Kontrolle über alles, was geschieht. Damit Sie sich dieser Kontrolle sicher sind, können Sie eine Muskelgruppe oder eine Körperregion angespannt lassen. (...)* [Anmerkung: Dieser Zusatz gilt in erster Linie für Menschen mit Ängsten vor Kontrollverlust, z. B. bei Angst- und Panikstörungen oder komplexen Trauma-Folgestörungen! Normalerweise wird man ihn weglassen.]

➢ Spüren Sie nun erst einmal, dass Ihr Körper Kontakt mit dem Boden und mit dem Sessel hat. (...) Es geht nur darum wahrzunehmen, *dass* Ihr Körper Kontakt hat und *wo* er Kontakt hat. (...) Sie spüren den Kontakt zum Boden über Ihre Fußsohlen. (...) Sie nehmen Ihre Sitzfläche wahr, Gesäß und Rückseite der Oberschenkel, (...) und – wenn Sie angelehnt sind – spüren

43 Modifiziert nach Reddemann (2002), Kornfield (2004) und Burkhard (2010).

Sie die Unterstützung der Sessellehne im mittleren und unteren Rückenbereich. (...)

- Und vielleicht können Sie dabei auch wahrnehmen, dass Sie dieser Sessel, dieser Boden *verlässlich trägt*. (...)
- Aus diesem gut spürbaren Bodenkontakt heraus, vielleicht aus einem Gefühl des stabilen Geerdet-Seins Ihres Unterkörpers heraus, lenken Sie nun den Scheinwerfer Ihrer Aufmerksamkeit auf Ihre *Haltung* und Ihre *Wirbelsäule*, (...) diese ist locker, vielleicht sogar *würdevoll* aufgerichtet, als ob Sie jemand sanft am Scheitel nach oben ziehen und Sie so in Ihrem Aufgerichtet-Sein achtsam unterstützen würde. (...) Vielleicht hilft Ihnen auch die Vorstellung, als ob da ein elastisches unsichtbares Band zwischen Ihrem Scheitel und dem höchsten Punkt des Firmamentes ausgespannt wäre. (...)
- Ihr Kopf kann dadurch ganz locker und entspannt auf der Wirbelsäule ruhen, (...) der Unterkiefer kann sich lösen (...) und die Augen dürfen weich und entspannt sein. (...)
- Vielleicht spüren Sie durch diese *Aufgerichtetheit* auch eine gewisse *Leichtigkeit* im Oberkörper (...) und im Brustraum eine *Weitung*. (...)
- Dann nehmen Sie Ihren Leib als Ganzes wahr. (...) Von den Fußsohlen über die Sitzfläche bis zum Scheitel (...) und bis zu Ihren Händen, die auf den Oberschenkeln aufliegen. (...)
- Als Nächstes bitte ich Sie wahrzunehmen, dass Ihr Körper atmet und dass er dabei Bewegungen macht. (...) Registrieren Sie einfach Ihre Atem*bewegungen ohne diese verändern zu wollen*. (...) Lassen Sie Ihren Atem einfach seinen eigenen Rhythmus finden. (...) Nehmen Sie wahr, wie sich Ihre Bauchdecke dabei hebt und senkt, (...) wie sich Ihr Brustkorb hebt und senkt (...) und vielleicht spüren Sie auch, wie beim Ein- und Ausatmen der Atemstrom innen an den Nasenflügeln und an der Oberlippe entlang streicht. (...) Diese Bewegungen Ihres Körpers beim Atmen nehmen Sie einige Augenblicke lang ganz bewusst und achtsam war. (...)
- Beenden der Übung wie bei BAÜ (KV).

Anmerkungen und Anregungen zur Arbeit an und mit dem Atem

Leibzentriertes Arbeiten hat neben den habituellen und situationsabhängigen nonverbalen Ausdrucks- und Kommunikationsmustern (z. B. Mimik, Gestik, Haltung, Prosodie der Stimme) immer auch die begleitenden individuellen

Atemmuster mit im Blick, denn dysfunktionale Denk-, Fühl-, Verhaltens- und Kommunikationsmuster gehen in der Regel auch mit ebensolchen dysfunktionalen eingeengten Atemmustern sowie Anspannungen im Zwerchfell einher. Oberflächliches Atmen, eingeschränkte bis fehlende Bauchatmung oder sogar das Anhalten des Atems dient unter anderem nicht selten als höchst wirksame unbewusste Strategie zur Gefühlskontrolle oder sogar Gefühlsvermeidung. Und daher wird man PatientInnen im therapeutischen Geschehen gegebenenfalls darauf hinweisen: »Haben Sie bemerkt, dass sich bei diesem Thema Ihre Atmung gerade ein wenig verändert hat?« Ebenso achtet man als TherapeutIn auch auf die eigene Atmung, einerseits als Zentrierungshilfe, um sich nicht im therapeutischen Geschehen »zu verlieren« und andererseits als Diagnostikum, da die Beeinflussung der Atmung durch das therapeutische Beziehungsgeschehen im Sinne eines zwischenleiblichen Resonanzphänomens wichtige Hinweise auf relevante, vielleicht noch unbewusste Prozesse bei der Patientin, beim Patienten bzw. auf unbewusste Vorgänge im therapeutischen Beziehungsgeschehen geben kann. Da nun die Atmung einen ganz zentralen Aspekt von Lebendigkeit darstellt, wird ihr in fast allen leiborientiert bis leibzentrierten therapeutischen Zugängen eine große Bedeutung zugemessen. Und Arbeit an und mit dem Atem wird dann konsequenterweise auf unterschiedliche Art in den therapeutischen Prozess mit einbezogen. Stellvertretend sei hier der Körperpsychotherapeut Thomas Harms genannt, der im Rahmen seiner therapeutischen Arbeit mit Eltern, die Probleme mit der Ko-Regulation ihrer Säuglinge haben, sein neo-reichianisches achtsamkeitsbasiertes und bindungsorientiertes körperpsychotherapeutisches Konzept einer »Emotionellen Ersten Hilfe« (2016) entwickelt hat. Sein zentrales Instrument ist dabei der Einsatz der Bauchatmung. Seine zentrale Hypothese ist: Wenn sich die elterliche Bindungsfähigkeit im Zuge von Problemen mit ihren Säuglingen (z. B. in exzessiven Schreiphasen) abschwächt oder sogar abzureißen droht, kommt es bei ihnen stressbedingt zu einer Verflachung der Atmung bis hin zur Einstellung der Bauchatmung. Indem man nun Eltern darin unterweist, diese innerleiblichen Reaktionen rechtzeitig zu bemerken und ihnen über eine bewusste Bauchatmung entgegenzuwirken und dadurch ihre »Selbstanbindung«, das heißt ihren Kontakt zum eigenleiblichen Spüren, wieder zu stärken, bleiben sie in der notwendigen organismischen Gelassenheit, um als Co-Regulatoren gestresster Säuglinge fungieren zu können.

Um nun eingefleischte dysfunktionale Atemmuster zu verändern, kann es – parallel zum »unmittelbaren situativen« Aufgreifen von Atemaspekten im therapeutischen Prozess, worauf in diesem Buch schon wiederholt hingewiesen wurde, und nach entsprechender Erklärung und gegebenenfalls individuellen Modifikationen der ins Auge gefassten Übungen – sinnvoll sein, den PatientInnen auch in der *übungszentriert-funktionalen Modalität*, (die natürlich gleichzeitig immer einen mehr oder weniger ausgeprägten »erlebniszentriert ausgleichend-beruhigenden bis stimulierenden Aspekt« beinhaltet), Anleitungen zur Arbeit an und mit dem Atem zur Verfügung zu stellen und darüber hinaus zu diesbezüglichem selbstständigen Üben und Experimentieren zu motivieren. Dabei kann man unterschiedliche Strategien verfolgen.

Im *achtsamkeitsbasierten Ansatz* geht es – wie bereits vielfach im sechsten Kapitel zum »Prinzip Achtsamkeit« verdeutlicht wurde – in erster Linie darum, sich seines individuellen Atemmusters achtsam gewahr zu werden, ohne es absichtsvoll zu verändern bzw. verändern zu wollen. »Ziel der Meditation ist es, den Atem zu erfahren, ohne ihn zu lenken oder zu verändern, und dabei einfach gewahr zu werden, wie der Atem sich selbst in seinem ganz eigenen Rhythmus atmet« (Kornfield, 2004, S. 30). Doch alleine die Aufmerksamkeitslenkung »per se« führt nichtsdestotrotz dazu, dass dieses Muster sich verändert und zwar in der Regel in Richtung eines »freier fließenden« Atems. Bereits eine Anleitung wie: »Suchen Sie sich eine Haltung, in der Sie möglichst frei atmen können!« beeinflusst also *indirekt* (über die entsprechende Haltung) und *direkt* (über die Aufmerksamkeitslenkung auf die Atmung selbst) das Atemmuster. Der gewählte Aufmerksamkeits-Fokus gibt zudem eine bestimmte Richtung vor, ohne dass eine absichtsvolle Veränderung des Atemmusters angestrebt wird. Um die Auswirkungen einer *spezifischen* Aufmerksamkeitsfokussierung auf das sich spontan einstellende Atemmuster und dem damit verbundenen eigenleiblichen Spüren als Ganzes zu erfahren, kann die nachfolgend beschriebene »Atem-Achtsamkeitsübung« als Wahrnehmungs- und Spürexperiment in den folgenden zwei Varianten durchgeführt werden:

- ➢ Halten Sie zunächst den Fokus Ihrer Aufmerksamkeit bewusst eine kleine Weile auf den Nasenbereich [Variante 1] gerichtet und nehmen Sie das Berührungsempfinden durch den Luftstrom an der Oberlippe, im Bereich der Nasenflügel und/oder im Naseninnenraum wahr.
- ➢ Richten Sie anschließend eine kleine Weile den Fokus Ihrer Aufmerksamkeit auf Ihre Leibesmitte [Variante 2] und nehmen Sie wahr, wie sich Ihr Leib als Ganzes von dieser Mitte her beim Einatmen ausdehnt, vielleicht sogar bis in die Finger- und Zehenspitzen, und wie er sich beim Ausatmen wieder dorthin zurückzentriert.
- ➢ Anschließend spüren Sie den Unterschieden in der Variante mit dem Fokus auf den Nasenbereich in Ihrem Atemerleben bzw. in der Variante mit dem Fokus auf die Leibesmitte in Ihrem ganzleiblichen Erleben nach.

Atem-Achtsamkeitsübung[44]

- Nehmen Sie sich Zeit, um für sich eine gute Sitzposition zu finden, Sie können sich *frei aufrecht* oder *bequem angelehnt* hinsetzen, wie es für Sie jetzt stimmig ist, (...) suchen Sie sich eine Haltung, in der Sie möglichst frei atmen können. (...)
- Sie können Ihre Augen schließen, halb schließen oder offen lassen; wenn Sie die Augen nicht schließen wollen, dann suchen Sie sich etwa eineinhalb Meter vor sich einen Punkt im Raum, auf dem Sie Ihren Blick sanft ruhen lassen. (...) Die Hände legen Sie auf Ihren Oberschenkeln oder Knien ab, die Handflächen nach oben oder nach unten gewendet, (...) ganz wie sie wollen. (...)
- Spüren Sie nun erst einmal, dass Ihr Körper Kontakt mit dem Boden und mit dem Sessel hat. (...) Es geht nur darum wahrzunehmen, *dass* Ihr Körper Kontakt hat und *wo* er Kontakt hat. (...)
- Und vielleicht können Sie dabei auch wahrnehmen, dass Sie dieser Sessel, dieser Boden *verlässlich trägt*. (...)
- Als Nächstes bitte ich Sie wahrzunehmen, dass Ihr Körper atmet und dass er dabei Bewegungen macht. (...) Registrieren Sie einfach Ihre Atem*bewegungen ohne diese verändern zu wollen*. (...) Lassen Sie Ihren Atem einfach seinen eigenen Rhythmus finden. (...) Nehmen Sie wahr, wie sich Ihre Bauchdecke dabei hebt und senkt, (...) wie sich Ihr Brustkorb hebt und senkt. (...)
- Und registrieren Sie, welches Empfinden der Atem in Ihrem Nasenbereich verursacht: (...) Die feinen Empfindungen des Atemstromes an den Nasenflügeln, (...) vielleicht minimale Dehnungen und Entspannungen (...) und es kann auch sein, dass Sie den Luftstrom an der Oberlippe bemerken (...) oder vielleicht eine Empfindung im Naseninnenbereich. (...)
- Wählen Sie nun davon jenen Aspekt aus, den Sie gut wahrnehmen können, (...) einen Aspekt, auf dem Sie Ihre Aufmerksamkeit ruhen lassen. (...) Und wenn Sie einen Aspekt gewählt haben – zum Beispiel das Heben und Senken Ihrer Bauchdecke oder des Brustkorbes, den Atemstrom an der Oberlippe und den Nasenflügeln, eine Kühle im Nasenraum, das rhythmische, atemsynchrone sich Weiten und Zentrieren von der Leibesmitte her –, dann bleiben Sie einfach bei diesem Aspekt, (...) nur beobachten, (...) das »ein« und »aus«, (...) »ein« und »aus«, (...) lassen Sie den Fokus der Aufmerksamkeit einfach dort ruhen. (...)

44 Modifiziert nach Weiss et al. (2012, CD 1).

- ➢ Und wenn Sie bemerken, dass Ihr Geist von alleine anfängt zu wandern, was ganz natürlich ist, kehren Sie einfach zurück zu dem gewählten Beobachtungsaspekt, (…) kehren Sie immer wieder geduldig, freundlich und konsequent zurück zu Ihrem gewählten Fokus. (…)
- ➢ Und lassen Sie alles, so wie es ist. (…) Sie brauchen nichts zu verändern, einfach nur beobachten. (…) »ein« und »aus«, (…) »ein« und »aus«. (…) Und wenn Sie bemerken, dass Ihr Geist gewandert ist, einfach zurückkehren, (…) zurückkehren zu diesem »ein« und »aus«, (…) »ein« und »aus«, (…) einfach beobachten, (…) »ein« und »aus«. (…)
- ➢ Und nun machen Sie sich bereit, mit Ihrer vollen Aufmerksamkeit in die Außenwelt zurückzukehren, (…) vielleicht mit ein paar kräftigen Atemzügen, (…) eventuell strecken und rekeln Sie sich, vielleicht gähnen Sie auch (lustvoll?) (…) und dann öffnen Sie wieder Ihre Augen.

Anmerkung: Das ist ein geeigneter Text zum Vorsprechen, zum Beispiel in einer Gruppe. Übt man alleine, ohne CD, kann es hilfreich sein, das Einatmen innerlich mit einem lautlos gesprochenen »ein« und das Ausatmen mit einem »aus« zu begleiten, um die Aufmerksamkeit leichter in diesem Bereich fokussiert zu halten.

Auch die »Atemarbeit« nach Ilse Middendorf (1985) verfolgt einen ähnlichen, *achtsamkeitsbasierten Ansatz*, bei dem es bei den meisten Übungen nicht darum geht, *willentlich* den Atem zu beeinflussen, sondern darum, über verschiedene Dehnungs- und Bewegungsübungen, über Arbeit an Druckpunkten und an der Vokalisation den Atem *indirekt* anzuregen und so die potenzielle Atemfülle und -tiefe zu erweitern hin zu einem »freigelassenen«, zu einem »erfahrbaren« Atem. Der eigentliche Sinn und Zweck dieser Übungen besteht in einer schrittweisen Erweiterung und Vertiefung der »allgemeinen« leiblichen Empfindungsfähigkeit bzw. des eigenleiblichen Spürbewusstseins inklusive der achtsamen Atemerfahrung jenseits von Leistungsdruck und Kontrollbedürfnis. Eine gute Einführung in diese Form der Arbeit findet sich bei Astrid Schünemann (1997). Auch bei den Qigong-Übungen wird übrigens die Atmung auf eine ähnliche, ganz natürliche Weise miteinbezogen. Der Atem »folgt« den vorgegebenen Imaginationen und Bewegungsmustern.

Dann gibt es Ansätze eines *kontrollierten Atmens*, die mit unterschiedlichen Begründungen eine bestimmte Struktur des Atemmusters vorgeben, wie dies in vielen Yoga-Traditionen (vgl. z. B. van Lysebeth, 1995) praktiziert wird. Eine häufig gewählte Struktur ist folgendes Atemmuster: zwei Zeiteinheiten einatmen – fließend übergehen in vier Zeiteinheiten ausatmen – zwei Zeiteinheiten den Atem anhalten und daraus die Einatmung wieder geschehen lassen. Von Karlfried Graf Dürckheim (2003, S. 158–164) angeregt stammt dazu die folgende Übungspraxis:

- Etwa die erste Hälfte der Ausatmung wird begleitet von dem innerlich gesprochenen Verb »Sich-Loslassen«, verbunden mit der Vorstellung, in den Schultern loszulassen bzw. – auf einer tieferen Ebene – *Kontrolle ganz allgemein loszulassen.*
- Die zweite Hälfte der Ausatmung wird begleitet von dem innerlich gesprochenen Verb »Sich-Niederlassen«, verbunden mit der Vorstellung, sich von der Sitzfläche tatsächlich tragen zu lassen und dorthinein zu entspannen bzw. – auf einer tieferen Ebene – *Vertrauen in den tragenden Grund zu entwickeln.*
- Die Atempause nach dem Ausatmen wird begleitet von dem innerlich gesprochenen Verb »Sich-Einswerdenlassen«, begleitet von der Vorstellung bzw. dem *Empfinden von Verbundenheit mit der Welt und dem Kosmos.*
- Die Einatmung schließlich wird begleitet von dem innerlich gesprochenen Verb »Sich-Neuwerdenlassen«, verbunden mit der Vorstellung, sich aufs Neue dem Leben, der Welt zu öffnen bzw. zuzulassen, dass die äußere Welt in mein Inneres strömt.
- In einer einfacheren Form dieser Atem-Achtsamkeitsübung kann man innerlich nur die Worte »Loslassen«, »Niederlassen«, »Einswerdenlassen« und »Zulassen« verwenden und schließlich noch reduzierter: »Los«, (...) »Nieder«, (...) »Eins« (...) und »Zu«. (...)

Nach Dürckheim »ist diese Bewegung [gemeint ist das ernsthafte, ausreichend lange sich Einlassen auf diese Übung; Anm. d. A.] das ›Kreisen des Rades der Verwandlung‹, das in jeder Mediation geschieht, die ihren Namen verdient« (2003, S. 159).

Nachdem das Einatmen als *aktiver* Vorgang vom Sympathikus, das *entspannte* Loslassen beim Ausatmen vorwiegend vom Parasympathikus gesteuert wird, wie dies in der natürlichen respiratorischen Sinusarrhythmie seinen Ausdruck findet, fördert dieses Atemmuster mit der verlängerten, parasympathisch ausgerichteten Ausatmung ein Ent-Stressen des Organismus. Ein Beispiel, das mit einer deutlich verlängerten Ausatmung arbeitet, ist die im Anschluss angeführte »Nebelhornübung«, die gleichzeitig auch ein Beispiel für mäßig *forciertes Atmen* darstellt.

Ein weiteres populäres Beispiel für *kontrolliertes Atmen* ist der Ansatz des sogenannten »Kohärenten Atmens« nach Stephen Elliott (vgl. Ehrmann, 2016), bei dem es um eine optimale Synchronisation von Atembewegungen und Herzschlag gehe, was – als Ausdruck des vegetativen Ausgleichs und von Entspannung – zu einer messbaren Zunahme der »Herzschlagvariabilität« führe. Zu erreichen sei diese Synchronisation und Kohärenz durch folgendes Atemmuster: Ein- und Ausatmung sind annähernd gleich lang, ohne Pausen zwischen den Atemzügen bei drei bis sechs Atemzügen pro Minute. Die Atmung ist von mittlerer Tiefe und folgt einem beständigen und gleichbleibenden Rhythmus, wobei durch die Nase ein- und ausgeatmet wird.

Eine relativ extreme Form des *kontrollierten Atmens* stellt die sogenannte »Alpha-Theta-Atmung« (Gallo, 2009, S. 115) dar, die unter anderem als Dissoziations-Stopp bei Flashbacks, zur Kontrolle von Panikzuständen und – im Sinne der Pendeltechnik – bei der Arbeit an traumatischen Erinnerungen als der Pol des sicheren Gegenwartsbezuges eingesetzt werden kann:

- ➢ Atmen Sie zunächst so tief wie möglich aus und dann langsam und tief über das Zwerchfell ein. Begleiten Sie innerlich das Einatmen mit Zählen in normalem Sprechtempo. Das bedeutet, dass Sie am Ende der Einatmung etwa bei der Zahl sechs bis zehn anlangen.
- ➢ Jetzt halten Sie die Luft an, ohne dabei den Rachen zu schließen und zählen gleichzeitig im selben Tempo bis zu der Zahl, die Sie am Ende der Einatmung erreicht hatten (also auch bis zur Zahl sechs bis zehn).
- ➢ Anschließend atmen Sie im selben Tempo wie bei der Einatmung vollständig aus und begleiten dies wieder mit innerlichem Zählen bis zur selben Zahl.
- ➢ Abschließend geben Sie die Atmung wieder frei und überlassen sie ihrem eigenen natürlichen Rhythmus.

Bei einem akuten Anspannungs- bzw. Stresszustand empfiehlt sich folgendes Vorgehen in drei Schritten, wobei es hilfreich ist, wenn die Therapeutin, der Therapeut die Übung modellhaft vorführt:

Um die Stress- bzw. Spannungsspitzen zu lösen, kann man sich zum Beispiel im ersten Schritt zunächst mit schulterbreit geöffneten Beinen aufstellen und aus den Knien heraus schütteln und mit Armen und Händen dabei nach unten gerichtete Schüttelbewegungen machen, als ob man eine klebrige Masse von den Händen loswerden möchte. Der Unterkiefer schwingt dabei locker mit, man kann dazu seufzen, vielleicht sogar Ekellaute oder sonstige, individuell stimmige Töne produzieren.

Im zweiten Schritt wechselt man im Sitzen zu einer kontrollierten Atemübung mit verlängerter Ausatmung, zum Beispiel im Muster zwei-vier-zwei (zwei Zeiteinheiten einatmen, vier Einheiten ausatmen, zwei Einheiten Pause), um der entspannenden Parasympathikus-Wirkung Raum zu geben.

Im dritten Schritt hilft dann der Übergang zu einer achtsamkeitsbasierten Atemübung, um noch besser zur eigenen Mitte und zu innerer Gelassenheit zu finden.

Körperliche Anstrengungen (z. B. Lauftraining) erhöhen *autoregulativ* Atemtiefe und Atemfrequenz, um dem erhöhten Sauerstoffbedarf des Organismus Rechnung zu tragen. Atemtherapeutische Ansätze, die mit *forciertem Atmen* arbeiten, erhöhen aus unterschiedlichen Zielsetzungen heraus in unterschiedlichem Ausmaß Tiefe und Frequenz des Atems, ohne dass dafür ein organismischer Bedarf besteht. Die bekanntesten und nicht unumstrittenen derartigen therapeutischen Zugänge sind »Rebirthing« und »Holotropes Atmen«, die längere Sequenzen forcierten Atmens einsetzen, um über dadurch induzierte veränderte, tranceartige Bewusstseinszustände eingefleischte Erlebens- und Verhaltensmuster zu verändern. Als Selbsterfahrung, um den inneren Erfahrungsraum zu erweitern oder auch mit einer spirituellen Zielsetzung für Menschen mit relativ stabiler psychischer Verfassung, haben diese Zugänge ihren berechtigten Platz im weiten Feld der unterschiedlichsten Selbsterfahrungsangebote. Als reguläres therapeutisches Angebot stellen diese Methoden meines Erachtens jedoch ein großes Risiko für regressive Destabilisierungen und/oder für Abhängigkeitsentwicklungen von der Therapeutin, vom Therapeuten dar und dürfen daher – wenn überhaupt indiziert – nur sehr überlegt und behutsam zur Anwendung kommen. Ebenso gilt, dass ausgeprägte Formen forcierten Atmens bei Menschen, die an ernsthaften Herz- oder Lungenerkrankungen leiden, nur mit großer Vorsicht oder gar nicht angewendet werden dürfen. Im einen oder anderen Fall kann es allerdings durchaus hilfreich sein, begrenzte Sequenzen stark forcierten Atmens einzusetzen, um eben tief eingefleischte dysfunktionale Atemmuster »aufzuweichen«, um den inneren Erfahrungs- und Empfindungsraum zu erweitern oder um dadurch die Toleranzgrenzen für physiologische Stresszustände schrittweise zu erweitern. Letzteres kann beispielsweise im Kontext einer Trauma-Folgesymptomatik, bei der zum Beispiel das vertiefte Atmen und der erhöhte Herzschlag bei sportlicher oder auch sexueller Aktivität als Trigger für Flashbacks wirken, durchaus hilfreich sein, um eine Entkoppelung dieser physiologischen Parameter vom ursprünglichen traumatischen Geschehen zu fördern. Daher ist es ganz gut, auch eine derartige Übung im Repertoire zu haben, wie zum Beispiel die »Atemübung nach Wim Hof« (vgl. Ehrmann, 2016, S. 128f.):

- ➢ Machen Sie in einer angenehmen Sitzposition etwa 30 kraftvolle Atemzüge, wobei Sie sich vorstellen, einen Ballon mit kurzen starken Stößen durch den Mund aufzublasen.
- ➢ Nach diesen schnellen Atemzyklen atmen Sie noch einmal maximal ein, anschließend gut aus und halten dann den Atem an, bis der Reflex zum Einatmen gut spürbar wird.
- ➢ Dann atmen Sie wieder bis zur vollen Kapazität ein und halten jetzt den Atem für etwa 15 Sekunden an, bevor Sie entspannt das Ausatmen geschehen lassen.

Je nach Reaktion und Toleranz (Symptome einer Hyperventilation mit leichtem Schwindelgefühl und Kribbel-Sensationen am ganzen Körper sind möglich) kann man diesen Zyklus bis zu viermal wiederholen (lassen). Gegebenenfalls muss man natürlich mit deutlich weniger Atemzügen und weniger forciert beginnen. Auf entsprechende Aufklärung vor der Übung und ausreichende »partizipative Entscheidungsfindung« ist unbedingt zu achten. In der Regel entsprechen dem Integrativen Ansatz jedoch behutsamere und sanftere Zugänge zur Atemstimulation, wie sie zum Beispiel im Ansatz nach Middendorf (1985) oder beim Qigong verwirklicht werden.

Eine ähnlich behutsame Vorgehensweise wählt auch der Integrative Therapeut und Atemlehrer Peter Cubasch mit seinem strukturierten »CHASMO-Training«, indem er den vielfach auch in leibzentrierten Ansätzen vernachlässigten Phänomenbereich des »Gähnens« in Verbindung mit Dehnen und Tönen als einen ganz natürlichen Weg zu Entspannung und Wohlbefinden systematisch aufgreift und eigentlich gesellschaftlich rehabilitiert. Sein für TherapeutInnen sowie PatientInnen gleichermaßen sehr empfehlenswertes Buch *Gähnen – Der natürliche Weg zu Entspannung und Wohlbefinden* (2016) ist somit eines der ersten, das sehr verständlich und gut nachvollziehbar und gleichzeitig wissenschaftlich fundiert in eine systematische und differenzierte »Gähnpraxis« einführt. Es animiert im besten Sinne wirklich zum Gähnen, ist also alles andere als sprichwörtlich »zum Gähnen«. Zum Buch gibt es eine klar und angenehm besprochene CD als Übungsanleitung (Buch und CD sind zusammen oder einzeln über den Autor zu erwerben). Aus Cubaschs Buch ist die folgende Anleitung zu einer Übung entnommen und sinngemäß wiedergegeben, die vor allem auch zu einer Lockerung des Zwerchfells und einer Vertiefung der Bauchatmung führt und die als eine Übung des *kontrollierten* und gleichzeitig *leicht forcierten Atmens* angesehen werden kann. Die Gähnpraxis ganz allgemein kann man als eine Übung des *natürlich forcierten Atmens* auffassen:

- »➢ Formen Sie Ihren Mund zu einem ›HO-Mund‹ und ziehen Sie die Luft einige Male impulsartig ein. Spüren Sie, wie dadurch kühle Luft nach hinten an die Rachenwand gelangt und der Bauch sich ruckartig vorwölbt!? (…) Fühlen Sie die Entspannung im Brustraum, wenn Sie den Atem wieder durch den Mund entlassen. (…)
- ➢ Beim nächsten Mal atmen Sie nach dem impulsartigen ›HO-Einatmen‹ tonlos durch den ›HO-Mund‹ aus, bis alle Luft entwichen ist. Lassen Sie anschließend den Einatem von alleine einströmen, ohne willentlich Luft zu holen. Wiederholen Sie die Übung einige Male. Dann lassen Sie die Silbe ›HO‹ hörbar erklingen.
- ➢ Nun machen Sie die Übung anders herum: Sie lassen den Einatem langsam durch den ›HO-Mund‹ einströmen und atmen dann impulsartig auf ›HO‹ aus – zuerst einige Male ohne Ton und dann mit Ton« (Cubasch, 2016, S. 119).

Wenn Sie also bei Ihrer nächsten Patientin, Ihrem nächsten Patienten ein mehr oder weniger verhaltenes bis unterdrücktes Gähnen bemerken, greifen Sie es auf und ermutigen, animieren Sie sie oder ihn, diesem Reflex nachzugeben, ja ihn vielleicht sogar lustvoll auszukosten und mit einem Tönen zu begleiten. Das gilt auch umgekehrt: Wenn Sie selbst einen solchen Gähnreflex verspüren, prüfen Sie ernsthaft, ob es nicht *modellhaft* hilfreich sein könnte, ihm auch herzhaft nachzugeben. Nichts – das ist auch *die* leitende These dieses Buches – kann so rasch und natürlich eine allgemeine Muskelentspannung und speziell eine Zwerchfellentspannung verbunden mit gelösterer Atmung bewirken, wie dieser natürliche Reflex. Dass dies gleichzeitig der Einstieg zu einer biografischen Arbeit sein kann, das heißt zu alten Szenen, in denen solche Reflexe und andere Aspekte von Leiblichkeit sozial unterbunden worden sind bis hin zu ernsthaft »beschädigter Leiblichkeit« (Orth, 2015), das versteht sich von selbst.

Abschließend sei im Kontext von »Arbeit an und mit dem Atem« noch auf das *Singen* hingewiesen. Motivieren, animieren Sie Ihre PatientInnen zum Singen: vom leisen Mitsummen, über Jodeln, bis hin zum inbrünstigen lauten Singen im Auto (natürlich nur, wenn es die Verkehrssituation erlaubt!), zum Singen alleine, zu zweit, in einem Chor und vielleicht auch einmal zu einem gemeinsamen Singen in der Therapie. Auch das ist Leibtherapie! Singen entsteht in der Regel aus einem entspannten sozialen Kontext heraus und vermag diesen daher auch beim Alleine-Singen zu aktualisieren. Singen – besonders das Singen von Wiegenliedern – stimuliert nach Stephen W. Porges (2010) unser »Social Engagement System«, was sich sehr beruhigend über die Aktivierung des sogenannten ventralen bzw. smarten Parasympathikus auf unsere Stress-Systeme auszuwirken vermag. Eine Zusammenfassung seiner nicht ganz einfachen Polyvagal-Theorie ist bei Hofer-Moser (2015a) nachzulesen.

Nebelhorn-Übung

Ausgehend von tibetischen Chants (buddhistische Gesänge, Form von musikalischen Versen oder Beschwörungsformeln) hat Peter Levine (2012, S. 165f.) die folgende Übung zur Beruhigung des »Bauchhirns« entworfen. Als Metapher dient ihm dabei die Vorstellung eines Nebelhorns, das einem Kapitän auch bei dichtem Nebel hilft, das Schiff in einen sicheren Hafen zu leiten. In einer Modifikation kann diese Übung folgendermaßen gestaltet werden:

- Nehmen Sie sich Zeit, um eine gute Sitzposition zu finden, (…) eine Position, die es Ihnen auch erlaubt, möglichst frei zu atmen. (…) Wenn es für Sie stimmig ist, können Sie während der Übung Ihre Hände über- oder nebeneinander auf Ihren Bauch unterhalb des Nabels legen oder Sie lassen Ihre Hände einfach auf Ihren Oberschenkeln ruhen, ganz wie Sie wollen. (…)
- Dann richten Sie Ihre Aufmerksamkeit nach innen und nehmen einfach einmal Ihr Gewicht, das heißt die Wirkung der Schwerkraft auf Ihren Körper, wahr. (…) Und vielleicht können Sie da spüren, dass Sie vom Boden bzw. von der Unterlage verlässlich getragen und gehalten werden. (…)
- Dann richten Sie Ihre Aufmerksamkeit sanft auf Ihren Atem und auf all das, was Sie körperlich durch das Ein- und Ausatmen wahrnehmen können: Auf das Heben und Senken der Bauchdecke, (…) auf das Heben und Senken des Brustkorbes, (…) auf die leichte Berührung durch den Atemstrom im Nasenbereich, (…) auf das Gefühl des sich innerlich Weitens beim Einatmen und auf das Loslassen beim Ausatmen. (…) Spüren Sie einfach, wie der Atem kommt und geht, wie von selbst. (…)
- Atmen Sie jetzt langsam tief ein, halten Sie kurz inne, und machen Sie beim Ausatmen ein sanftes langes »Wuuuuu«. Halten Sie den Ton bis zum Ende der Ausatmung und lassen sie ihn vibrieren, als käme er aus Ihrem Bauch. Ihre Aufmerksamkeit ist in dieser ganzen Zeit sanft und liebevoll auf Ihren Bauchraum gerichtet. Am Ende des Ausatmens halten Sie wieder kurz inne und lassen dann beim nächsten Einatmen zu, dass die Luft langsam Bauch und Brustkorb füllt. Wenn Sie ganz eingeatmet haben, halten Sie erneut kurz inne und lassen beim Ausatmen wieder den Ton »Wuuuuu« erklingen, bis das Ausatmen vollständig abgeschlossen ist. Wichtig ist, dass Sie *vollständig ausatmen* und *bis zum Ende der Ausatmung* tönen, um dann

kurz innezuhalten, bis die Luft beim nächsten Einatmen *von selbst* in den Körper strömt, wenn der Organismus diese spürbar braucht. Wiederholen Sie diesen Ablauf mehrmals, und ruhen Sie sich dann aus. (...) In all dieser Zeit bleibt Ihre liebevolle Aufmerksamkeit vor allem auf den Unterleib gerichtet, auf die innere Höhle, in der sich Ihre Bauchorgane befinden.

➢ Und jetzt lade ich Sie ein, auf Ihre Art und Weise und in Ihrer eigenen Geschwindigkeit mit Ihrer Aufmerksamkeit zurückzukehren in diesen Raum, in diese Wirklichkeit des Hier und Jetzt. (...)

Selbstfürsorge-Übung: Den Berg berühren

Unter dem Titel »Breema-Körperarbeit« stellt Reddemann (2016a, S. 116ff.) zwei Übungen für eine heilsame Form der achtsamen Selbstberührung vor, die aus dem persisch-kurdischen Kulturkreis stammen und die sie von Jon Schreiber übernommen hat. Die Übung »Den Berg berühren« habe ich an die sitzende Haltung adaptiert und mit zwei Übungsteilen aus Gallo (2009, S. 142ff.) ergänzt. Sie eignet sich besonders zum Abschluss von belastenden Therapiesequenzen, um sozusagen dem erwachsenen Ich im Kontext der haltgebenden und tröstenden therapeutischen Beziehung eine stärkende, beruhigende bzw. auch tröstende Selbstfürsorge zukommen zu lassen. Sie kann dann gut zur Einübung von Selbstführsorge und von Selbstmitgefühl in den Alltag übernommen werden. Manchmal ist es hilfreich, vor oder während der Anleitung die folgende Metapher einfließen zu lassen: »So ein markanter Berg nimmt ja ganz selbstverständlich seinen Platz in der Landschaft ein. Auch wenn Stürme um seinen Gipfel toben, in seinem Inneren bleibt er gelassen und unerschütterlich.«

➢ Wählen Sie nun für sich zunächst eine gute Sitzposition, in der Ihr Atem frei fließen kann (...) und zentrieren Sie sich dann bewusst ein wenig, vielleicht nehmen Sie dabei auch wahr, dass die Unterlage Sie ganz verlässlich trägt. (...)

➢ Legen Sie jetzt eine Hand auf das Hara – das ist der Bauchbereich knapp unter dem Nabel – und dann die andere Hand auf diese. Halten Sie diese Stellung drei bis vier Atemzüge lang. Ihre Achtsamkeit ist dabei auf den Kontakt zwischen innerer Handfläche und Bauchdecke und deren Heben und Senken gerichtet.

➢ Lassen Sie anschließend die übereinanderliegenden Hände die Brust hinauf bis auf Herzhöhe gleiten und halten Sie auch diese Stellung drei bis vier Atemzüge lang. Ihre Achtsamkeit ist auf die Kontaktflächen und die Atembewegungen gerichtet.

- Lassen Sie die Hände weiter die Brust hinauf und vor das Gesicht wandern, ohne dieses zu berühren. Die Fingerkuppen ruhen sanft auf der Stirne, gerade über den Augenbrauen. Die Augen sind geschlossen und »genießen« vielleicht die Wärme, die von den Handinnenflächen ausstrahlt. Auch diese Position halten Sie drei bis vier Atemzüge lang mit der Achtsamkeit auf den Kontakt zwischen Fingerkuppen und Stirne gerichtet.
- Lassen Sie nun die Fingerkuppen und auch die Handflächen unter sanften Druck die Stirne hinauf, über den Kopf, über den Hinterkopf und über den Nacken wandern, um anschließend die Hände am jeweils gegenüberliegenden Oberarm in einem Akt einer achtsam mitfühlenden Selbstumarmung wieder drei bis vier Atemzüge zur Ruhe kommen zu lassen. [Anmerkung: Falls dieses Streichen über die Kopfhaut und vor allem über bzw. durch die Haare als irritierend erlebt wird, weil es zum Beispiel die Frisur gefährdet, kann auch etwa in einem halben Zentimeter Abstand zum Haar diese fließende Bewegung als »Aura-Massage« durchgeführt werden oder man wechselt überhaupt sofort mit der Hand von der Stirne zu den Oberarmen.]
- Streifen Sie jetzt – wieder etwa drei Atemzüge lang – ihre Brust ab, indem Sie abwechselnd eine Hand nach der anderen vom oberen Rand des Brustbeines nach unten bis auf Nabelhöhe mit einem für Sie angenehmen Druck gleiten lassen, wie wenn Sie ein T-Shirt glatt streichen wollten.
- Abschließend lassen Sie die Hände nach unten gleiten und legen sie auf den Oberschenkeln ab, wobei sich entweder alle entsprechenden Finger- und die Daumenkuppen beider Hände berühren (das fördert eher innere Wachheit) oder eine Hand ist in die andere gelegt und nur die Daumenkuppen berühren sich (das fördert tendenziell Zentriertheit), je nachdem, was sich im Moment für Sie stimmiger anfühlt.

Achtsamkeitsübung zur Regulierung der somato-vegetativen Gestimmtheit[45]

- Führen Sie zunächst als Einstimmung die BAÜ bzw. die BAÜ (KV) durch. Beginnen Sie dann die eigentliche Übung mit:
- Lenken Sie jetzt Ihre Achtsamkeit auf Ihr *Körperempfinden als Ganzes*: Fühlen Sie sich im Moment eher angespannt, unruhig bis überdreht oder

45 Modifiziert nach Wetzel (2002).

eher müde, ausgelaugt, erschöpft oder bereits ausgeglichen, gelassen, in sich ruhend an? (...)

- Oder nehmen Sie eigentlich gar nichts Besonderes wahr? (...)
- Registrieren Sie einfach, ohne zu bewerten. (...)
- Und wenn Sie so ganz auf Ihr Körperempfinden achten, geht Ihr *momentanes Bedürfnis* mehr in Richtung entspannen und loslassen (...) oder mehr in Richtung auftanken und Kraft schöpfen? (...)
- Lassen Sie sich mit der Antwort etwas Zeit, bis Sie mit Ihrem Körperempfinden, mit Ihrem »Inneren Gewahrsein« ausreichend in Kontakt sind, (...) bis Sie die »Antwort des Leibes« von innen her »hören« können. (...)
- Dann richten Sie Ihre Aufmerksamkeit wieder auf Ihre Atembewegungen und begleiten die Ausatmung mit einem kräftigen, innerlich gesprochenen »aus«, wenn es Ihnen mehr um *entspannen* und *loslassen* geht. (...)
- Wenn Sie im Moment eher ein *Auftanken* und *Energetisieren* brauchen, dann ist die Betonung umgekehrt: Sie begleiten dann die Einatmung mit einem kräftigen, innerlich gesprochenen »ein«. (...)
- Fühlen Sie sich bereits gut in Ihrer Mitte ruhend, dann verweilen Sie einfach mit Ihrer Aufmerksamkeit bei jenem Aspekt Ihrer Atemtätigkeit, der für Sie am deutlichsten wahrnehmbar ist. (...)
- Führen Sie diese Übung eine Weile aus, so lange, wie es sich für Sie gut anfühlt. (...)
- Beenden der Übung wie bei BAÜ (KV).

Achtsamkeitsübung zum eigenleiblichen Spürbewusstsein

Bei passender Gelegenheit, vielleicht zu Beginn einer Therapieeinheit oder explizit in Verschränkung der *übungszentriert-funktionalen* mit der *erlebniszentriert-stimulierenden Modalität* in einer Ausdifferenzierung der Frage »Wie geht es Ihnen heute?«, kann man die Patientin, den Patienten bitten, ein wenig innezuhalten, sich zu zentrieren, auf einen freien Atemfluss zu achten und dann nach »Innen« zu spüren:

- Wenn Sie sich zunächst einmal auf Ihre momentane *allgemeine ganzleibliche Verfasstheit* zentrieren: Ist diese ruhig, behaglich, ausgeglichen, gelassen, frisch, kraftvoll-vital (...) oder eher unbehaglich, unruhig, angespannt nervös etc.? (...) Oder geht sie eher in Richtung müde, erschöpft, ausgelaugt sein? (...)

- Und wenn Sie dann auf Ihren momentanen *körperlichen Spannungszustand* achten: Fühlt sich dieser angenehm und richtig an im Sinne einer guten Spannkraft oder fühlt sich die »Muskulatur als Ganzes« eher angespannt oder – im Gegenteil – als zu schlaff, zu kraftlos an? (…) Gibt es unter Umständen einzelne Bereiche muskulärer Verspanntheit bzw. Angespanntheit? (…) Und fühlen sich diese möglichen Bereiche der Verspannung einfach nur verspannt an oder *schmerzhaft* angespannt? (…)
- Und schließlich Ihre *allgemeine Gestimmtheit*: Ist diese neugierig offen, heiter? (…) Oder eher vorsichtig zurückhaltend bis sogar ängstlich? (…) Oder ist sie vielleicht bedrückt-depressiv eingefärbt? (…) Oder einfach ziemlich neutral abwartend? (…)
- Lassen Sie sich Zeit, die halbwegs stimmigen Benennungen für all das zu finden: Benennungen für Ihre allgemeine ganzleibliche Verfasstheit, für Ihren körperlichen Spannungszustand und für Ihre allgemeine Gestimmtheit, (…) Benennungen für all diese unterschiedlichen Aspekte, wie Sie diese gerade in Ihrem »Inneren« wahrnehmen bzw. spüren! (…)
- Und lassen Sie sich Zeit damit, deren Stimmigkeit noch einmal zu überprüfen: Da ist diese *unmittelbar gefühlte* Grundgestimmtheit, und das sind meine Worte dafür. Ist das ausreichend stimmig oder gibt es einen besseren Begriff dafür? Oder ist manches auch gar nicht in Worte zu fassen? Auch das ist in Ordnung! (…)
- Und nun verweilen Sie noch ein wenig bei dem Aspekt Ihrer Atemtätigkeit, der für Sie am deutlichsten spürbar ist. (…)
- Beenden der Übung.

Achtsamkeitsübung zu Leibempfindungen[46]

Die folgende Übung ist eine einfache Form einer Achtsamkeitsmeditation und damit auch PatientInnen relativ leicht vermittelbar. Sie stellt auch eine gute Vorbereitung für die doch erheblich komplexere Übung des später noch beschriebenen »Bodyscans« dar.

- Führen Sie zunächst als Einstimmung die BAÜ (KV) bis zur Atembewusstheit durch. Beginnen Sie dann die eigentliche Übung mit:
- Dehnen Sie jetzt Ihre Aufmerksamkeit auf Ihren ganzen Körper aus, auf diesen innerlich mehr oder weniger deutlich spürbaren lebendigen Raum. (…)

46 Modifiziert nach Germer (2015, S. 68–69) und Kornfield (2004).

Lassen Sie ihre Aufmerksamkeit durch die momentan stärkste Empfindung einfangen. (...) Nehmen Sie einfach diese Körperempfindung bewusst wahr, die irgendwie vordergründig ist, (...) vielleicht ihre Kontaktfläche zur Unterlage, warme oder kühle Hände oder Füße, einen Bereich einer Verspannung oder eines Kribbelns, vielleicht ein Rumoren im Bauch, (...) vielleicht ein Bereich, der sich besonders angenehm anfühlt: angenehm ruhig, angenehm warm, angenehm entspannt etc., (...) welcher Bereich auch immer auf seine Weise Ihre Aufmerksamkeit auf sich zieht. (...)

➢ Lassen Sie diese Empfindung einfach da sein, einfach so, wie sie eben da ist (...) oder wie sie sich in der Zeit Ihres Wahrnehmens vielleicht auch verändert, (...) stärker oder schwächer wird oder sich in ihrer Qualität ändert, (...) einfach wahrnehmen und ein wenig dabei verweilen, ohne sie *beeinflussen zu wollen.* (...)

➢ Sollte Ihnen die eine oder andere Empfindung unangenehm sein, versuchen Sie, sich innerlich vorsichtig dafür zu öffnen, indem Sie einfach akzeptierend eine kleine Weile mit Ihrer Aufmerksamkeit in diesem Bereich verweilen. (...)

➢ Manchmal ist es gerade bei unangenehmen Empfindungen hilfreich, diese innerlich leise zu benennen, zum Beispiel im inneren Sprechen mit »kribbeln«, »kribbeln oder jucken«, »jucken oder »Spannung«, »Spannung«. (...)

➢ Bleiben Sie mit Ihrer Aufmerksamkeit so lange bei einer Körperempfindung, bis diese sich von selbst davon löst, und kehren Sie dann zu jenem Aspekt des Atmens zurück, der für Sie am deutlichsten wahrnehmbar ist. Sie können jedes Mal zum Atem zurückkehren, wenn Sie sich innerlich sammeln und Ihre Aufmerksamkeit wieder neu ausrichten wollen.

➢ Öffnen Sie sich dann wieder für die Körperempfindung, die sich gerade jetzt in den Vordergrund drängt, die Sie jetzt am deutlichsten spüren. (...) Alles geschieht ganz langsam und leicht. (...) Es geht darum, bei der Empfindung zu bleiben, die gerade jetzt da ist, und nicht, so viele Empfindungen wie möglich zu identifizieren.

➢ Lassen Sie so eine Zeit lang Ihre Aufmerksamkeit entspannt zwischen gerade vorherrschender körperlicher Empfindung und Ihrem Atem in einem für Sie stimmigen Rhythmus hin- und herpendeln, (...) einfach neugierig offen und entspannt wahrnehmen, (...) einfach ganz im Körper sein, (...) ganz Leib sein. (...)

➢ Und kehren Sie dann mit Ihrer Aufmerksamkeit bewusst in diesen Raum und in die Außenwelt zurück.

Achtsamkeitsübung zum Thema »Leibsein und Körperhaben«[47]

Diese und die nachfolgende Übung kann man in eher fortgeschrittenen Therapieprozessen als leibzentriertes »Experiment« vorschlagen, wenn es um einen »philosophischen Diskurs« zu dem Thema »Leibsein und Körperhaben« geht. Man kann die Übung auch gut im Gruppensetting einsetzen. Sie hilft, die Bandbreite vom unmittelbaren leiblichen Gewahrsein bis hin zur reflexiv-kognitiven Dimension aufzuspannen und auszudifferenzieren.

- ➢ Führen sie zunächst eine kurze Zentrierung auf die Kontaktflächen und die Atmung durch. Beginnen Sie dann die eigentliche Übung mit:
- ➢ Wenn Sie nun eine Ihrer beiden Hände nehmen, und diese eine Zeit lang, vielleicht ein, zwei Minuten, betrachten, einfach offen neugierig von allen Seiten anschauen, (...) vielleicht sogar so, als würden Sie diese das erste Mal so genau anschauen (...) und dabei bemerken, welche inneren Sätze oder auch Gedanken von selbst entstehen, wenn Sie einfach so Ihre Hand von allen Seiten betrachten (...), vielleicht müssen Sie dazu zwischendurch ein wenig Ihre Aufmerksamkeit von der Hand weg nach innen richten, wo sich dann vielleicht bestimmte Gedanken, Worten, Sätze »wie von selbst« bilden. (...)
- ➢ Nun bitte ich Sie, da vorerst einen Stopp einzulegen und Ihre Hand sinken zu lassen und für diese eine gute Ruheposition zu finden. (...)
- ➢ Jetzt lade ich Sie dazu ein, mit Ihrer Achtsamkeit zu dieser Hand *von innen her* hinzuspüren, sich ihrer *von innen her* gewahr zu werden. Das kann jetzt etwas länger dauern, um dieses Gespür, dieses Empfinden zu entwickeln und vielleicht möchten Sie dazu auch die Augen schließen. (...) Manchmal hilft es auch, die Hand dabei ein klein wenig zu bewegen. Diese Bewegung kann, muss aber nicht, von außen sichtbar sein. (...) Und dann möchte ich Sie auch bitten, darauf zu achten, welche Gedanken, Worte, Sätze vielleicht gleichzeitig in Ihrem »Inneren« dazu auftauchen, zur selben Hand, jetzt aber *von innen gespürt*. (...)
- ➢ Wenn Sie sich nun vorstellen, Sie würden aus den Gedanken und Sätzen zur *von außen beobachteten* Hand Konzepte oder Ideen entwickeln und dann dasselbe aus den Gedanken und Sätzen zur *von innen gespürten* Hand, wie unterschiedlich würden diese wohl ausfallen? (...) Obwohl es sich doch um ein und dieselbe Hand handelt. (...)
- ➢ Beenden der Übung.

---

47 Modifiziert nach einer Hör-CD von Wiltschko (2010b).

Achtsamkeitsübung zum Thema »Berührender und Berührter gleichzeitig zu sein«

- Führen Sie zunächst eine einleitende Zentrierung auf die Kontaktflächen und die Atmung im Sitzen durch. Beginnen Sie dann die eigentliche Übung mit:
- Ergreifen Sie behutsam mit einer Hand, und zwar mit der, die »spontan« aktiv sein möchte, Ihre andere. Lassen Sie sich nun einfach von ihrem inneren Bedürfnis leiten, ob Sie bei einem achtsamen Erkunden der einen durch die führende Hand bleiben, ob Sie dabei so etwas wie Bestätigung oder Ermutigung »mitteilen« wollen oder liebevolle, vielleicht sogar zärtliche Zuwendung oder Trost und Mitgefühl, (...) was immer in diesem Moment – aus einem inneren Spüren heraus – sich für Sie »stimmig« anfühlt. (...)
- Nach einer gewissen Zeit, wenn es sich natürlich anfühlt, übernimmt die andere Hand die führende Rolle. Geben Sie sich Zeit nachzuspüren, welche »Botschaft« nun wiederum diese führende Hand der empfangenden zukommen lassen will bzw. welche diese »sich vielleicht sogar wünscht«. (...)
- Und wieder nach einer gewissen Zeit, lassen Sie beide Hände in einen wechselseitigen spielerischen Dialog treten. (...)
- Abschließend lassen Sie diesen nonverbalen »Dialog« ausklingen, halten die Hände ruhig auf den Oberschenkeln abgelegt, wobei diese sich mit den Fingerkuppen berühren. Und dann richten Sie einfach die Frage nach innen: »Welche Hand berührt eigentlich welche? (...) Wer berührt bzw. wer wird berührt? (...)« Und achten Sie nur auf die Wirkung dieser paradoxen Frage – ähnlich einem Zen-Koan[48] –, ohne eine Antwort finden zu müssen. (...)
- Beenden der Übung.

Der »Gute Innere Ort« (GIO)

- Führen Sie zunächst als Einstimmung die BAÜ bzw. die BAÜ (KV) bis zur Atembewusstheit durch. Beginnen Sie dann die eigentliche Übung mit:
- Ich möchte Sie nun einladen, in Ihrer Vorstellung an einen *guten Ort* zu gehen, der für Sie ein »Zur-Ruhe-Kommen«, ein »Sich-entspannen-

48 Ein Zen-Koan ist eine kurze Anekdote oder Sentenz, die eine beispielhafte Handlung oder Aussage eines Zen-Meisters, ganz selten auch eines Zen-Schülers, darstellt, die keine übliche logische Lösung erlaubt und dadurch beim Schüler einen »Bewusstseinssprung« auf eine neue »Bewusstseinsebene« anregen soll.

Können«, ein »Kraft- bzw. Energie-Tanken« oder »Geborgenheit und Sicherheit« bedeutet. Wenn Sie diese vier *Qualitäten* (...) [hier die Qualitäten noch einmal nennen] auf sich wirken lassen: Schauen Sie zunächst einmal, welche dieser Qualitäten Sie im Moment am meisten anspricht? (...) Was davon brauchen Sie am ehesten, damit Sie sich in Ihrer jetzigen Situation innerlich besser fühlen können? (...)

- ➢ Und davon ausgehend gestalten Sie nun in Ihrer Vorstellung, in Ihrer Fantasie diesen *guten inneren Ort*. Das kann ein »realer«, Ihnen bekannter Ort sein, ein Ort in der Natur, in einem Gebäude, aber es kann auch ein Ort sein, den Sie sich in Ihrer Fantasie »gerade jetzt« schaffen oder über den Sie gelesen oder einen Film gesehen haben, vielleicht ist es sogar ein Ort auf einem fremden Planeten. Lassen Sie dazu einfach die Bilder auftauchen, die »wie von selbst«, von »innen heraus« auftauchen möchten. (...)
- ➢ Vergegenwärtigen Sie sich diesen guten inneren Ort so lebhaft wie möglich: Was sehen Sie, (...) hören, (...) riechen, (...) spüren Sie? (...) Was möchten Sie vielleicht an diesen imaginierten Wahrnehmungen noch verändern, sodass Sie sich ganz wohl und behaglich fühlen? (...) Und erlauben Sie sich, diese gewünschten Veränderungen in Ihrer Vorstellung auch wirklich durchzuführen. (...)
- ➢ Vielleicht möchten Sie, um sich ganz wohlzufühlen, diesem guten inneren Ort eine Begrenzung geben, die sicherstellt, *dass nichts und niemand diesen, Ihren Ort, betreten kann, wenn Sie es nicht möchten.* (...) Das kann einfach ein Zaun aus unterschiedlichen Materialien sein (...) oder eine Hecke (...) oder ein tiefer Graben mit Zugbrücke (...) oder eine magische Linie (...) oder ein undurchdringlicher und doch unsichtbarer Schutzschirm, (...) was immer sich für Sie passend und als ausreichend wirksam anfühlt. (...)
- ➢ »Wie« wirkt es sich *jetzt* auf Ihr Leibempfinden aus, sich diesen guten inneren Ort derart zu vergegenwärtigen? (...) Wie wirkt es auf Ihre Atmung, (...) auf Ihr allgemeines Spannungsgefühl, (...) auf Ihre innere Gestimmtheit, (...) auf ihre Gefühle? (...)
- ➢ Und »wo« im Körper spüren Sie diese spezifische Wirkung am deutlichsten? (...) Vielleicht eine Weitung im Brustkorb, (...) eine Leichtigkeit in den Schultern, (...) eine angenehme Wärme im Beckenbereich? (...) Was auch immer. (...)
- ➢ Und wenn Sie nun auf Ihre *innere Gesamtresonanz* auf diese Vorstellung Ihres guten inneren Ortes achten und sich etwas Zeit geben, dieser Resonanz »aus dem Bauch heraus« nachzuspüren: Welcher Begriff, welches Wort oder welcher Satz, welche Metapher, beschreibt diese *ganzheitliche,*

ganz innen gespürte Atmosphäre, die sich durch die Vorstellung dieses guten Ortes entfaltet, am besten? (…). Also, es fühlt sich vielleicht an wie? (…)

- Wenn Sie nun dafür ein Wort, einen Begriff oder ein Symbol gefunden haben, überprüfen Sie noch einmal, ob das so passt oder ob es vielleicht noch etwas stimmigeres dafür gibt. (…)
- Zentrieren Sie sich nun gleichzeitig bzw. abwechselnd auf das *prägnanteste Bild* Ihres guten inneren Ortes, auf den dazu passenden *Begriff* und auf den *Körperbereich*, wo Sie diese Qualität am deutlichsten wahrnehmen und bleiben Sie eine kleine Weile dabei. (…)
- Es kann hilfreich sein, dies gleichzeitig über »bilaterale Stimulation« (z. B. »Tappen«) leiblich noch besser zu »verankern«, wenn es sich für Sie gut anfühlt. (…)
  [Anmerkung: Diese bilaterale Stimulation besteht in einem alternierenden Klopfen mit den Händen auf die Knieober- oder Knieaußenseite bzw. bei verschränkten Armen auf den schulternahen Oberarmen, zehn- bis 20mal im Sekundenrhythmus. Diese Form einer »Ressourcenverankerung« wird z. B. beim EMDR angewendet (vgl. dazu Rost, 2008).]
- Lassen Sie nun diese Vorstellungen von Ihrem guten inneren Ort langsam in den Hintergrund treten, vielleicht möchten Sie sich bei ihm noch für diese wohltuende Erfahrung bedanken, (…) und verabschieden Sie sich von ihm in der Gewissheit, dass Sie jederzeit in Ihrer Fantasie zu ihm zurückkehren können, wenn Sie es möchten oder brauchen.
- Beenden der Übung.

Anmerkung: Solche Imaginationsübungen, für die der GIO ein sehr prototypisches Beispiel darstellt, können ganz in Form einer »strukturierten Übung«, wie gerade vorgestellt, angeleitet werden. Manchen Menschen fällt das in dieser Form aber sehr schwer, vor allem, weil sie zunächst der Meinung sein können, dass sie zum Imaginieren gar nicht fähig seien. Da erweist es sich unter Umständen als hilfreich, sie einfach zu fragen, ob sie zum Beispiel aus ihrer Erinnerung die Ausstattung ihrer Küche oder ihres Arbeitszimmers beschreiben können oder schildern können, wie heute ihr Frühstück abgelaufen ist. Sie sind dann oft überrascht zu hören, dass sie ja auch für diese Schilderung über eine gewisse Vorstellungskraft verfügen müssen. Daran anschließend kann man nun ohne strukturierte Anleitung, sondern wie nebenbei im normalen Gespräch fragen, wie denn wohl so ein GIO für sie ausschauen könnte. Und auch alle weiteren Details werden dann gemeinsam im Dialog ohne vertiefende Anleitung erarbeitet.

Die Baumübung[49]

- Ich möchte Sie nun einladen zu der Baumübung.
- Stellen Sie sich zunächst eine Landschaft vor, in der Sie sich wohlfühlen und wo Sie sich gerne aufhalten. Das kann, muss aber nicht, eine real existierende Landschaft sein. Es kann auch eine erfundene Landschaft sein. (…)
- Und stellen Sie sich irgendwo in dieser Landschaft einen Baum vor, zu dem Sie gerne hingehen möchten, der Sie vielleicht sogar anzieht. (…)
- Und Sie stellen sich vor, dass Sie zu diesem Baum gehen und Kontakt mit ihm aufnehmen, indem Sie ihn vielleicht berühren oder ihn sich anschauen. Nehmen Sie seinen Stamm wahr, die Form seiner Rinde und nehmen Sie den Geruch auf. Nehmen Sie dann wahr, wie der Stamm sich verzweigt. Die Blätter. (…)
- Das alles registrieren Sie zunächst und nehmen so Kontakt mit diesem Baum auf. (…) Und wenn es für Sie möglich ist, dann können Sie sich vorstellen, dass Sie sich an den Baum lehnen und ihn wirklich spüren. (…)
- Und wenn Ihnen die Vorstellung angenehm ist, dann können Sie sich jetzt vorstellen, dass Sie eins werden mit dem Baum. (…)
- Und dann können Sie als Baum erleben, was es heißt, Wurzeln zu haben, die sich in der Erde verzweigen, um von dort Nahrung in sich aufzunehmen. Erleben Sie es, Blätter zu haben, die das Sonnenlicht aufnehmen und in verwertbare Energie umwandeln können.
- Wenn Sie nicht mit dem Baum verschmelzen wollen, dann betrachten sie ihn einfach. Beschäftigen Sie sich damit, was es wohl für den Baum bedeutet, Wurzeln zu haben, die ihm Halt und Nahrung geben, und Blätter, die das Sonnenlicht aufnehmen. (…)
- Und dann beschäftigen Sie sich mit der Frage, womit Sie jetzt genährt werden möchten, versorgt werden möchten. Ist das körperliche Nahrung, Gefühlsnahrung, Nahrung für den Geist, für Ihr spirituelles Sein? Benennen Sie das so genau, wie es Ihnen möglich ist. (…)
- Und wenn Sie eins sind mit dem Baum, dann stellen Sie sich vor, dass Sie von der Erde und von der Sonne diese gewünschte Nahrung erhalten.

---

49 Diese von mir nur leicht modifizierte »Ressourcenübung« stammt von Reddemann (2016a, S. 62f.) und wird in der Regel im Sitzen angeleitet. Man kann diese Imagination aber auch »verkörpern« lassen, was sich besonders für ein Gruppensetting eignet. Dann kommt zum »Ressourcenaspekt« noch ein besonderer »Erdungsaspekt« hinzu (vgl. »Die Baumübung in Verkörperung«).

- Und wenn Sie nicht mit dem Baum verschmolzen sind, dann können Sie sich vielleicht trotzdem vorstellen, was es bedeutet, von der Sonne und von der Erde Nahrung zu bekommen, denn das ist auch bei uns Menschen so.
- Erlauben Sie sich die Erfahrung, dass diese Nahrung jetzt zu Ihnen kommt, von der Erde und von der Sonne. (...)
- Und spüren Sie dann, wie das, was Sie von der Sonne und der Erde bekommen, sich in Ihnen verbindet. (...) Und dass Sie dadurch leben und wachsen können. (...)
- Und dann lösen Sie sich wieder von Ihrem Baum. (...)
- Und Sie können sich vornehmen, wenn Sie wollen, dass Sie oft zu Ihrem Baum zurückkehren, um mit seiner Hilfe zu erfahren, dass Sie mit allem, was Sie brauchen genährt werden. (...)
- Sie können, wenn Sie möchten, ihm versprechen, dass Sie wiederkommen werden. Verabschieden Sie sich von ihm und bedanken Sie sich bei ihm für seine Unterstützung. (...)
- Kommen Sie dann mit der vollen Aufmerksamkeit zurück in den Raum.

Die Baumübung in Verkörperung

- Bitte suchen Sie sich im Raum einen guten Platz mit ausreichend Abstand zu den anderen TeilnehmerInnen, richten Sie die Füße parallel und schulterbreit aus, halten Sie die Knie ganz leicht gebeugt und das Becken in Mittelstellung. Der Oberkörper ist locker und leicht aufgerichtet, sodass vielleicht eine *flexible Festigkeit des Unterkörpers und der Beine* spürbar wird und eine *Leichtigkeit des Oberkörpers*, die Arme hängen zunächst ganz entspannt nach unten.
- Stellen Sie sich nun vor, wie es wäre, so als »gesunder kräftiger Baum« dazustehen, mit Wurzeln, die tief in die Erde reichen und die sowohl ausreichende Standfestigkeit bei starken Stürmen geben als auch für die ausreichende Aufnahme von Wasser mit allen darin gelösten benötigten Nährstoffen sorgen. (...)
- Und stellen Sie sich nun vor, wie dieser kräftige, gesunde Stamm sich in Äste und Zweige aufteilt mit Blättern, welche die Energie der Sonne aufnehmen können, jene Energie, mit der die über die Wurzeln aufgenommenen Nährstoffe in all das umgewandelt werden können, was der Baum zum Leben und zum Wachsen braucht, und zwar auf *körperlicher, emotionaler, geistiger und spiritueller Ebene.*

- Und vielleicht können Sie nun Ihren Armen und Händen erlauben, sich so im Raum zu positionieren, wie es Ihrer inneren Vorstellung des Baumes entspricht, den Sie gerade verkörpern. (...) Experimentieren Sie einfach so lange mit den Positionen, bis es sich »von innen her gespürt« annähernd stimmig anfühlt.
- Und wenn sie nun ihre Ausdrucksform als Baum annährend gefunden haben, dann können sie sich auch fragen, *welchen Baum* sie eigentlich verkörpern. Ist es ein Laubbaum oder ein Nadelbaum? (...) Und welcher Nadel- bzw. Laubbaum genau? (...) In welcher Landschaft steht dieser Baum? (...) Und steht er für sich alleine, mit einigen wenigen Gefährten oder in einem Wald? (...) Welche Jahreszeit herrscht gerade? (...) Können Sie vielleicht auch spüren, wie ein sanfter Wind mit Ihren Blättern und Zweigen spielt? (...) Vielleicht möchten Sie sogar ausprobieren, wie es ist, wenn ein stärkerer Wind bläst oder sogar ein Sturm, und sich die kräftigen Wurzeln und der gesunde Stamm dadurch bewähren können? (...) Und vielleicht kommen auch Tiere zu Besuch: Vögel, Eichhörnchen, verschiedene Insekten etc., was immer sich von all diesen Vorstellungen für Sie gut und stimmig anfühlt. (...)
- Zum Abschluss bitte ich Sie, wieder in Ihre »tierische Existenzweise« zu wechseln, Ihre »Wurzeln« wieder einzuziehen, sich innerlich von »Ihrem« Baum zu verabschieden und sich langsam durch den Raum zu bewegen, sich zu rekeln und zu strecken, (...) was immer Sie gerade brauchen, um mit Ihrer Aufmerksamkeit wieder voll da zu sein.

Im Anschluss an die Übung folgt der Austausch in der Gruppe, wobei zunächst auf die unterschiedlichen Erfahrungen der TeilnehmerInnen während der Übung eingegangen wird. Dann können Fragen danach folgen, wie es gerade zur Wahl dieses speziellen Baumes kam, welche bisherigen bedeutsamen Erfahrungen es mit Bäumen gib, was es wohl unter Umständen zu bedeuten hat, welchen Standort man sich gewählt hat und auch, ob man dort alleine, in einer kleinen Gruppe oder in einem Wald stand etc. Und schließlich kann man auch darauf fokussieren, welche Bedeutung ein Naturbezug für die TeilnehmerInnen ganz allgemein jetzt und früher hatte.

Basale Naturverbundenheitsmeditation

In der folgenden Übungsanleitung finden sich verschiedene Aspekte der Natur, die als *Fokus* dienen können. Sie können all diesen Vorschlägen folgen oder einfach nur ein bis zwei Aspekte auswählen, die hier und jetzt Ihre Aufmerksamkeit auf sich ziehen. Dann wechseln Sie einfach zwischen Atem-Achtsamkeit und diesem Aspekt in einer für Sie stimmigen Weise hin und her. Es geht um Gewahr-Werden und Sich-verbunden-Fühlen, *nicht um Leistung!*

- Wählen Sie zunächst einen für Sie stimmigen Ort in der »freien Natur«. Das kann der eigene Garten sein oder auch ein Park, eine Waldlichtung, ein Ort an einem Gewässer etc., welcher »Wohlfühl«- oder »Kraftort« in der Natur auch immer Ihnen jetzt zugänglich ist. Ein geeigneter Sessel, ein Kissen, eine Decke als Unterlage oder eine passende »natürliche« Sitzgelegenheit (z. B. ein Baumstumpf, ein Stein, ein Moospolster etc.) dienen dann als Sitzplatz, wobei es gilt, sich innerhalb dieses Ortes stimmig auch in Bezug auf die Himmelsrichtungen zu positionieren. Lassen Sie sich dabei von Ihrem »Bauchgefühl« leiten.
- Nehmen Sie sich Zeit, um für sich eine gute Sitzposition zu finden, mit würdevoll, frei aufgerichtetem Oberkörper. (...)
- Sie können Ihre Augen schließen, halb schließen oder offen lassen. Wenn Sie die Augen nicht schließen wollen, dann suchen Sie sich vor sich einen Punkt am Boden, auf dem Sie Ihren Blick einfach ruhen lassen. (...) Die Hände legen Sie auf Ihren Oberschenkeln oder Knien ab, die Handflächen nach oben oder nach unten gewendet, (...) ganz wie sie wollen. (...)
- Spüren Sie nun erst einmal, dass Ihr Körper Kontakt mit dem Boden und mit der Sitzgelegenheit hat. (...) Es geht nur darum wahrzunehmen, *dass* Ihr Körper Kontakt hat und *wo* er Kontakt hat. (...)
- Und vielleicht können Sie ein wenig in das Empfinden hinein entspannen, vom Boden getragen zu werden. (...)
- Und machen Sie sich dann bewusst, dass dieser Boden »Teil der Erde als Ganzes« ist, dass es »Mutter Erde« ist, die Sie so verlässlich trägt und mit der Sie sich dadurch vielleicht auch verbunden fühlen, (...) verbunden mit der Erde und all ihren unterschiedlichen Landschaften: den Bergen, Tälern, Ebenen, Gewässern und vielleicht sogar verbunden mit all den Bäumen und Pflanzen, die auf ihr wachsen. (...)
- Aus diesem spürbaren Bodenkontakt heraus, vielleicht aus einem Gefühl des stabilen »Geerdet-und-verwurzelt-Seins« Ihres Unterkörpers heraus, lenken Sie nun Ihre Aufmerksamkeit auf Ihre »Haltung« und Ihre »Wirbelsäule«. (...) Diese ist locker, vielleicht sogar würdevoll aufgerichtet. (...) Und vielleicht hilft Ihnen dabei die Vorstellung, dass dort ein elastisches unsichtbares oder auch goldenes Band zwischen Ihrem Scheitel und dem höchsten Punkt des Firmaments aufgespannt wäre und dass Sie dadurch

in Ihrem Aufgerichtet-Sein unterstützt und gleichzeitig mit der Sphäre des Himmels verbunden wären. (...)

➢ Dann bitte ich Sie, Ihre Aufmerksamkeit auf Ihr Ein- und Ausatmen zu richten und zwar auf den Aspekt des Atmens, den Sie am deutlichsten wahrnehmen können: vielleicht die leichte Berührung durch den Atemstrom im Bereich der Nasenflügel oder der Oberlippe, vielleicht das Heben und Senken des Brustkorbes, (...) welcher Aspekt der Atmung auch immer für Sie am deutlichsten spürbar ist. (...)

➢ Und während Sie so ein- und ausatmen, werden Sie sich vielleicht auch bewusst, dass dieser Atemstrom Ihren Innenraum mit der Luft um Sie herum verbindet (...) und dass diese Sie umgebende Luft wiederum Teil der Atmosphäre ist, welche die ganze Erde umhüllt und die den lebensnotwendigen, energiespendenden Sauerstoff für alle Lebewesen bereithält, (...) jenen Sauerstoff, den alle Blumen, Büsche und Bäume auf der Erde und auch unzählige Algen in den Ozeanen produzieren und die ihrerseits das Kohlendioxid, das wir ausatmen, aufnehmen, um selbst wachsen zu können. (...)

➢ Und jetzt nehmen Sie wahr, wie diese Luft Sie auch außen an Ihren unbekleideten Hautbereichen berührt, vielleicht als sanfter Lufthauch oder leichter Wind im Gesicht und an den Händen. (...) Und verweilen Sie ein wenig mit Ihrer Achtsamkeit bei dieser *Empfindung des Berührt-Werdens durch die Sie umgebende Luft* (...) und überlegen Sie, welche Qualität diese Berührung für Sie jetzt gerade hat. (...)

➢ Und dann spüren Sie die *Wirkung der Sonnenstrahlen* auf ihrem Körper, wie Sie dadurch gewärmt werden und wie diese Wärme mit der Zeit von der Oberfläche in die Tiefe des Leibes einsinkt und Ihre Muskeln weich und sanft werden lässt. (...)

➢ Und vielleicht erlauben Sie sich, der Sonne gegenüber so etwas wie Dankbarkeit zu empfinden für diese Wärme und Energie, die sie Ihnen so freigiebig zukommen lässt. (...)

➢ Dann kehren Sie für eine kleine Weile mit Ihrer Aufmerksamkeit wieder zu jenem Aspekt der Atmung zurück, der für Sie am deutlichsten spürbar ist. (...) Während das »ein« und »aus« der Atmung gut spürbar ist (...) und während dabei der Atemstrom innen an Ihren Nasenflügeln entlangstreicht, nehmen Sie auch die *Gerüche* wahr, die darin enthalten sind. (...) Vielleicht der Duft von feuchter Erde oder von Moos, (...) von Rinde und Harz, (...) von Blumen? (...) Vielleicht drängt sich aber auch kein einzelner Geruch in den Vordergrund, sondern eher eine ganz unaufdringliche, aber doch für diesen speziellen Ort in der Natur *spezifische Geruchsmischung*, in die Sie sich eingetaucht fühlen. (...) Und das ist dann vielleicht so, wie wenn man klares Quellwasser trinkt, das so gut zu beleben vermag, auch ohne besonderen Geschmack im Vordergrund. (...)

- Und so von der Erde verlässlich getragen, von der Luft umhüllt, von Düften angeregt und von der Sonne gewärmt öffnen Sie sich nun all den *Geräuschen* und *Lauten*, die Sie umgeben: dem Summen der Insekten, dem Zwitschern der Vögel, dem Plätschern des Baches, dem Rauschen des Windes in den Zweigen der Bäume. (...) Und so sind Sie für eine kleine Weile »ganz Ohr«. (...) Sie sind über diese Geräusche und Laute mit der Sie umgebenden Natur verbunden, (...) vielleicht so, wie wenn Sie in diesen Geräuschen und Lauten »baden« würden (...) und sich dadurch verbunden fühlen. (...) Und vielleicht nehmen Sie sogar die »Stille« wahr, aus der all diese Geräusche und Laute hervorgehen. (...)
- Eine kleine Weile lassen Sie nun Ihre Aufmerksamkeit einfach auf jenen Aspekt der Sie umgebenden Natur gerichtet, der Sie gerade jetzt wie von selbst anzieht und so in der Vordergrund tritt, (...) und Sie lassen ihn wieder los und warten auf den nächsten. (...) Immer wieder bewusst wahrnehmen, sich vielleicht verbunden fühlen und wieder loslassen. (...)
- Wenn es dann einmal ein inneres »genug« gibt, dann lösen Sie sich sanft aus diesem Gefühl der Verbundenheit, atmen vielleicht ein paar Mal etwas tiefer ein und aus und beenden die Übung auf eine für Sie stimmige Weise.

Leben lernen[50]

Von der Sonne lernen, zu erwärmen,
von den Wolken lernen, leicht zu schweben,
vom Wind lernen, Anstöße zu geben,
von den Vögeln lernen, Höhe zu gewinnen,
von den Bäumen lernen, standhaft zu sein.

Von den Blumen das Leuchten lernen,
von den Steinen das Bleiben lernen,
von den Büschen im Frühling Erneuerung lernen,
von den Blättern im Herbst das Fallenlassen lernen,
vom Sturm die Leidenschaft lernen.

---

50 © Der Abdruck erfolgt mit freundlicher Genehmigung von Ute Latendorf. Weitere Songtexte und Informationen finden sich auf ihrer Homepage: www.ute.latendorf.de

Vom Regen lernen, sich zu verströmen,
von der Erde lernen, mütterlich zu sein,
vom Mond lernen, sich zu verändern,
von den Sternen lernen, einer von vielen zu sein,
von den Jahreszeiten lernen, dass das Leben immer von neuem beginnt ...

Ute Latendorf (2014)

Ich[51]

Sitz ich auf dem Berg
Bin ich Stein
Ruhe

Geh ich in der Steppe
Bin ich Gras
Wachse

Steh ich am Fluss
Bin ich Wasser
Fließe

Lieg ich im Wald
Bin ich Baum
Rausche

Galsan Tschinag (2006)

51 »Ich«, aus: Galsan Tschinag: *Jenseits des Schweigens. Gedichte.* Frauenfeld: Waldgut Verlag. © Der Abdruck erfolgt mit freundlicher Genehmigung des Waldgut Verlags.

Herbst

Die Blätter fallen, fallen wie von weit,
als welkten in den Himmeln ferne Gärten;
sie fallen mit verneinender Gebärde.

Und in den Nächten fällt die schwere Erde
aus allen Sternen in die Einsamkeit.

Wir alle fallen. Diese Hand da fällt.
Und sieh dir andre an: es ist in allen.

Und doch ist Einer, welcher dieses Fallen
unendlich sanft in seinen Händen hält.

Rainer Maria Rilke (1986 [1902])

Integrative Differenzielle Relaxation (IDR)[52]

Es handelt sich bei der IDR um eine Variante der Progressiven Muskelrelaxation, bei der es aber weniger um die Polarität von Anspannung und Entspannung als vielmehr um *Dehnung* und *achtsames Spüren* geht. Ausganghaltung ist ein angelehntes oder frei aufgerichtetes Sitzen auf einem Sessel. Zu Beginn kann man die folgende kognitive »Einstimmungsformel« verwenden:

- ➢ Es gibt im Moment nichts zu tun. Sie können es sich erlauben, sich völlig auf ein Gefühl der Gelöstheit einzulassen. (...)
- ➢ Führen Sie dann als Einstimmung die BAÜ (KV) bei geöffneten Augen durch. Beginnen Sie danach die eigentliche Übung mit:
- ➢ Strecken Sie nun einatmend Ihr rechtes Bein aus und ziehen Sie gleichzeitig die Zehen zum Körper [wodurch die Muskulatur auf der Rückseite des Beins behutsam gedehnt wird; Anm. d. A.] und ausatmend lassen Sie die Zehen und in der Kniekehle wieder locker. (...) [Vier bis sechs Wiederholungen durchführen lassen, zwischendurch darauf hinweisen, den Unterkiefer locker und den Atem frei fließen zu lassen, dies

52 Modifiziert nach meiner Mitschrift einer Lehrveranstaltung mit Ilse Orth an der Donau-Universität Krems im Mai 2007.

evtl. mit der Vorstellung verbinden, dass der Ausatemstrom ins rechte Bein fließt.]

- ➢ Jetzt setzen Sie Ihr rechtes Bein ganz bewusst auf dem Boden ab, verweilen ein wenig mit Ihrem Spürbewusstsein im rechten Bein und begleiten dies innerlich mit dem Wort »Loslassen« [zur assoziativen Verknüpfung als kognitives Entspannungssignal; Anm. d. A.], dann spüren Sie dem Unterschied zwischen rechts und links nach und wie weit sich die Entspannung bzw. ein eventuell dazu gehöriges Empfinden von Schwere, Leichtigkeit, Wärme etc. über das rechte Bein hinausgehend im Leib ausbreitet.
  [Denselben Vorgang mit dem linken Bein, dem rechten und dem linken Arm durchführen lassen, wobei die Arme mit aufgestellten Handflächen nach vorne oder seitlich gehalten werden.]
- ➢ Ziehen Sie nun mit der Einatmung die Fingerspitzen behutsam in Richtung Schultern und strecken Sie die Arme im Ellbogen, vielleicht so, »als möchten sie etwas Unangenehmes energisch mit den Handflächen von sich wegschieben«. Lassen Sie bei der Ausatmung wieder locker.
- ➢ Verschränken Sie nun Ihre Hände hinter dem Kopf, die Ellbogen sind seitlich ausgerichtet. Drücken Sie nun mit *leichter Kraft* den Hinterkopf gegen die verschränkten Hände, sodass eine *leichte Spannung* im Nacken und darüber hinaus wahrnehmbar wird. Halten Sie diese leichte Spannung drei Atemzüge lang, (...) dann lassen Sie den Kopf langsam nach vorne sinken und nutzen das Gewicht der Hände, wieder drei Atemzüge lang, zu einer sanften Dehnung des Nackens. Innerlich sprechen Sie wieder das Wort »Loslassen« in der Ausatmung. (...)
  [Dieser Vorgang wird einmal wiederholt.]
- ➢ Lösen sie nun Ihre Hände und legen Sie diese auf den Oberschenkeln ab.
- ➢ Dann richten Sie Ihren Kopf mit dem nächsten Einatmen wieder auf und platzieren Sie ihn mit leicht angedeuteten, leicht reckenden links-rechts Drehungen wieder würdevoll im Gleichgewicht.
- ➢ Jetzt fassen Sie mit Ihrer rechten Hand über den Kopf und legen diese auf die linke Schläfe. Einatmend drücken Sie leicht dagegen und beim Ausatmen dehnen sie über sanften Druck auf die linke Schläfe den Kopf behutsam nach rechts und schauen gleichzeitig mit den Augen nach rechts. Aus dieser neuen Haltung heraus drücken Sie bei der Einatmung wieder leicht gegen die rechte Hand und schauen dabei mit den Augen nach links. Schauen Sie beim Ausatmen wieder nach rechts und dehnen Sie sanft weiter.

[Dieser Vorgang wird zwei- bis dreimal wiederholt. Dann wird spiegelbildlich dasselbe mit der linken Hand zur Dehnung der Halsmuskulatur nach links durchgeführt.]

- Abschließend richten Sie Ihren Kopf mit dem nächsten Einatmen wieder auf und bringen ihn mit leicht angedeuteten, leicht reckenden links-rechts Drehungen wieder gut in die würdevolle Aufgerichtetheit. Dann legen Sie die Hände auf den Oberschenkeln ab.
- Jetzt richten Sie Ihre Aufmerksamkeit auf Ihren Unterkiefer. Erlauben Sie ihm, in den Kiefergelenken ganz locker zu werden. Die Zunge legen Sie vorne oben an den Gaumen, die Hände halten Sie vor der Brust mit den Fingerkuppen nach oben aneinander, wobei Sie einatmend einen leichten Druck mit der Zungenspitze vorne am Gaumen ausüben und gleichzeitig die Fingerkuppen leicht zusammendrücken. (…) Ausatmend lassen Sie mit diesem Druck wieder nach und begleiten innerlich das Ausatmen mit dem Wort »Loslassen«.

  [Dieser Vorgang wird vier- bis sechsmal wiederholt.]
- Als nächstes legen Sie Ihre Hände sanft auf das Gesicht und streichen sozusagen »alle Müdigkeit, allen Stress von oben nach unten aus«, und das darf durchaus von einem hörbaren Seufzer begleitet sein.
- Abschließend lade ich Sie dazu ein, noch einmal Ihren *Leib als Ganzes*, vom Scheitel bis zur Fußsohle, innerlich achtsam wahrzunehmen (…) und sich dann Folgendes zu sagen: Ich kann etwas für mich tun. (…) Ich kann mir selbst helfen, mich zu entspannen, loszulassen. (…) Ich *kann* für mich sorgen! Ich *darf* für mich sorgen! (…) Und überprüfen Sie, welcher Satz für Sie stimmiger ist, das »ich darf« oder das »ich kann«. (…)
- Dann kehren Sie mit Ihrer ganzen Aufmerksamkeit bewusst in diesen Raum, ins Hier und Jetzt, zurück.

Bodyscan bzw. Leibpanorama[53]

- Nehmen Sie sich Zeit, sich auf dem Rücken liegend auf Ihrer Unterlage auszustrecken und eine gute Liegeposition zu finden. Arme und Hände können an Ihrer Seite ruhen oder Sie können die Hände auf Ihren Bauch legen, wie es sich für Sie besser anfühlt. (…) Die Augen können Sie schließen oder offen lassen. (…)

53 Modifiziert nach Weiss et al. (2012, CD 1).

- Registrieren Sie, wo Ihr Leib die Unterlage berührt, (...) der Kopf, der Rücken, das Gesäß, die Beine und die Füße, (...) links und rechts. (...)
- Dann lade ich Sie ein, Ihren ganzen Leib von innen her mit Ihrem Spürbewusstsein achtsam zu erkunden, beginnend mit den Füßen: Die linke Ferse auf der Unterlage, (...) die Fußsohle, das Fußgewölbe und die Zehen, (...) vielleicht möchten Sie diese ein wenig bewegen, um sie besser spüren zu können. (...) Und der rechte Fuß: Sein Gewicht auf der Unterlage, die Ferse, die Sohle, das Fußgewölbe und die Zehen, und diese vielleicht etwas bewegen. (...) Dann beide Füße gleichzeitig, ihre Lage. (...) Dann lenken Sie den Fokus Ihrer Aufmerksamkeit über die Knöchel langsam die Unterschenkel hoch, (...) links und rechts, (...) wie liegen sie da, wie ist die Kontaktfläche zur Unterlage genau? (...) Und dann die Knie, (...) die Kniekehlen, wo ein kleiner Hohlraum zum Boden hin entsteht. (...) Wie fühlt sich dieser Hohlraum an, links und rechts. (...) Und dann die Oberschenkel hoch, die Muskeln, vielleicht Spannungen, (...) der Kontakt mit der Unterlage, (...) beide Seiten. (...)
- *Und dann das Ganze:* beide Füße, beide Beine auf der Unterlage. (...)
- Nun nehmen Sie sich Zeit, das Becken zu bemerken, vielleicht wie eine Schale, (...) der Kontakt zur Unterlage, (...) der Beckenboden und der Damm, (...) die Geschlechtsorgane, (...) die Blase und ihre Verbindung zu den Nieren, links und rechts, (...) dann das Gesäß und die Hüftgelenke, links und rechts (...) und ihre Verbindung zu den Beinen, links und rechts. (...)
- Und dann Becken, Hüftgelenke, Beine und Füße als Ganzes. (...)
- Dann bewegen Sie den Fokus Ihrer Aufmerksamkeit langsam die Wirbelsäule entlang nach oben, (...) ganz langsam, Wirbel für Wirbel, (...) von den Halswirbeln zu den Schultern, links und rechts, (...) den Kontakt der Schulterblätter zur Unterlage, (...) vielleicht bemerken Sie auch Spannungen im Schulterbereich. (...) Dann gehen Sie zum Hals hin. (...)
- *Und dann wieder das Ganze:* die Schultern, der Rücken, die Beine bis hinunter zu den Füßen und Zehen. (...)
- Und nun zum Kopf: der Hinterkopf, wo die Unterlage ihn trägt, (...) die Schädelschale, die das Gehirn schützend birgt, (...) das Gesicht mit der Stirne, (...) den Augen, die uns das Sehen und so Zugang zur Buntheit der Welt ermöglichen, (...) den Ohren, links und rechts, die uns die Welt der Geräusche, Laute, Sprache und Musik eröffnen, (...) die Wangen, die Nase und deren Innenräume mit unserem Geruchsvermögen, (...) das Kinn und der Mund mit den Lippen (...) und die Mundhöhle mit den Zähnen, mit der Zunge und ihrer Lage im Mund (...) und mit unserem Geschmacksvermögen. (...)

- ➢ Jetzt nehmen Sie Ihre Arme hinzu und deren Kontakt mit der Unterlage, (...) von den Schultern abwärts, Oberarme, Ellbogen und Unterarme, links und rechts, (...) die Stellen, wo sich zur Unterlage Hohlräume bilden, (...) links und rechts, (...) Hände, Handflächen, links und rechts (...) und die einzelnen Finger mit Ihrem feinen Tastvermögen, links und rechts. (...)
- ➢ *Und dann wieder das Ganze:* Gesicht und Kopf, Nacken, Schultern, Arme und Hände, der ganze Rücken bis hin zum Gesäß, Beinen und Füßen, die ganze Kontaktfläche zur Unterlage, (...) diese ganze Gestalt. (...)
- ➢ Und als nächstes folgen Sie mit Ihrer Aufmerksamkeit dem Einatemstrom über die Luftwege bis in die Lungen (...) und verweilen ein wenig in Ihrem inneren Atemraum mit seinem dynamisch-rhythmischen Sich-Weiten und wieder Zusammenziehen (...) und seinen Begrenzungen durch den Brustkorb und die Rippen (...) und Ihrem Herzen, das auf dem Zwerchfell aufliegt. (...) Dann folgen Sie in Ihrer Vorstellung dem Weg der Speisen und Getränke, beginnend bei den Zähnen und der Mundhöhle, über die Speiseröhre bis in den Magen (...) und deren weiteren Verlauf durch den Bauchraum, durch Dünn- und Dickdarm, (...) unter Hilfestellung von Leber und Bauchspeicheldrüse bis hin zum After, der die Verdauungsrückstände ausscheidet. (...)
- ➢ *Und schließlich alles umhüllend die Haut:* Schutz, Begrenzung und Kontaktstelle nach außen in einem. (...) Lassen Sie den Fokus Ihrer Aufmerksamkeit sanft über Ihre Haut streichen, (...) dieses Ganze, (...) dieser liegende, atmende, empfindende und empfindsame Leib. (...) Erlauben Sie sich, ihn irgendwie als Ganzes zu erfassen, (...) diesen ganzen einzigartigen Menschen, der Sie sind, (...) geben Sie sich Zeit. (...)
- ➢ Und nun lade ich Sie ein, wieder in die Außenwelt zurückzukehren, vielleicht mit ein paar tiefen Atemzügen oder ein paar Mal strecken und rekeln, vielleicht auch gähnen und diese Bewegungen genau spüren. (...) Und dann öffnen Sie die Augen, wenn Sie diese geschlossen hatten, und kehren mit Ihrer vollen Aufmerksamkeit in diesen Raum zurück.
- ➢ Nehmen Sie nun die vorbereiteten Farben und das Zeichenblatt und geben Sie Ihrem Erleben des leiblichen Empfindens und den damit verbundenen Gefühlen einen malerisch-zeichnerischen Ausdruck. Wie Sie wissen geht es dabei nicht um ein Richtig oder Falsch, sondern *einfach um den Ihnen möglichen bzw. Ihnen ganz individuell eigenen und einzigartigen Zugang zu einem bildhaft-symbolischen Ausdruck!* Lassen Sie einfach – aus dem inneren Spüren heraus – »*es* malen«.

Leibpanorama in der Psychosomatik-Variante

Beginnen Sie mit einer Achtsamkeitsübung im Liegen mit Fokus auf die verschiedenen Kontaktflächen zur Unterlage von den Fersen bzw. von den Fußsohlen, wenn die Beine aufgestellt sind, aufwärts bis zum Hinterkopf: Lassen Sie jeweils den Kontaktbereich achtsam wahrnehmen und spüren, dass die Unterlage verlässlich trägt, sodass man, wenn man möchte, Gewicht an diese Unterlage abgeben kann. Dann lassen Sie die Achtsamkeit auf die Atembewegungen richten, wie bei der BAÜ. Um möglichen, zu intensiven Reaktionen vorbeugen bzw. die Übung begrenzter anzulegen, wählt man die BAÜ (KV) im Sitzen und nimmt vielleicht auch nur einen Körperbereich in den Fokus!

Laden Sie nun die TeilnehmerInnen zu einer Rückschau auf das eigene Leben ein:

- ➢ Wenn Sie auf Ihr Leben zurückblicken, welche Körperregion oder -regionen, welche Organe oder Organsysteme sind schon einmal oder öfter krank oder verletzt gewesen? (...)
- ➢ Was davon wirkt heute noch nach und wenn ja auf welche Weise? (...)
- ➢ Wie fühlen sich diese Körperregion oder -regionen, dieses Organ oder Organsystem jetzt an, wenn Sie Ihr Spürbewusstsein dorthin lenken? (...) Welche Körperempfindungen nehmen Sie dort wahr? (...) Welche Gefühle? (...) Welche Gedanken, vielleicht auch Befürchtungen, steigen dabei auf? (...) Vielleicht geben Sie diesen Regionen in Ihrer Fantasie bzw. aus Ihrem Empfinden heraus eine bestimmte Größe, Form und Gestalt, vielleicht auch eine bestimmte Farbe. (...) Welche Konsistenz hat dieser Bereich? Ist er scharf abgegrenzt (...) oder gibt es ganz fließende Übergänge? (...) Fühlt er sich eher ruhig bis starr oder eher bewegt bis unruhig an? (...) Und welche Temperatur ist wahrnehmbar? Vielleicht wärmer oder kälter als seine Umgebung? (...)
- ➢ Und darüber hinaus: Welche Körperregion oder -regionen, Organe oder Organsysteme erleben oder bewerten Sie als Ihre gesundheitlichen Schwachstellen? (...)
- ➢ Von welchen Körperregionen oder Organen befürchten Sie, dass sie erkranken bzw. sich verletzen könnten? (...) Und wie fühlt sich diese Region, dieses Organ jetzt an? (...) Welche Form und Gestalt hat sie? (...)
- ➢ Schließen Sie die Übung ab, indem Sie sich vorstellen, dass Sie durch den Scheitel einatmen und dass der Atem Ihren Leib durch die Füße verlässt. (...) Kommen Sie dann mit der vollen Aufmerksamkeit in den Raum hierher zurück.

- Nehmen Sie nun die vorbereiteten Farben und das Zeichenblatt und geben Sie Ihrem Erleben des leiblichen Empfindens und den damit verbundenen Gefühlen und Fantasien einen malerisch-zeichnerischen Ausdruck. Wie Sie wissen geht es dabei nicht um ein Richtig oder Falsch, sondern *einfach um den Ihnen möglichen bzw. Ihnen ganz individuell eigenen und einzigartigen Zugang zu einem bildhaft-symbolischen Ausdruck!* Lassen Sie einfach – aus dem inneren Spüren heraus – »*es* malen«.

Weitere Anregungen bzw. Varianten zum Leibpanorama in der Psychosomatik-Variante:

- Vor der Übung ist es in der Regel sinnvoll, als Ressourcenverankerung zumindest eine Kurzvariante zum »leiblichen Wohlfühlort« (vgl. weiter unten im Anhang) durchzuführen.
- Man kann anregen, eine Hand auf jene Region zu legen, die schmerzt, sich unwohl anfühlt oder die man als besonders verletzlich oder krankheitsanfällig bewertet, und dann achtsam wahrnehmen lassen, wie sich dieser Kontakt anfühlt. Manchmal ist es hilfreich, einen Dialog zwischen der Hand und dem betreffenden Bereich anzuregen.
- Man kann anregen, mit der Achtsamkeit innerlich zwischen der verletzten bzw. empfindsamen Region und dem »inneren Wohlfühlort« in einem individuell stimmigen Rhythmus zu pendeln.
- Man kann anregen, ein »inneres Lächeln«, einen sanften Atem, ein Licht in einer als heilsam empfundenen Farbe zur empfindsamen Region zu schicken etc.

Leibpanorama in der Selbstwertvariante

- Führen Sie zunächst als Einstimmung die BAÜ (KV) im Sitzen oder Liegen durch. Beginnen Sie dann die eigentliche Übung mit:
- Wenn Sie jetzt zunächst einfach in sich hineinspüren, vielleicht Ihren Leib als Ganzes wahrnehmen (...) und dem Ein- und Ausatemstrom folgen, (...) dem »ein« und »aus«, (...) »ein« und »aus«. (...) Welcher Aspekt bzw. Bereich dieses Leibes fühlt sich gut an? (...) Welchen haben Sie vielleicht gern? (...) Worauf sind Sie vielleicht sogar ein wenig stolz, (...) ein klein wenig zumindest? (...) Auf Ihre Haare, Ihre Nase, Ihre Figur, Ihr Auftreten? (...)
- Und ganz allgemein gefragt: Empfinden und bewerten Sie sich selbst als ausreichend lebendig, vital, attraktiv, anziehend, erotisch? (...)

- Und am anderen Pol: Welcher Bereich bzw. leibliche Aspekt macht Ihnen von der inneren Bewertung her manchmal, immer wieder einmal oder gar dauernd Probleme? Vielleicht, weil Sie damit nicht ganz oder ganz und gar nicht zufrieden sind oder ihn sogar ablehnen: (...) die Nase, die größer oder kleiner sein sollte (...) oder Ihr Aussehen oder die Dimension anderer Körperteile? (...)
- Oder wenn Sie sich vorstellen bzw. wenn Sie sich erinnern, wie Sie sich nackt im Spiegel betrachten: Bei welchen Leibaspekten meldet sich Ihr »innerer Kritiker«? (...) Wo schauen Sie unter Umständen erst gar nicht hin? (...) Oder im Gegenteil: Wo bleibt Ihr Blick zwanghaft kritisch hängen? (...)
- Und dann in der Mitte zwischen den beiden Polen: Welche Bereiche oder Aspekte Ihres Leibes fühlen sich irgendwie neutral an? (...) Mit welchen sind Sie einfach so zufrieden, dass Sie ihnen in der Regel kaum oder gar keine Beachtung schenken? (...) Vielleicht betrifft das auch die Aspekte, dass Sie in der Lage sind zu sehen, zu hören, zu schmecken etc., (...) dass Sie in der Lage sind zu gehen, zu laufen, zu tanzen, die Welt zu erforschen? (...)
- Und wenn Sie sich alle diese Fähigkeiten, an die Sie normalerweise kaum oder gar nicht denken, jetzt einmal ganz bewusst machen: Wie fühlt sich das jetzt gerade an, sich dieses Vermögen zu vergegenwärtigen? (...)
- Abschließend vergegenwärtigten Sie sich nun noch einmal alle diese unterschiedlichen Aspekte Ihres Leib*empfindens* und Leib*bewertens*: Die angenehmen Aspekte, (...) die schwierigen Aspekte, (...) und die normalerweise etwas vernachlässigten Aspekte. (...)
- Nehmen Sie nun die vorbereiteten Farben und das Zeichenblatt und geben Sie Ihrem Erleben des leiblichen Empfindens und den damit verbundenen Gefühlen und Fantasien einen malerisch-zeichnerischen Ausdruck. Wie Sie wissen geht es dabei nicht um ein Richtig oder Falsch, sondern *einfach um den Ihnen möglichen bzw. Ihnen ganz individuell eigenen und einzigartigen Zugang zu einem bildhaft-symbolischen Ausdruck!* Lassen Sie einfach – aus dem inneren Spüren heraus – »*es* malen«.

Der »Leibliche Wohlfühlort« bzw. der »Gute ganz-leibliche Zustand«[54]

In normalen Alltagssituationen lenken die meisten von uns ihre Aufmerksamkeit in Richtung Körperwahrnehmung bzw. in Richtung eigenleibliches Spüren nur

54 Modifiziert nach Renn (2011).

dann, wenn es darum geht, ein Unwohlsein oder Schmerzen genauer wahrzunehmen und in ihrer Gefährlichkeit einzuschätzen. Wir interessieren uns in der Regel nur dann für das Wohlergehen unseres Leibes, wenn eine Störung im ansonsten reibungslosen und dadurch »unbeachteten selbstverständlichen Funktionieren« unangenehm bis bedrohlich bemerkbar wird. Unsere Aufmerksamkeit wird im Normalfall nämlich durch die Anforderungen der Alltagsbewältigung oder – wenn diese gerade weitgehend durch Automatismen störungsfrei abläuft – durch mehr oder weniger intensive gedankliche Beschäftigung mit der Vergangenheit, mit dem Durchspielen von Zukunftsszenarien oder einfach mit Tagträumen nahezu vollständig in Anspruch genommen. Können Sie dem soweit zustimmen? (...)

Im Sinne einer »leiblichen Entdeckungsreise der anderen Art« möchte ich Sie daher jetzt dazu einladen, sich auf die Suche nach dem »Ort« oder dem »Bereich« in Ihrem Leib zu begeben, »an dem« bzw. »in dem« es sich im Moment am wohlsten bzw. relativ am wohlsten anfühlt. Also unter Umständen gilt dann sogar: Wenn Sie überall Schmerzen hätten – wo würde es sich im Moment am wenigsten schmerzhaft anfühlen?

Wenn sich so eine halbwegs »abgrenzbare gute Leibinsel« nicht ausreichend prägnant erspüren lässt – was durchaus vorkommen kann – dann ist es Ihnen vielleicht möglich, sich »leiblich als Ganzheit« in einer spezifischen positiven Gestimmtheit, zum Beispiel als »atemsynchron pulsierende lebendige Ganzheit«, wahrzunehmen.

Es geht also bei der folgenden Achtsamkeitsübung darum, entweder eine im Moment als »angenehm erlebte Leibinsel« oder eine »positive Gestimmtheit des Leibes als Ganzes« zu erspüren, damit in Kontakt zu treten und ein derartiges Erleben bewusst im Gewahrsein zu halten. Ist die Absicht, das Ziel verständlich? (...)

In Ordnung, dann möchte ich Sie jetzt also einladen, ganz bewusst einer solchen »positiv ausgerichteten leibzentrierten Suchbewegung« zu folgen:

➢ Wir beginnen mit einer kurzen Zentrierungsübung auf die Kontaktfläche und die Atembewegungen. (...)
➢ Richten Sie jetzt einfach einmal die folgende Frage nach innen: Wo ist es jetzt in mir am Angenehmsten? (...) Und lassen Sie sich ruhig etwas Zeit, dieser Frage mit Ihrem Spürbewusstsein zu folgen. (...) Dieser angenehme Ort ist vielleicht ganz woanders, als Sie denken und vielleicht kleiner, als vermutet. (...) Durchwandern Sie dazu einfach achtsam Ihren Leib vom Scheitel bis zur Fußsohle oder in der umgekehrten Richtung, ganz wie es sich besser anfühlt. (...)

- ➢ Wenn Sie dann dort angekommen sind, in diesem angenehmen Bereich, diesem angenehmen Ort, dann erlauben Sie sich, dort ein wenig zu verweilen. (...)
- ➢ Vielleicht nehmen Sie auch Ihren Atem dorthin mit. (...)
- ➢ Vielleicht ist es so, als ob Sie sich im Atemrhythmus an diesem guten Ort schaukeln oder wiegen würden. (...)
- ➢ Wenn sich so eine »abgegrenzte gute Leibinsel« nicht ausreichend prägnant erspüren lässt, dann ist es Ihnen vielleicht möglich, jetzt Ihren »Leib als Ganzes« in einer guten Gestimmtheit wahrzunehmen. (...)
- ➢ Vielleicht aufgeweckt und lebendig, vielleicht auch atemsynchron pulsierend? (...) Oder vielleicht als eine ruhige, gelassene und zentrierte Ganzheit? (...) Oder vielleicht als ein ganz-leibliches Gefühl von »Sich-mit-sich-Wohlfühlen«, wie das Gefühl von wohliger Behaglichkeit bei einem entspannenden Bad oder wenn man in der wärmenden Frühlingssonne sitzt nach einem langen kalten Winter und vielleicht auch noch ein angenehm temperierter Wind die Haut berührt? (...) Oder vielleicht als eine ganz-leiblich gespürte Gestimmtheit von Freude und Dankbarkeit? (...)
- ➢ Was immer sich also für Sie als »ganz-leiblich gefühlte positive Gestimmtheit« jetzt auffinden lässt. (...)
- ➢ Verweilen Sie an diesem »inneren Wohlfühlort« bzw. in diesem »guten Gesamt-Zustand« so lange, wie es sich gut anfühlt bzw. bis ein inneres »es reicht« auftaucht. (...)
- ➢ Wenn es tatsächlich reicht, dann machen Sie sich bereit, wieder in Ihr normales Alltagsbewusstsein zurückzukehren. Tun Sie all das, was Sie brauchen, um mit dem vollen Bewusstsein wieder in diesem Raum präsent zu sein: sich rekeln und strecken, vielleicht auch gähnen, tiefer durchatmen, gut ausatmen. (...)
- ➢ Nehmen Sie nun die vorbereiteten Farben und das Zeichenblatt und geben Sie Ihren Erleben des »leiblichen Wohlfühlortes« bzw. des »guten leiblichen Gesamt-Zustandes« einen malerisch-zeichnerischen Ausdruck. Wie Sie wissen geht es dabei nicht um ein Richtig oder Falsch, sondern *einfach um den Ihnen möglichen bzw. Ihnen ganz individuell eigenen und einzigartigen Zugang zu einem bildhaft-symbolischen Ausdruck!* Lassen Sie einfach – aus dem inneren Spüren heraus – »*es* malen«.

Übung zum »Inneren Lächeln«[55]

- Führen Sie als Einstimmung die BAÜ (KV) durch.
  Oder die folgende Variante:
- Finden Sie etwa für die nächsten 15 Minuten für sich eine gute Sitz- bzw. Liegeposition. (...) Sie können vielleicht Ihre Zehen kurz anziehen und wieder loslassen, Ihre Wirbelsäule leicht wippen lassen oder bewegen, Ihre Zunge im Mund liegend spüren bzw. wahrnehmen, wo Ihre Zungenspitze die Zahnreihe berührt, Ihre Augen kurz schließen, wenn sie noch offen sind und diese von innen wahrnehmen, den Atem an Ihren Nasenflügeln vorbeiziehen spüren. (...) Und folgen Sie dann mit Ihrer Aufmerksamkeit dem nächsten Einatmen »in die Mitte des Leibes« hinein. (...) Bleiben Sie bitte etwas bei dieser von »innen gefühlten« Atembewegung.
- Ich lade Sie jetzt ein, an einen Moment in Ihrem Leben zu denken, der Sie »zufrieden, glücklich, dankbar« gemacht hat (...) oder an Gegebenheiten in Ihrem Leben, die Sie »zufrieden, glücklich, dankbar« machen. (...) Lassen Sie sich Zeit, einen solchen Moment, eine solche Gegebenheit auszuwählen und ausreichend zu vergegenwärtigen. (...)
- Und in Kontakt mit diesem Moment, mit dieser Gegebenheit »schenken« Sie Ihrem Gesicht ein liebevolles Lächeln, (...) ein Lächeln, wie es vielleicht spontan entsteht, wenn ein kleines Kind Sie »einfach so« anlächelt, »anstrahlt«. (...)
- Das muss kein großes, breites Lächeln sein, es genügt ein sanftes Mikro-Lächeln um Mund- und Augenwinkel, das mehr nach innen spürbar als nach außen sichtbar wird, (...) ganz so, wie es sich für Sie gerade stimmig anfühlt. (...)
- Jetzt lade ich Sie ein, dieses Lächeln sich selbst zu schenken. (...) Lächeln Sie mit diesem liebevollen Blick Ihrem eigenen Herzen zu, geben Sie Ihrem Lächeln im Gesicht »die Richtung hin zu Ihrem Herzen« (...) und nehmen Sie einfach achtsam wahr, wie sich das anfühlt (...) und wenn Sie möchten, können Sie in Richtung des Herzens auch einen sanften, liebevollen Atem dazugeben. (...) Atmen Sie lächelnd hin zu Ihrem Herzen. Lassen Sie sich Zeit damit, (...) wenn Sie möchten, können Sie auch ein Licht hinzunehmen in einer Farbe, die Sie als heilsam empfinden. (...) Vielleicht spüren Sie, wie das Herz sich durch »all das« öffnet und weit wird. (...)

55 Modifiziert nach Renn (2011, S. 62).

- ➢ Erneuern Sie hin und wieder Ihr Lächeln, um die Augen, um die Mundwinkel, (…) dieses Lächeln, das spontan entsteht, wenn ein kleines Kind Sie »einfach so« anlächelt. (…) Schenken Sie sich selbst »einfach so« dieses liebevolle, bedingungslose Angenommen-Sein. (…)
- ➢ Vielleicht möchten Sie dieses Lächeln mit dem sanften Atem und dem heilsamen Licht auch in Richtung Körpermitte fließen lassen (…) und vielleicht bemerkt Ihr Bauch, Ihre Leibesmitte, wenn das liebevolle Lächeln, der sanfte Atem und das heilsame Licht dort ankommen (…) und wird dadurch warm und entspannt. (…) Bleiben Sie einfach bei dem, was gerade ist. (…)
- ➢ Und vielleicht entsteht mit der Zeit sogar so eine Art »Ganzkörperlächeln«, das durch alle Poren Ihrer Haut atemsynchron ein- und ausströmt. (…)
- ➢ Wenn Sie möchten, können Sie auch in Richtung eines Schmerzes oder Unwohlseins im Körper lächeln, atmen, das heilsames Licht schicken (…) oder hin zu einem aktuellen Problem (…) oder hin zu einem anderen Menschen, (…) wie auch immer: Bleiben Sie einfach bei dem liebevollen Lächeln, bei dem sanften Atem und bei dem heilsamen Licht, was immer Sie auch als Zielrichtung auswählen, und spüren Sie, was dadurch vielleicht fast unmerklich geschieht. (…)
- ➢ Machen Sie sich dann langsam bereit, Ihr Alltagsbewusstsein wieder hinzuzunehmen. (…) Wie fühlt es sich *jetzt* in Ihrem Leib an? (…) Lassen Sie das noch etwas nachklingen, bevor Sie in Ihrem Tempo und auf Ihre Weise mit Ihrem vollen Bewusstsein in diesen Raum und zu den anwesenden Personen zurückkehren.
- ➢ Anregung: Wann immer Sie sich in einem Spiegel betrachten, schenken Sie sich ein freundlich liebevolles, anlächelndes »Guten Morgen«, »Hallo«, »Gute Nacht«, je nach Tageszeit!

Statuen-Übung zur Verkörperung einer Lebensgrundhaltung

Die folgende Übung eignet sich sehr gut zur Arbeit in selbsterfahrungsorientierten Therapiegruppen, kann aber auch in gegebenenfalls angepasster Form in der therapeutischen Einzelarbeit angewendet werden. Ich habe sie vor vielen Jahren in einer Co-Leiter-Funktion bei meinem Bruder Albin Hofer-Moser als Gruppenleiter kennengelernt. Sie vermag sehr wirksam »erlebniszentriert-stimulierend« die »Archive des Leibes zu öffnen« und bedarf daher einer entsprechend behutsamen Vorgehensweise bzw. ausreichender Vorbereitungsarbeit. Ich führe sie an dieser Stelle an, weil sie ein sehr gutes Beispiel für die Arbeit mit Embodiment darstellt.

- ➢ Gehen Sie achtsam im Raum umher und zentrieren Sie sich dabei auf Ihre Atmung und den Bodenkontakt. Lassen Sie die Augen so weit geöffnet, dass Zusammenstöße vermieden werden können.
- ➢ Stellen Sie sich nun in Ihrer Fantasie einen großen Park vor, mit einer Reihe von Gehwegen, mit Sitzgelegenheiten, die zum Verweilen einladen, mit Sträuchern und Blumenbeeten, vielleicht mit einem Springbrunnen oder einem Teich, mit freien Flächen zum Spielen für die Kinder und natürlich mit einigen alten, ehrwürdigen Bäumen, was immer Sie gerade in Ihrer Vorstellung mit einem solchen Park verbinden. (…)
- ➢ Und dazwischen erblicken Sie vielleicht immer wieder einmal verschiedene Statuen von mehr oder weniger berühmten bzw. bekannten verstorbenen Persönlichkeiten. (…)
- ➢ Nehmen Sie sich ausreichend Zeit, all das in Ihrer Fantasie entstehen zu lassen, was eben zu einem solchen Park dazugehört, wie ein solcher Park sich gerade jetzt in Ihrer Vorstellung gestaltet. (…)
- ➢ Und während Sie innerlich diesen Spaziergang durch den Park machen und interessiert alles betrachten, kommen Sie plötzlich an einen Platz mit einem »leeren Statuen-Sockel«. Vielleicht ist die dazugehörige Statue gerade beim Restaurator. Da sich – wie Sie sich schnell überzeugen – niemand in der Nähe befindet, nutzen Sie die Gelegenheit und steigen auf diesen Sockel. Und es beschäftigt Sie die folgende Frage: »Wenn man von mir irgendwann einmal eine Statue anfertigen würde, wie möchte ich, dass diese gestaltet wäre, welche Haltung und welches Material würde da wohl zu mir passen?« (…)
- ➢ Lassen Sie sich Zeit, zunächst mit der Haltung zu experimentieren. Welche fühlt sich von innen her stimmig an? (…) Und verweilen Sie dann ein wenig in dieser Haltung. (…)
- ➢ Und wenn Sie dann die für Sie stimmige Haltung gefunden haben, fragen Sie sich, aus welchem Material diese Statue gefertigt sein soll. (…) Aus Holz, aus Stein, aus Marmor, aus Metall? (…) was immer sich für Sie gerade stimmig anfühlt. (…)
- ➢ Und welche »Inschrift« soll vorne am Sockel stehen? Eine Inschrift, die Ihre Lebensideale zusammenfasst, eine Inschrift, die Zeugnis davon gibt, wofür Sie einstehen, wofür Sie vielleicht sogar kämpfen würden oder sich vorstellen können, dafür zu kämpfen? (…)
- ➢ Und was steht eventuell auf der Rückseite des Sockels als Ihr »geheimes Lebensmotto«, ein Motto, von dem die Allgemeinheit nichts wissen kann

oder nichts wissen soll und das doch auch einen großen Einfluss auf Ihre Lebensgestaltung ausübt? (…) Wenn es denn solch ein geheimes Motto gibt, was ja nicht sein muss.

➢ Und verharren Sie nun eine kleine Weile in Ihrer Statuen-Haltung, einer Statue aus einem bestimmten Material, das zu Ihnen passt und mit Ihrem öffentlichen und vielleicht auch mit Ihrem geheimen Lebensmotto am Sockel eingraviert. (…)

➢ Auflösung: Abschließend machen Sie sich bereit, Ihre Statuen-Haltung aufzulösen, sich also zunächst noch auf dem Sockel wieder zu bewegen, wieder lebendig zu werden. Dann steigen Sie in Ihrer Vorstellung bewusst vom Sockel, indem Sie auch real einen Schritt nach vorne machen. Atmen Sie ein paar Mal bewusst etwas tiefer ein und gut aus, folgen Sie Ihren momentanen inneren Bewegungsimpulsen und tun all das, was Sie gerade brauchen, um wieder mit der vollen Aufmerksamkeit hier in diesem Raum und bei den anwesenden Personen zu sein.

Eine nachfolgende »Kleingruppenarbeit« kann wie folgt strukturiert werden:

➢ Zunächst lässt man die TeilnehmerInnen sich austauschen zu den Fragen: Wie wurde diese Übung erlebt? Welche Bedeutung gibt die Protagonistin, der Protagonist der gewählten Haltung, dem gewählten Material, den Inschriften? (…) Welche möglichen biografischen Zusammenhänge gibt es dazu?

➢ Dann nimmt die Protagonistin, der Protagonist die Haltung ihrer oder seiner Statue ein und die anderen Kleingruppenmitglieder drücken ihre Assoziationen dazu aus. Welche dieser Assoziationen macht wiederum für die Protagonistin, den Protagonisten Sinn? Die »Deutungshoheit« liegt bei ihr oder ihm.

➢ Anschließend können im Plenum reihum die individuellen Statuen noch einmal eingenommen werden, verbunden mit dem Aussprechen der offiziellen und eventuell geheimen Inschrift.

Wenn eine zusätzliche stark erlebniszentriert-stimulierende Wirkung angestrebt wird, kann man den Punkt »Auflösung« der Anleitung folgendermaßen gestalten:

➢ Inzwischen ist es Winter geworden und der ganze Park liegt ruhig unter einer Schneedecke. (…) Dann zieht der Frühling ins Land, die Sonne wird wärmer und schmilzt den Schnee. Und mit den ersten Frühlingsblumen kommen auch wieder Besucher in den Park. (…)

- Und plötzlich löst sich aus einer Besucherschar ein Kind, das auf Ihre Statue zugeht, sie neugierig von allen Seiten betrachtet und sie – aus einem spontanen Impuls heraus – berührt.
- Sie nehmen diese Berührung wahr und spüren plötzlich, wie sich von diesem Berührungspunkt aus wieder Lebendigkeit in Ihnen ausbreitet und Bewegung wieder möglich wird.
- Spüren Sie jetzt einfach diesen Bewegungsimpulsen ein wenig nach, erkunden Sie diese achtsam und geben Sie ihnen mehr und mehr Raum. (...)
- Steigen Sie dann – wenn Sie es nicht schon getan haben – innerlich von Ihrem Sockel und lassen Sie sich von diesen Bewegungsimpulsen jetzt hier in diesem Raum leiten. (...)
- Und wenn Sie mit dieser Erfahrung nun durch den Raum gehen und auf Ihre spontane Mimik und Haltung achten: Wie fühlt sich das jetzt gerade an? (...) Und vielleicht finden Sie auch ein Wort, ein Symbol, eine Metapher dafür, ja vielleicht sogar ein neues Motto, das unter Umständen besser zu Ihrem gegenwärtigen Leben passt. (...)

Meditation zum Umgang mit belastenden Gefühlen

Bei der folgenden Meditation handelt es sich um eine relativ fortgeschrittene Praxis, die bereits Übung in den basalen Konzentrations- und Achtsamkeitsübungen voraussetzt. Sie wird auch in der »achtsamkeitsbasierten kognitiven Therapie« in erster Linie als Rückfallprävention bei Depressionen eingesetzt und wurde von Joseph Goldstein in seinem Buch zur Einsichtsmeditation mit dem Titel *Vipassana-Meditation. Die Praxis der Freiheit* (2006) beschrieben. Zur Weitergabe an PatientInnen zum eigenständigen Üben eignet sie sich also nur bei denjenigen, die bereits ausreichende Übung im Meditieren haben und psychisch relativ stabil sind. Unter einfühlsamer Begleitung im therapeutischen Kontext lässt sich diese Meditation aber auch bei stärkeren emotionalen Belastungen einsetzten und fördert dann deren »Prozessieren« und »Integrieren«. Man kann natürlich auch nur mit einzelnen Elementen dieser Übung therapeutisch arbeiten. Die folgende Version ist dem Beitrag von Thorsten Barnhofer (2015, S. 114ff.) entnommen:

- Finden Sie eine aufrechte und würdevolle Haltung und richten Sie Ihre Aufmerksamkeit zunächst auf den Atem – auf die Stelle, wo der Atem für Sie am deutlichsten spürbar ist. Verfolgen Sie die Empfindungen während der gesamten Einatmung und der gesamten Ausatmung. Atemzug für Atemzug. Bleiben Sie bei diesem Fokus. Und wann immer Sie feststellen, dass die Aufmerksamkeit abgeschweift ist, schauen Sie, wo sie hingewandert ist; registrieren Sie kurz, was es ist, das den Geist angezogen hat und bringen Sie den Fokus Ihrer Aufmerksamkeit zurück zum Atem. Nehmen Sie sich ausreichend Zeit, um tatsächlich beobachten zu können, wohin der Geist gewandert ist, wenn der Fokus auf den Atem verloren gegangen ist.

- Nach einer Weile können Sie dann den Fokus der Aufmerksamkeit ausweiten: auf die Empfindungen im gesamten Körper und an der Grenze des Körpers, auf der Haut. (...) Und beobachten Sie das gesamte Feld des Körpers, um zu erleben, wie Empfindungen kommen, sich in Qualität und Stärke verändern und wieder gehen. Und auch hier gilt: Nehmen Sie sich Zeit, zu beobachten, wie der Geist abschweift und insbesondere, wohin er abgeschweift ist.
- Dieses Vorgehen, immer wieder zum ursprünglich gewählten Fokus zurückzukehren, bleibt stets eine Möglichkeit. Wenn Sie aber feststellen, dass Ihr Geist wiederholt zu einem ganz bestimmten Thema zurückkehrt, zu etwas, das Ihnen vielleicht Sorgen bereitet, zu einer Schwierigkeit oder etwas Ähnlichem, dann gibt es einen anderen Weg, damit umzugehen. Anstatt zu dem Fokus der Aufmerksamkeit zurückzukehren, wenden Sie sich der Schwierigkeit zu und halten diese Schwierigkeit, die Gedanken und Bilder, die dabei auftauchen, in Ihrem Bewusstsein. Und während Sie die Schwierigkeit im Bewusstsein halten, gehen Sie mit Ihrer Aufmerksamkeit durch den Körper und schauen Sie, wo und wie sich diese Schwierigkeit im Körper ausdrückt. Finden Sie die Stelle, an der sich die Körperempfindungen, die mit dieser Schwierigkeit einhergehen, am deutlichsten ausdrücken und bleiben Sie mit Ihrer Aufmerksamkeit bei dieser Stelle, während Sie gleichzeitig die Schwierigkeit im Bewusstsein halten. Stellen Sie sich vor, dass der Atem Ihre Aufmerksamkeit mit jeder Einatmung an diese Stelle des Körpers trägt. Stellen sie sich vor, dass Sie in diesem Bereich einatmen und von diesem Bereich her wieder ausatmen, ohne dabei die Empfindungen verändern zu wollen – sondern vielmehr, um offener und weicher für diese Empfindungen zu werden. Beobachten Sie die Empfindungen, wie sie sich vielleicht in ihrer Qualität und Stärke verändern und auch Ihre Reaktionen auf die Empfindungen. Erlauben Sie sich, bei diesen Empfindungen zu bleiben, und vielleicht sagen Sie sich sogar innerlich, während Sie mit der Aufmerksamkeit bei den Empfindungen bleiben: »Es ist in Ordnung, lass mich bei diesen Empfindung bleiben«, während Sie mit jeder Ausatmung offener für die Empfindungen werden.